Monographien aus dem Gesamtgebiete der Psychiatrie

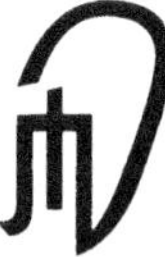

Monographien aus dem Gesamtgebiete der Psychiatrie

Herausgegeben von
H. Saß, Aachen · H. Sauer, Jena · F. Müller-Spahn, Basel

Band 89: **Borna Disease Virus**
Mögliche Ursache neurologischer und psychiatrischer Störungen des Menschen
Von K. Bechter (ISBN 3-7985-1140-3)

Band 90: **Psychiatrische Komorbidität bei Alkoholismus und Verlauf der Abhängigkeit**
Von M. Driessen (ISBN 3-7985-1169-1)

Band 91: **Psychopathologische und SPECT-Befunde bei der produktiven Schizophrenie**
Von R.D. Erkwoh (ISBN 3-7985-1187-X)

Band 92: **Soziokulturelle Faktoren und die Psychopathologie der Depression**
Empirische Untersuchungen zum pathoplastischen Einfluß soziokultureller Lebensformen bei der Melancholie
Von D. Ebert (ISBN 3-7985-1185-3)

Band 93: **Selbstbild und Objektbeziehungen bei Depressionen**
Untersuchungen mit der Repertory Grid-Technik und dem Gießen-Test an 139 PatientInnen mit depressiven Erkrankungen
Von H. Böker (ISBN 3-7985-1202-7)

Band 94: **Elektrokrampftherapie**
Untersuchungen zum Monitoring, zur Effektivität und zum pathischen Aspekt
Von H.W. Folkerts (ISBN 3-7985-1204-3)

Band 95: **Der Nerve Growth Factor bei neuropsychiatrischen Erkrankungen**
Ein pleiotroper Modulator mit peripherer und zentralnervöser Wirkung
Von R. Hellweg (ISBN 3-7985-1205-1)

Band 96: **Aufklärung und Einwilligung in der Psychiatrie**
Ein Beitrag zur Ethik in der Medizin
Von J. Vollmann (ISBN 3-7985-1206-X)

Band 97: **Tabakabhängigkeit**
Biologische und psychosoziale Entstehungsbedingungen und Therapiemöglichkeiten
Von A. Batra (ISBN 3-7985-1212-4)

Band 98: **Die psychosozialen Folgen schwerer Unfälle**
Von U. Schnyder (ISBN 3-7985-1213-2)

Band 99: **Körperliche Aktivität und psychische Gesundheit**
Psychische und neurobiologische Effekte von Ausdauertraining bei Patienten mit Panikstörung und Agoraphobie
Von A. Broocks (ISBN 3-7985-1240-X)

Band 100: **Das dopaminerge Verstärkungssystem**
Funktion, Interaktion mit anderen Neurotransmittersystemen und psychopathologische Korrelate
Von A. Heinz (ISBN 3-7985-1248-5)

Band 101: **Versorgungsbedarf und subjektive Sichtweisen schizophrener Patienten in gemeindepsychiatrischer Betreuung**
Evaluationsstudie im Jahr nach Klinikentlassung in der Region Dresden
Von Th. Kallert (ISBN 3-7985-1263-9)

Band 102: **Psychopathologie von Leib und Raum**
Phänomenologisch-empirische Untersuchungen zu depressiven und paranoiden Erkrankungen
Von Th. Fuchs (ISBN 3-7985-1281-7)

Band 103: **Wahrnehmung der frühen Psychose**
Untersuchungen zur Eigen- und Fremdanamnese der beginnenden Schizophrenie
Von M. Hambrecht (ISBN 3-7985-1292-2)

Band 104: **Schizophrenien prälingual Gehörloser**
Eine Untersuchung im lautlosen Kompartiment des „menschengemeinsamen Raums"
Von K. Schonauer (ISBN 3-7985-1348-1)

Band 105: **Zur Emotions/Kognitions-Kopplung bei Störungen des Affekts**
Neurophysiologische Untersuchungen unter Verwendung ereigniskorrelierter Potentiale
Von D.E. Dietrich (ISBN 3-7985-1347-3)

Band 106: **Zur Genese psychopathologischer Symptome**
Neuronale Korrelate von Sprach- und Denkprozessen bei Gesunden und Patienten mit Schizophrenie
Von T. Kircher (ISBN 3-7985-1377-5)

Tilo Kircher

Zur Genese psychopathologischer Symptome

Neuronale Korrelate von Sprach- und Denkprozessen bei Gesunden und Patienten mit Schizophrenie

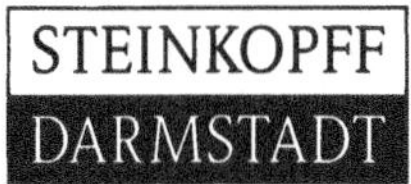

PD Dr. med Tilo Kircher
Universitätsklinik für Psychiatrie und Psychotherapie
Osianderstr. 24
D-72076 Tübingen
e-mail: tilo.kircher@med.uni-tuebingen.de

Bibliografische Information Der Deutschen Bibliothek
Die Deutsche Bibliothek verzeichnet diese Publikation in der Deutschen Nationalbibliografie; detaillierte bibliografische Daten sind im Internet über <http://dnb.ddb.de> abrufbar.

Steinkopff Verlag, Darmstadt
ein Unternehmen der BertelsmannSpringer Science+Business Media GmbH

http://www.steinkopff.springer.de

Verlagsredaktion: Dr. Maria Magdalene Nabbe – Herstellung: Renate Münzenmayer
Umschlaggestaltung: Erich Kirchner, Heidelberg

Printed in Germany

ISBN 3-7985-1377-5 SPIN 10900932 80/7231-5 4 3 2 1 0 – Gedruckt auf säurefreiem Papier

Danksagung

Diese Arbeit ist die überarbeitete Fassung meiner Habilitationsschrift. Die hier beschriebenen Untersuchungen wurden in den Jahren 1997-2000 in London und Tübingen durchgeführt. Die Fertigstellung wäre ohne die wesentliche Hilfe einer Vielzahl von Kollegen nicht möglich gewesen. Bei ihnen allen möchte ich mich ganz herzlich bedanken.

Insbesondere geht mein Dank an Philip McGuire (London; L) ohne den ein Großteil der Studien in der beschriebenen Form nicht zustande gekommen wäre. Mathias Bartels (Tübingen; T), Gerhard Buchkremer (T) und Robin Murray (L) schufen die Bedingungen für die Möglichkeit dieser Untersuchungen durch die Bereitstellung von Ressourcen und der Gewährung von großzügiger Handlungs- und Denkfreiheit.

Ein Forschungsstipendium der Deutschen Forschungsgemeinschaft (DFG) ermöglichte es mir, die hier angewandten Techniken am Institute of Psychiatry, London, zu erlernen und an der dort herrschenden anregenden Forschungsatmosphäre teilhaben zu können. Das Forschungsförderungsprojekt des Universitätsklinikums Tübingen (fortüne) finanzierte u. a. die Durchführung der in Kapitel 4.3 beschriebenen Untersuchung. Ein großer Dank an diese beiden Organisationen.

Untersuchungen wie die vorliegende kann man nicht alleine durchführen, sondern es ist ein Team von Leuten nötig, das eng zusammenarbeitet und in dem jeder seine Expertise für das Gelingen einbringt. Folgende Personen waren entweder an der Datenerhebung, der Auswertung oder als Mitantragsteller für Drittmittel direkt am Gelingen der Studien beteiligt. Dafür möchte ich ihnen allen ganz herzlich danken. Mick Brammer (L) und Edward Bullmore (Cambridge) schrieben und modifizierten immer wieder wo nötig die Software und Steven Williams (L) und Andrew Simmons (L) betrieben den Tomographen (Kapitel 3.1-4.2 und 4.5). Sie waren wesentlich für das technische Gelingen der Untersuchungen verantwortlich. Chris Andrew (L) half sehr bei der Implementierung der Paradigmen (Kapitel 3.1-4.2 und 4.5). Ohne das zügige Auswerten der Sprachdaten durch Peter Liddle (Vancouver/Nottingham) wären ein Großteil der Datenanalysen nicht durchführbar gewesen (Kapitel 3.1-3.2). Silvia Arcuri (São Paulo), deren fachliche Kommentare ich sehr schätzte, Kilian Keaney (L), Natalia Lawrence (L) und Nuria Tous Andreu (Barcelona) halfen bei der Datenauswertung für Kapitel 3.1-4.2. Mathew Broome (L) rekrutierte einen Teil der Patienten für Kapitel 4.2. Für Kapitel 4.5 stellte Anthony David (L) einen Teil der Resourcen zur Verfügung, wirkte bei der Paradigmenentwicklung mit und Carl Senior (London/Washington) half bei der Datenerhebung. Die Untersuchung Kapitel 4.4 wurde hauptsächlich von Dirk Leube (T) mit der großen Unterstützung von Michael Erb (T) durchgeführt. Die Untersuchung Kapitel 4.3 war nur durch die methodischen Kenntnisse von Klaus

Mathiak (T) möglich, der, mit Hilfe von Nikolaus Weiskopf (T), die Programmierung und Datenauswertung übernahm, Herrmann Ackermann (T) half bei der Ausarbeitung des Paradigmas und der Ergebnisinterpretation, Alexander Rapp (T) bei der Datenerhebung. Wolfgang Grodd (T) stellte die Ressourcen (FMRT Technologie) für die Untersuchungen Kapitel 4.4 und 4.3 und Werner Lutzenberger (T) die MEG Technologie für Kapitel 4.3 zur Verfügung. Ohne sie wären FMRT und MEG Untersuchungen in der hohen Qualität in Tübingen nicht möglich.

Weiterhin möchte ich mich bei Allen, die sich für die Untersuchungen zur Verfügung gestellt haben und für die technische Hilfe von Vincent Giampietro (L), Bernd Kardatzki (T) und Edson Amaro (São Paulo) bedanken.

Tübingen, im September 2002

Tilo Kircher

Inhaltsverzeichnis

Abkürzungen

BA	Brodmannn Area
BOLD	Blood Oxygenation Level Dependent
EEG	Elektroenzephalogramm
FDS	formale Denkstörungen
FMRT	funktionelle Magnetresonanztomographie
GFS	Goodness of Fit Statistic
IQ	Intelligenzquotient
KQ	Korrelationsquotient
KST	Kernspintomographie
ME	Median
MMN	Mismatch-negativity
MW	Mittelwert
PET	Positronen Emissions Tomographie
SA	Standardabweichung
SW	Spannweite
TLI	Thought and Language Index

1 Einleitung

Der Psychiater als Kognitions- und Neurowissenschaftler befaßt sich mit der Pathologie des Gehirns und den Störungen[1] seiner komplexesten Funktionen: Erleben, Verhalten, Befinden. Die Physiologie des Gehirns ist extrem kompliziert und nur in Ansätzen verstanden. Es erzeugt "geistige", im besonderen subjektive, Phänomene (Qualia, Perspektive der 1. Person), die in dieser Qualität nur dem Träger allein zugänglich, nicht reduzierbar, sind [2]. Die Fähigkeit zur Erzeugung von Bewußtsein erlaubt empirische wie auch hermeneutische Zugangswege zu seiner Erforschung und Behandlung. Weiterhin ergibt sich hieraus die dauerhafte Unsicherheit bei der Typologisierung von abnormen psychischen Zuständen (Kendell 1975), insbesondere, und darauf werden die Ausführungen im Folgenden beschränkt bleiben, der endogenen oder funktionellen Psychosen, hier wieder im besonderen der „Gruppe der Schizophrenien". Historische und aktuelle Einteilungen der funktionellen Psychosen orientieren sich aus Ermangelung anderer Möglichkeiten nur an Symptomen, die zusätzliche Einführung von Verlaufskriterien bringt nur bedingt Vorteile für eine valide Klassifikation. Neben einer symptomatologischen sind eine pathogenetische und eine ätiologische Ordnung möglich (Berner 1982), Anliegen der psychiatrischen Forschung ist es, diese Ordnungen zur Deckung zu bringen. Das immanente Problem dabei ist die Unmöglichkeit des Rückschlusses von Symptomen auf deren Ätiologie. Es wurde immer wieder versucht, Ätiologien (oder Risikofaktoren) für eine symptomatologisch typologisierte Störung, die Schizophrenie, zu charakterisieren, was aber nur unzureichend gelang. Denn spätestens seit Bonhoeffer (Bonhoeffer 1917) ist bekannt, daß verschiedene Noxen gleichartige Symptome hervorrufen können. Die historisch mächtigste (spekulative) pathogenetische Einteilung in "endo-", "exo-" und "psychogen" und ihre Unterteilungen leistet für die klinische Arbeit gute Dienste. Dies gilt auch für die aktuellen, symptomatologisch-operationalisierten Klassifikationssysteme, die natürlich einen Fortschritt bezüglich der Reliabilität einer Typologisierung darstellen. Es scheint aber, daß diese Einteilungen, v.a. wo es sich um schizophrene, affektive und ihre symptomatologisch ähnlichen Persönlichkeits- und Belastungsstörungen handelt, den wissenschaftlichen Fortschritt nicht weiterbringt. Wir wollen einen möglichen Lösungsansatz bieten. Unsere Hauptthesen lauten dabei: (1) Die Einteilung und Abgrenzung der "endogenen Psychosen" erfolgt mittels Symptomen, die (2) ätiologisch

---

[1] Es stellt sich natürlich sofort die Frage nach der „Normalität", auf die hier nicht näher eingegangen werden kann. Siehe hierzu (Kendell 1975).

[2] Wir meinen hier primäre Empfindungen, die auch intern generiert sein können, z.B. der Geschmack eines Schluck Weines (Perspektive der 1. Person), der erst in der Reflexion analysiert wird (Perspektive der 2. Person) und dann mitgeteilt werden kann. Der Zuhörer erfährt anhand des Berichtes über den Geschmack oder der Forscher betrachtet die Hirnaktivierung während des Weintrinkens (Perspektive der 3. Person).

unspezifisch sind. Deshalb kann es zu keinem Fortschritt in der Ätiologieforschung kommen, solange nicht die (3) Pathogenese einzelner Symptome mit ihren psychophysischen Korrelaten weiter erforscht ist. (4) Nach Klärung der Pathogenese, d.h. der Identifikation der an einem Symptom beteiligten zerebralen Systeme und ihre gestörte Funktionsweise, kann in einem weiteren Schritt die Ätiologie der möglichen Erkrankungen ergründet werden. Mit unserer Arbeit wollen wir für den Symptomenkomplex "formale Denkstörungen" einen Beitrag zur Pathogeneseforschung liefern und exemplarisch aufzeigen, daß ein solcher Ansatz möglich und sinnvoll ist. Hierdurch ergibt sich gleichzeitig die Entwicklung eines neuropsychiatrisch fundierten Modells formaler Denkstörungen und des Konkretismus.

1.1 Typologisierung der "Gruppe der Schizophrenien" durch Symptome

Im Folgenden wollen wir zunächst einen kurzen Überblick über die konzeptuelle Entwicklung des Schizophreniebegriffs geben. Es soll dadurch aufgezeigt werden, daß es sich um ein historisches Konstrukt handelt, das als Basis eine, je nach Konzept, wechselnde Art und Anzahl von Symptomen beinhaltet.

1.1.1 Kategoriale Einteilungen

Kategoriale Einteilungen gehen davon aus, daß natürliche, diskrete nosologische Entitäten vorliegen, die auf verschiedenen Betrachtungsebenen voneinander abgegrenzt werden können. Im Idealfall erhält man für jede Krankheit
1. den Zusammenschluß einer Reihe charakteristischer Symptome zu einem einheitlichen Krankheitsbild,
2. eine einheitliche Pathogenese,
3. eine spezielle Ätiologie, heute eher eine Reihe identifizierbarer Risikofaktoren,
4. einen voraussagbaren Krankheitsverlauf,
5. ein einheitliches, erfolgreiches Behandlungskonzept.

Emil Kraepelin trennte in der 6. Auflage seines Lehrbuches die Dementia praecox vom manisch-depressiven Irresein als eigenständige Krankheitseinheiten voneinander ab (Kraepelin 1899). Die Zusammenschau einer Vielzahl von genau studierten und beschriebenen Symptomen und Verlaufskriterien veranlaßten ihn hierzu. Zu beachten ist, daß die Kraepelinschen Klassifikationen, sowohl die gesamte Nosologie wie auch Untergruppen der Dementia praecox, keinesfalls monolithisch zu betrachten sind. Sie war mit jeder neuen Auflage des Lehrbuchs Umgruppierungen und Umbenennungen unterworfen [zu Kraepelin siehe die detaillierte Darstellung von Hoff (1994)]. Kraepelin selber meldet Zweifel an, ob „die erdrückende Zahl von Fällen, die wir heute in den „großen Topf" der Dementia praecox einordnen, einem einheitlichen Krankheitsvorgange angehört" [(1904), S. 191]. Denn Kraepelins Verständnis der Psychiatrie als Wissenschaft ist durchaus selbstkritisch:

„Da indessen unsere Kenntnis der gröbsten klinischen Erfahrungstatsachen auf diesem Gebiete bisher noch eine recht oberflächliche ist, von einem tieferen ätiologischen, psychologischen oder anatomischen Verständnisse der Krankheit ganz zu schweigen, so liegt kein Grund zu der Annahme vor, daß es überhaupt unmöglich sei, das Gewirr der Beobachtungen in eine größere oder kleinere Anzahl gut umgrenzter Krankheitsformen aufzulösen und dann den nur der vorläufigen Verständigung dienenden, viel angefochtenen und gewiß sehr anfechtbaren Sammelnamen der Dementia präcox fallen zu lassen. ... So lang uns jedoch die Grundlagen für die Errichtung eines besseren Lehrgebäudes fehlen, sei es mir gestattet, an der bisher gebräuchlichen Gruppierung festzuhalten, die nur übersichtlich sein will, auf selbständigen klinischen Wert aber keinen Anspruch erhebt." [(1904), S.191/192)]

Vor allem gibt es für ihn gar keinen Zweifel, daß aus dem gegebenen Zustandsbild niemals direkt auf die zugrundeliegende Ursache rückzuschließen sei. Dies erinnert an die spätere Hypothese Bonhoeffers (1910) der nosologischen Unspezifität psychopathologischer Syndrome, ist aber nicht damit identisch, wenn Kraepelin sagt:

„daß verschiedene Krankheitsvorgänge zeitweilig in ganz gleicher Weise eine bestimmte Gruppe von Störungen auszulösen vermögen; es ist aber außerordentlich unwahrscheinlich, daß dabei auch nach allen übrigen Richtungen hin genau daßelbe Bild entsteht, von Entwicklung, Verlauf und Ausgang des Krankheitszustandes ganz zu schweigen." [(1904), S. 271/272]

Die 8. Auflage des Lehrbuchs scheint von einem eher apodiktischen Ton gekennzeichnet zu sein, wenn Kraepelin darauf besteht, daß die Dementia praecox „eine gut gekennzeichnete Krankheitsform" sei, die sich zwar unterschiedlich äußere, aber als gemeinsames Kennzeichen „eine eigenartige Zerstörung des inneren Zusammenhangs der psychischen Persönlichkeit mit vorwiegender Schädigung des Gemüthslebens und des Willens" aufweise [(1913), S. 668/669]. Hier klingt die Suche nach einer Gemeinsamkeit auf symptomatologischer Ebene an, einer Grundstörung (s.u., Kapitel 4.5, Seite 142), die bei allen Patienten sichtbar sein soll. Zur Hirnpathologie schreibt er, nach Alzheimers histopathologischen Befunden, optimistisch und wohl etwas voreilig „daß wir es in der Hirnrinde mit schweren und ausgedehnten Erkrankungen des Nervengewebes zu tun haben" [(1913), S. 897]. Daran schließt er interessante Aussagen zur Ätiologie und Pathogenese der Dementia praecox an:

„Demgegenüber dürfen wir den oberen, kleinzelligen Schichten solche Leistungen zuschreiben, die höheren seelischen Entwicklungsstufen eigentümlich sind, da sie beim Menschen, namentlich im Stirnhirn, ihre stärkste Ausbildung erreichen. Wenn es auch nicht angeht, sich über diese Verhältnisse ins Einzelne gehende Vorstellungen zu machen, so liegt es doch nahe, hier vor allem an den Vorgang der Abstraktion zu denken, der die Wahrnehmungen zu allgemeinen Begriffen, die sinnlichen zu höheren Gefühlen, die Antriebe zu dauernden Willensrichtungen umgestaltet. Diese abstrakten Schöpfungen der höheren Seelentätigkeit sind es, aus denen sich der Kern der geistigen Persönlichkeit zusammensetzt. ... Es ist wohl nicht zu kühn, zu betonen, daß bei der Dementia praecox anscheinend gerade der Verlust jener dauernden Grundlagen des Seelenlebens, wie sie durch die Abstraktion geschaffen werden, das Krankheitsbild vielfach auf das Stärkste beeinflußt, in der Zerfahrenheit des Denkens, im widerspruchsvollen Wechsel der Gefühlsregungen, in der Triebartigkeit des Handelns. ... Gerade die Zertrümmerung der seelischen Persönlichkeit, dieses inneren Zusammenspiels aller Teile des seelischen Mechanismus bei vielleicht noch überraschenden Einzelleistungen, ist ... die eigentliche Grundstörung bei der Dementia praecox. Erweist sich Alzheimers Befund als ein regelmäßiger, so dürften wir aus ihm mit einer gewissen Wahrscheinlichkeit schließen, daß in den kleinzelligen Schichten jene einheitliche Zusammenfassung der Seelenleistungen vor sich geht, deren Zerstörung die Dementia praecox kennzeichnet." [(1913), S.905/906]

Wichtig ist nun festzuhalten, daß für Kraepelin nicht die organische Pathologie Kennzeichen der Erkrankung ist, sondern auf psychopathologischer Ebene eine Zerstörung der „einheitlichen Zusammenfassung der Seelenleistungen". Am Beispiel der Kraepelinschen Dementia praecox zeigt sich besonders deutlich die innere Spannung der Begriffe „natürliche Krankheitseinheit" mit bekannter Ätiologie und Pathogenese und die psychopathologische Diagnostik auf Symptomebene, die ohne Bruch nicht zur Deckung zu bringen sind (Janzarik 1989).

Eugen Bleuler unterschied zwischen Grund- und akzessorischen Symptomen als diagnostisches Kennzeichen der „Gruppe der Schizophrenien" (Bleuler 1911). Erstere umfassen Assoziationsstörungen (formale Denkstörung), affektive Störungen (Verflachung, Inkongruenz), Ambivalenz (Störung des Willens) und Autismus (Verlust des Realitätskontaktes). In seinem Lehrbuch (Bleuler 1916) gibt er zusätzlich Störungen im subjektiven Erleben der eigenen Persönlichkeit als Charakteristikum an. Jede dieser Störungen kann in ihrem Ausprägungsgrad stark variieren, ist aber immer vorhanden und entscheidend für die Diagnose. Andererseits sind die akzessorischen Symptome (z.B. Wahn, Wahrnehmungsstörungen, katatone Symptome) weit beeindruckender und können das klinische Erscheinungsbild dominieren, ohne daß sie für die Diagnosestellung notwendig wären. Bleuler faßte im Vergleich zu Kraepelins Konzept die Diagnose weiter und ließ das progrediente Verlaufskriterium fallen.

Die heute gängigen operationalen Klassifikationssysteme (ICD 10, DSM IV) basieren konzeptuell stark auf Kurt Schneiders Hypothese, daß 9 Gruppen von

Symptomen, seine bekannten Symptome 1. Ranges, ein entscheidendes Gewicht in der Diagnosestellung einer Schizophrenie haben (Klosterkötter 1998; Schneider 1967). Dieses Konzept wurde durch die Übersetzung der "Allgemeinen Psychopathologie" ins Englische 1959, durch die Arbeit von Frank Fish (1967), durch die International Pilot Study of Schizophrenia (WHO 1973) und der Present State Examination (Wing et al. 1974) international zugänglich. Die v.a. im anglo-amerikanischen Raum breite Akzeptanz der Schneiderschen Typologisierung (er sprach nicht von Krankheitseinheiten) war vermutlich auf den Pragmatismus der Definition und die relativ leichte Feststellbarkeit der Symptome zurückzuführen. Kurt Schneider machte die Reliabilität der Symptomerfassung zum Kriterium der Erstrangigkeit. Im Gegensatz dazu war Bleuler die Validität seiner Grundsymptome für die Diagnosesicherung das Entscheidende für deren Auswahl. So ergänzen sich die beiden Konzepte hinsichtlich Symptomatik und Methodik, weshalb sie leicht komplementär kritisiert werden konnten: Die Bleulerschen Grundsymptome seien nicht reliabel erfaßbar (Andreasen 1982), wie er auch selbst zugab (1911, S. 9), die Symptome 1. Ranges dagegen seien für die Schizophrenie nicht spezifisch und könnten auch bei affektiven Störungen auftreten (Carpenter et al. 1973).

Konzeptuell eng verwandt mit den Schneiderschen Erstrangsymptomen sind die sogenannten "Basissymptome" (Klosterkötter et al. 1996; Huber 1983), operationalisiert in der Bonner Skala für die Beurteilung von Basissymptomen (Gross et al. 1987). Diese 98 Symptome sind z.T. subtile subjektive Erlebnisse, die als "Mikropsychotische" Erscheinungen der florieden psychotischen Symptomatik vorausgehen können (Klosterkotter et al. 2001) und im psychosefreien Intervall als "reine Defekte" Korrelate einer biologischen Vulnerabilität für Schizophrenie sein sollen.

Bis zur Einführung der DSM III bzw. der ICD 10 waren weltweit Hunderte von verschiedenen psychiatrischen, z.T. nationalen oder schulenspezifischen Diagnoseschemata in Verwendung (Klosterkötter 1999; Wittchen 1994; Meyer 1961). Dies führte zur sehr geringen Reliabilität in der Diagnosestellung auch unter erfahrenen Psychiatern (Ash 1949). Aufgrund der wichtiger werdenden psychopharmakologischen Forschung, aber auch unter dem Druck der antipsychiatrischen Bewegung und der Unzufriedenheit mit der in den USA stark psychoanalytisch orientierten Diagnostik wurden, nach mehreren vorausgegangenen Auflagen, 1980 das erste durchgehend operationalisierte Diagnoseschema DSM III von der American Psychiatric Association und 1987 die überarbeitete Version herausgegeben. Dessen breite Akzeptanz, vor allem bei der Durchführung von Forschungsprojekten, veranlaßte die WHO daraufhin die ICD 10 fertigzustellen (1991/92). Bei der operationalen Diagnostik wird versucht, unabhängig von der Ätiologie der Störung, deskriptiv vorzugehen. Dieser Ansatz ist natürlich nicht "atheoretisch" wie manchmal behauptet wird[3]. Die

[3] siehe dazu z.B. Aubrey Lewis (1991)

konzeptuellen Wurzeln dieser Klassifikationen gehen auf den Neopositivismus (logischer Empirismus) des Wiener Kreises um Rudolf Carnap zurück, der in den 20er und 30er Jahren des letzten Jahrhunderts eine von subjektiven Momenten befreite Wissenschaftssprache forderte, die auch in der Psycho(patho)logie Anwendung hätte finden sollen (Carnap 1928). Von echter Wissenschaft forderte er, daß Aussagen ("Sätze") empirisch verifiziert werden können, ansonsten seien sie nicht falsch, sondern sinnlos: "Die Bedeutung eines Satzes ist ... damit identisch, wie wir seine Wahrheit oder Falschheit feststellen; und ein Satz hat nur Bedeutung, wenn solch eine Feststellung möglich ist." Bezogen auf die Schizophrenie stehen die operationalisierten Diagnoseschemata augenfällig in der Tradition der Schneiderschen Erstrangsymptome, unter Beibehaltung der Kraepelinschen Dichotomie der Psychosen und der Einbeziehung von Verlaufskriterien sowie der Bleulerschen Grundsymptome. International akzeptierte diagnostische Kriterien mit hoher Reliabilität sind natürlich entscheidend für die Vergleichbarkeit von Studienergebnissen und die Kommunikation unter Kollegen. Der Erfolg und die Notwendigkeit dieser Systeme ist unbestritten. Allerdings besteht bei hoher Reliabilität eine nur geringe Validität der Konstrukte. Es werden daher immer wieder Neu- und Umgruppierungen notwendig sein. Durch die definitorische Übermacht der konstruierten Störungskategorien gehen die klinische Vielfalt und lokale diagnostische Gebräuche verloren, vielleicht auch die Fähigkeiten zur differenzierten psychopathologischen Befunderhebung. Studien, die andere Konstrukte verwenden, werden bei Veröffentlichungen benachteiligt. Weiterhin scheint das Interesse an hermeneutischen Ansätzen mit ihrer reichen, kontinentaleuropäischen Tradition verlorenzugehen. Zur Diskussion der operationalisierten Diagnostik siehe (Dilling 1999; Jablensky 1991; Sass 1987). Es besteht also die Gefahr eines klassifikatorischen Konservatismus bei Verarmung psychopathologischer Fähigkeiten, was zu einer Entwicklungshemmung bei der Klassifikations- und Ätiologieforschung führen könnte. Allerdings wird sich, über historische Zeiträume betrachtet, nach einer Phase der Stagnation, bei Unhaltbarkeit des Paradigmas, ein Umbruch und Neuentwicklungen ergeben. Hier unterscheidet sich die Psychiatrie sicher nicht von anderen Wissenschaftszweigen.

Andere Konzepte, die zeitweiligen Einfluß auf die Nosologie der Psychosen im 20 Jahrhundert hatte, waren die "Tübinger Schule" im Gefolge von Robert Gaupp und Ernst Kretschmer, welche den "multidimensionalen Ansatz" vervollkommneten, ein Begrif der heutzutage oft im Rahmen einer naiv verstandenen, postmodernen Psychiatrie als "anything goes" verkannt wird. Infolge der nationalsozialistischen Verfolgung entwickelte sich schwerpunktmäßig in den USA die psychoanalytische Theorie weiter und hatte dort bis in die 70er Jahre bedeutenden Einfluß auf die Psychiatrie (Peters 1992). Eng an die Husserlsche Phänomenologie und Heideggersche Existenzialontologie angelehnt, entwickelten Vertreter der anthropologischen Psychiatrie ein Verständnis psychotischer Verfassungen als menschliches, in den interpersonellen Bezügen verzerrtes "In-der-Welt-Sein" (Fuchs 2000; Kraus 1988; Blankenburg 1971; Binswanger 1965). Die provozierenden Thesen der antipsychiatrischen Bewegung, welche psychische Störungen als Konstrukte bürgerlicher Wertsysteme entlarven wollten (Szasz 1972; Laing 1959), sind zwar interessant zu rezipieren, haben aber keinen Einfluß auf die aktuelle Diskussion mehr. Sozialpsychiatrische Autoren bestreiten nicht die Existenz psychischer Erkrankungen, verweisen aber auf die ätiologische Bedeutung psychosozialer, insbesondere familiärer, Determinanten (Dörner und Plog 1987). Eine für die Psychiatrie wichtige Entwicklung geht zur Zeit von der angelsächsischen "Philosophy of Mind" aus, der es letztlich um eine Verbindung zwischen empirischer Wissenschaft und philosophischer Theoriebildung geht. Hier handelt es sich nicht um ein einzelnes Konzept, sondern um sehr facettenreiche Denkanstöße von mathematischer, naturwissenschaftlicher und philosophischer Seite (Kircher und David 2002; Block et al. 1997; Metzinger 1996).

Von verschiedenen Autoren ist versucht worden, die verwirrende Vielfalt schizophrener Symptome auf eine Grundstörung zurückzuführen. Unter anderem wurden postuliert eine Willensschwäche und der Verlust der inneren Einheit geistiger Aktivitäten (Kraepelin 1909), eine Assoziationslockerung (Bleuler 1911), eine Schwäche des (Ich-)Bewußtseins (Berze 1914), eine innerpsychische Ataxie (Stransky 1904) oder ein Verlust des vitalen Realitätskontaktes (Minkowski 1927). Für die klinische und wissenschaftliche Praxis waren die Konzepte zu abstrakt, da sie versuchen, die Beschreibungsebene der Symptome durch eine tieferliegende zu ersetzen. An neueren Versuchen fehlt es nicht. Diese beziehen allerdings theoretische, kognitionspsychologische und/oder biologische Modelle mit ein und betrachten teilweise Gruppen von Symptomen/Patienten. So werden ein neurointegrativer Defekt (Meehl 1990), eine kognitive Dysmetrie mit Fehlverschaltung subkortikaler und kortikaler Assoziationsareale (Andreasen 1999; David 1994), eine neurokognitive Vulnerabilität (Zubin und Spring 1977), eine Störung des Selbst-Monitoring und des Willens (Frith 1992) oder des Ich-Bewußtseins (Kircher und David 2002) postuliert. Die aus diesen Modellen ableitbaren Vorhersagen werden gegenwärtig intensiv empirisch untersucht.

Mit dem Gesagten sollte verdeutlicht werden, daß die Schizophrenie ein wandelbares Konstrukt ist, das sich, in den meisten Systemen, aus einem Cluster von Symptomen und Verlaufskriterien, nach Ausschluß organischer Ursachen, ergibt. Eine Validierung der Diagnose durch andere Parameter außer psychopathologischen Phänomenen ist nicht möglich. Für die Typologisierung spricht hauptsächlich die Ermangelung eines praktikablen und stichhaltigen Alternativvorschlages. Dagegen sprechen das Fehlen vorhersagbarer Befunde auf biologischer oder kognitiver/Verhaltensebene, die aus der Diagnosestellung ableitbar wären, und eine fehlende Kohärenz des klinischen Bildes bei der großen Vielgestaltigkeit der Symptome ("symptomatischer Polymorphismus"). Die gleichbleibende Inzidenz von ca. 1% über verschiedene Populationen und Zeiträume hinweg (WHO 1979) und die relative Invarianz des klinischen Bildes (Jablensky et al. 1992) spricht weder für noch gegen eine Krankheitsentität, da nämlich bei den meisten Krankheitsbildern die Inzidenz über verschiedene

Populationen variiert. Die Frage nach der nosologischen Entität der Schizophrenie ist so alt wie Kraepelins Postulat und muß bis auf weiteres ungeklärt bleiben.

1.1.2 Dimensionale Einteilung

Dimensionale Einteilungen gehen davon aus, daß es eine "ungeheure Mannigfaltigkeit von Variationen des Irreseins gibt, die überall und nach allen Richtungen fließend ineinander übergehen" (Jaspers 1913), S. 257). Diese Ansätze sind eng verknüpft mit den Konzepten der "Einheitspsychose" (Mundt und Sass 1992). Einen geschichtlichen Überblick hierüber geben Berrios und Beer (1995) und Schmidt-Degenhard (1992). In jüngerer Zeit haben genetische (Maier und Propping 1991; Crow 1986) und klinisch-statistische Methoden (Kendell und Brockington 1980) die Existenz einer Dichotomie der endogenen Psychosen fraglich werden und diese Autoren dimensionale Ansätze favorisieren lassen.

Ein aus Entitäten aufgebautes nosographisches System, wie auch das Konzept der Einheitspsychose, stellen modellhaft-fiktionale Sachverhalte dar, die zueinander komplementär sind. Beide versuchen, die Vielzahl, Unspezifität und Variabilität des Seelisch-Anderen zu erfassen. Beides sind Konstrukte, deren Anschauung uns dazu anhalten soll, das jeweils andere System zu hinterfragen, um so neuen Forschungsansätzen Raum zu geben.

1.1.3 Subtypen der Schizophrenie

Aufgrund der Vielgestaltigkeit der Symptome wurde immer wieder versucht, einzelne Untergruppen der Schizophrenie zu identifizieren. Kraepelin unterschied die hebephrene, katatone und paranoide Form. In der ICD 10 werden darüber hinaus drei weitere Typen abgegrenzt. Verlaufsuntersuchungen über längere Zeiträume haben allerdings gezeigt, daß die diagnostischen Subtypen sich im Längsschnitt nicht als ausgesprochen stabil erwiesen (Deister und Marneros 1993). Es ließ sich weiterhin für die traditionellen Typen in genetischen Untersuchungen kein klares Vererbungsmuster finden (Kendler et al. 1994). Auch über die Prognose lassen sich anhand von Querschnittsbefunden über einen Typus nur unzuverlässige Aussagen machen (Kendler et al. 1985).

Ein weiteres diagnostisches Schema, das auch heute noch neben den operationalisierten Manualen an einigen Orten in Südamerika und Deutschland verwendet wird, ist die Einteilung der Psychosen nach Karl Leonhard (1986), einem Schüler von Kleist. Ausgehend von der differenziert erhobenen Querschnittsphänomenologie werden eindeutige Prognosen, bei vermuteter einheitlicher Ätiologie, postuliert.

Datenreduktion auf Symptomebene ist notwendig, um die Beschreibung von Patientenstichproben zu vereinfachen und die statische Aussagekraft klinischer und biologischer Studien zu erhöhen. Seit den 60er Jahren wurde die Faktorenanalyse auf psychiatrische Ratingskalen angewandt (Lorr et al. 1963). Die Faktorenanalyse reduziert die Kovarianz des primären Datensatzes auf eine kleine Anzahl von Variablen oder Faktoren, die der Beziehung der primären Variablen Rechnung tragen und einen Anteil der Varianz erklären.

Crow (1989; 1985; 1980) schlug eine strenge Dichotomisierung der Schizophrenien vor: Der Typ I sei gekennzeichnet durch positive Symptome, gutem prämorbiden Funktionsniveau, akutem Beginn, unauffälliger (struktureller) zerebraler Bildgebung, gutes Ansprechen auf Neuroleptika (Angrist et al. 1980) und relativ gutem Verlauf (Lindenmayer et al. 1986). Crows Typ II umfasse dagegen negative Symptome [zur Konzeptgeschichte siehe (Sass 1989)], schlechtes prämorbides Funktionsniveau, schleichender Beginn, Ventrikelerweiterung (Johnstone et al. 1976), geringe Effizienz der Pharmakotherapie und ungünstige Prognose. Die dargestellte Typologisierung beinhaltet eine Kategorienbildung, wobei implizit angenommen wird, daß die einzelnen Subtypen homogene, sich ausschließende Unterformen der Schizophrenie sind. Andreasen (1987) entwickelte zur Untersuchung dieses Konzeptes Ratingskalen zur Erfassung der Symptomatik: Scale for the Assessment of Positive Symptoms [SAPS (Andreasen 1984)], Scale for the Assessment of Negative Symptoms [SANS (Andreasen 1982)]. Das Konzept hat vor allem Eingang in die Psychopharmakaforschung gefunden. Eine Reihe von Studien haben diese Subtypen hinsichtlich struktureller (Andreasen et al. 1990; Johnstone et al. 1976) und funktioneller (Volkow et al. 1987) Bildgebung sowie Neurotransmittern (Owen et al. 1978) untersucht, kamen allerdings insgesamt zu dem Ergebnis, daß diese Konzeptualisierung eine zu große Vereinfachung darstellt (Müller Spahn et al. 1992). Insbesondere zeigte sich, daß Positiv- und Negativsymptomatik im Längsschnitt ineinander übergehen können (Huber et al. 1979), die Typ II Schizophrenie keine Einheit bildet, da ihre Symptome nicht interkorreliert sind (Schroder et al. 1992) und Überschneidungen der Symptome im Querschnitt bei Beginn einer psychotischen Exazerbation ineinander häufig sind (Rosen et al. 1984). Weiterhin ist die diagnostische Wertigkeit der Negativsymptome gering (Klosterkötter et al. 1995).

Die Überprüfung des Typ I/II Klassifikation durch Liddle (1987) mittels der SAPS/SANS Skala führte zu einer Dreifaktorenstruktur. In diesem Modell laden die negativen Symptome auf einen Faktor “Verarmung der Psychomotorik” (psychomotor poverty), der sich aus "Verarmung der Sprache", "Affektverflachung" und "verminderter motorischer Aktivität" zusammensetzt. Als weitere Syndrome wurden “Desorganisation” mit formalen Denkstörungen, Ablenkbarkeit und inadäquatem Affekt sowie “Realitätsverzerrung” mit Wahn und Halluzinationen unterschieden. Diese Syndrome repräsentieren keine Kategorien sondern Dimensionen, d.h. bei einem Patienten liegt meistens mehr als ein Syndrom vor, mit unterschiedlicher Ausprägung. Diese Befunde konnten vielfach bestätigt werden [(Übersicht siehe (Schröder 1998)]. Liddle konnte nun zeigen, daß diese Separierung auf Syndromebene mit einer solchen auf neuronaler Ebene einhergeht. Sowohl Untersuchungen mit einer neuropsychologischen Testbatterie (Liddle 1987), die Leistungen verschiedener Hirnregionen selektiv zu beurteilen vermag wie auch Ruhe-PET Untersuchungen (Schroder et al. 1996; Liddle et al. 1992) zeigte, daß die Syndrome mit einer Dysfunktion unterschiedlicher Hirnareale verknüpft waren. Es handelt sich also um "Symptomenkomplexe" (Jaspers 1913), nosologisch unspezifisch, über die Zeit mäßig konstant und von relativ geringem prädiktiven Wert für den weiteren Krankheitsverlauf (Schröder 1998). Offensichtlich lassen sich die Subsyndrome auf charakteristische neuropsychologische und physiologische Veränderungen beziehen, ohne daß diese Befunde eine "typologische", d.h. klassifikatorische Unterscheidung oder ein Stadien- oder Verlaufsmodell stützen würden (Marengo et al. 2000).

In der Regel ist die Zahl der Faktoren, die für die Varianzaufklärung benötigt werden, größer, wenn ein weiter Bereich von Symptomen als Input verwendet wird. So führt die Verwendung anderer Ratingskalen, wie der PANSS (Kay 1990) oder der CPRS (Asberg et al. 1978) zu unterschiedlichen Faktorenlösungen mit zusätzlichen Faktoren (Peralta und Cuesta 1999), zu denen ein depressiver Faktor (Arora et al. 1997), ein kognitiver Faktor (Lindenmeyer et al. 1995), oder drei Faktoren für positive Symptomatik bei insgesamt fünf Faktoren (Cardno et al. 1996) hinzukommt. Die Anzahl und Art der Faktoren ist daher vom verwendeten Meßinstrument, der Auswahl der Symptome und der Art und Größe der untersuchten Population abhängig. Es ist deshalb verfrüht, die Faktorenlösung der Studien, die auf möglicherweise psychometrisch und phänomenologisch falschen Maßen beruhen, als etablierte Dimensionen oder Syndrome zu bezeichnen.

1.2 Programm zur Erforschung der Pathogenese von Symptomen

Durch das Vorhandensein bestimmter Symptome und Verlaufskriterien wird die Diagnose einer Schizophrenie gestellt. Einen biologischen Marker, der die Diagnose stützen könnte, oder Ätiologien konnten nicht identifiziert werden. In Forschungsprojekten zur Ätiologie kann bei Einbeziehung von symptomatologisch klassifizierten Patienten nur sehr langsam und mühsam ein Fortschritt erzielt werden. Ein anderer, einfacher Weg besteht nun zunächst in der Korrelation von Symptomen mit den dabei beteiligten Hirnsystemen auf morphologischer, (elektro-)physiologischer und biochemischer Ebene. Das Gehirn reagiert relativ gleichförmig auf unterschiedliche Noxen. Entscheidend für die Symptomatik ist beim erwachsenen Gehirn die Lokalisation der Veränderung bzw. das betroffene funktionelle System, daneben das Ausmaß der Schädigung und nicht deren Ätiologie. So zeigt sich das klinische Bild einer Wernicke Aphasie egal ob eine zerebrale Ischämie oder ein Glioblastom zugrunde liegt. Bei "der" Schizophrenie könnte hypothetisch sowohl ein Geburtstrauma (Cannon et al. 2000; Cannon et al. 1993) wie auch ein genetischer Defekt (Schwab et al. 2000; Maier et al. 1999) eine suboptimale (umschriebene) Ausdifferenzierung von Neuronenverbänden oder Synapsen verursachen und so, bei völlig unterschiedlicher Ätiologie, ähnliche Symptome hervorrufen. Andererseits kann ein und daßelbe pathogene Agens unterschiedliche funktionelle Systeme bei verschiedenen Menschen schädigen und so eine Vielgestalt von Symptomen hervorrufen. Ein Beispiel hierfür wäre die Neurolues. Auf die Schizophrenie übertragen könnten z.B. die erwähnten Geburtstraumen bei verschiedenen Personen zur Schädigung unterschiedlicher Hirnsysteme führen und damit bei Psychoseausbruch unterschiedliche Symptome auslösen. Wir gehen bei unseren Überlegungen davon aus, daß die in den operationalisierten Klassifikationssystemen als Schizophrenie bezeichnete Typologie eine polysymptomatische Störung mit heterogener Ätiologie ist. Dies soll an einem Modell anschaulich gemacht werden (siehe Abbildung 1).

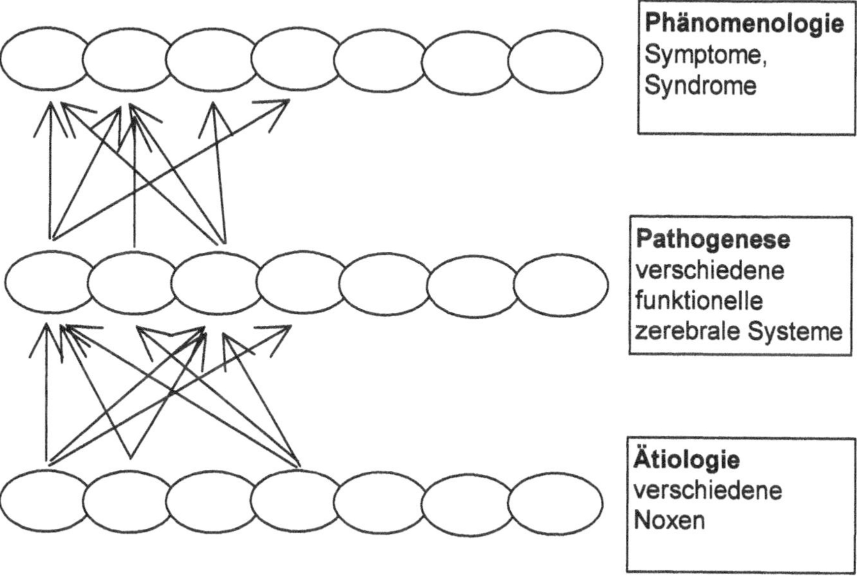

Abbildung 1 Zusammenhang von Symptomen, Pathogenese und Ätiologie. Erläuterungen siehe Text.

Unterschiedliche Noxen (Ätiologieebene) wirken, u.U. während verschiedener Entwicklungsstadien, auf funktionelle Systeme im Gehirn. Eine einzelne Noxe kann dabei auf mehrere unterschiedliche Systeme einwirken. Durch Veränderung neuronaler „Schaltkreise“ (Pathogenese), nach Einwirken von pathoplastischen Mechanismen (z.B. Lebensgeschichte, Hormone) und auslösenden Faktoren, entstehen die psychopathologischen Symptome und kognitiven Defizite (Symptom-, Syndromebene). Einzelne Symptome und Symptomcluster lassen sich dabei nicht mit der Ätiologie, sondern nur mit dem dysfunktionalen System in Verbindung bringen. Ein direkter Rückschluß von der Symptom- auf die Ätiologieebene ist nicht möglich. Anhand des Gesagten sollte es möglich sein, Symptome oder eng umschriebene Symptomcluster auf ihr funktionelles Korrelat zurückzuführen. In einem zweiten Schritt können dann Untersuchungen zur Ätiologie der so eingegrenzten Dysfunktionalität angeschlossen werden.

In diesem empirisch-operationalen Ansatz hat die Psychopathologie eine zentrale Rolle. Unverzichtbar bleibt die naive klinische Einzelbeobachtung von Symptomen, deren Beschreibung, Aufgliederung und Ordnung in Symptomenkomplexe oder Syndrome. Die klinische Impression entspricht dabei Hempels “Protokollsätzen” (Hempel 1974), die (dogmatisch-thetisch) vom Psychopathologen eingeführt werden. Es wird dann im Wechselspiel mit den zur Verfügung stehenden empirischen Methoden versucht, eine Korrelation zwischen Hirnvorgängen und psychopathologischen/kognitiven Phänomenen herzustellen. Konsequent zu Ende gedacht könnte dies in ferner Zukunft eine Abschaffung oder Verarmung der klinischen Exploration für die Diagnostik bedeuten, weil dann alle subjektiven Phänomene extern validiert werden könnten. Aber der Mensch ist ein Gemeinschaftswesen, der aus der sozialen Interaktion heraus lebt und in seiner Einmaligkeit und Subjektivität heraus verstanden werden will. Daher werden hermeneutisch-interpretative Herangehensweisen immer die existentielle Lücke zu den empirischen schließen müssen. Nur im “einfühlendes Verstehen”, “Mitschwingen”, ein Sich-anrühren-Lassen durch den Patienten wird der Arzt der Komplexität seiner inneren (Gefühls-)Welt gerecht, der Patient fühlt sich als Mensch angenommen und verstanden.

Psychopathologische Forschung war seit jeher verknüpft mit der Frage der anzuwendenden Methodik. Dies gab immer schon Anlaß zu Diskussionen, da die Wurzeln der Psychopathologie sowohl in den Natur- wie in den Geisteswissenschaften liegen. Es ist aber wichtig zu bedenken, daß es keine richtige oder beste Methode zur Erforschung von Geistes- und Gehirnphänomenen gibt. Ein Fortschritt wird sich nur ergeben, wenn verschiedene Zugangswege sinnvoll und kreativ miteinander verknüpft werden, um gezielt Stärken und Schwächen der unterschiedlichen Methodiken zu kombinieren und auszugleichen. Seit Ende des 19. Jahrhunderts werden in der Psychologie Reaktionszeitmessungen durchgeführt, wobei je nach Auswahl der Stimuli, Präsentationsdauer und Reaktionszeiten Aussagen über die zugrundeliegenden geistigen Prozeße gemacht werden können (Kircher et al. 2001; Yoon 2001). Elektrophysiologische Verfahren können den genauen zeitlichen Ablauf geistiger Prozeße klären (Stevens und Kircher 1998; Kutas und Hillyard 1984). Funktionell bildgebende Methoden erlauben Aussagen dazu, wo im Gehirn ein Prozeß abläuft (Kircher et al. 2001). Psychotrope Substanzen lassen Rückschlüsse auf die beteiligten Neurotransmittersysteme und deren Modulation auf geistige Prozeße zu (Gouzoulis Mayfrank et al. 1998).

Es ist ein Anliegen dieser Arbeit, beispielhaft aufzuzeigen, daß es möglich ist, eine Korrelation zwischen psychopathologischen Einzelsymptomen/Symptomkomplexen und dysfunktionalen Hirnsystemen herzustellen. Kognitions- und neuropsychologische, psychopathologische, morphologische, elektrophysiologische und funktionell bildgebende Befunde sollen sich gegenseitig stützen und ein schlüssiges Modell für die Entstehung von Symptomen liefern. Beispielhaft sollen in dieser Arbeit formale Denkstörungen bei Patienten mit Schizophrenie mittels funktioneller Magnetresonanztomographie (FMRT) untersucht werden. Formale Denkstörungen (FDS) als Untersuchungsobjekt bieten dabei verschiedene Vorteile: (1) Die Symptome sind objektivierbar. Die Äußerungen des Patienten können aufgezeichnet und mit der Hirnaktivierung korreliert werden, im Gegensatz z.B. zu akustischen Halluzinationen. (2) Die Symptome sind operationalisierbar anhand vorhandener, validierter Skalen. (3) Es liegt umfangreiches Datenmaterial auf neuropsychologischem, kognitionspsychologischem, linguistischem und elektrophysiologischem Gebiet zu Sprachproduktion und -perzeption bei Gesunden und Patienten mit hirnmorphologischen Schäden vor, in das neue Befunde von Patienten mit Schizophrenie integriert werden können. (4) Es handelt sich bei FDS um ein Bleulersches Grundsymptom (Assoziationsstörung) und ist dabei von besonderem diagnostischem und historischem Interesse. (5) Weiterhin birgt es die Frage nach dem Zusammenhang von Sprache und Denken, ein empirisch wenig erforschtes Gebiet (siehe Kapitel 3.4).

1.3 Funktionelle Bildgebung und das „Geist-Seele Problem"

Bei der Erforschung mentaler Phänomene mit funktioneller Bildgebung stellt sich unweigerlich die Frage der Beziehung zwischen Geist und Gehirn. Das heißt, wie werden im Gehirn, das aus Materie besteht, mentale Phänomene erzeugt oder, wie entstehen aus elektrischer und chemischer Aktivität subjektive Wahrnehmungen, Gedanken, Gefühle, Handlungsimpulse etc. Dies ist insofern von besonderer Relevanz, als wir bei der Erforschung von psychiatrischen Erkrankungen oft und dabei wenig reflektiert, mit diesem Dualismus, wenn es sich überhaupt um einen solchen handelt, arbeiten.

Ausgangspunkt soll die Überlegung sein, dass auch eine vollständige neurobiologische Theorie über die elektrochemischen Aktivitäten von Nervenzellverbänden noch nicht erklären kann, warum diese Aktivität in bestimmten Fällen mit Bewusstsein verbunden ist. Bewusstsein soll hier definiert sein als primäres Wahrnehmungserleben d. h. zunächst unreflektierte, rein subjektive Erlebenszustände oder Sinneseindrücke. Es besteht zunächst also eine Erklärungslücke zwischen Neuro- und Kognitionswissenschaften auf der einen Seite und dem Erleben phänomenaler Bewusstseinszustände auf der anderen Seite. Im Folgenden soll anhand einiger grundlegender konzeptueller Überlegungen gezeigt werden, dass eine Entwicklung von Lösungsstrategien und eine Problemanalyse weiter helfen kann. Insbesondere wollen wir im folgenden auf Positionen der Philosophie des Geistes und der dazugehörigen Diskussion aus den letzten Jahren näher eingehen (siehe dazu z. B. Pauen und Roth 2001 oder Kircher und David 2003). In der Diskussion stechen insbesondere drei Positionen heraus: Der Eigenschaftsdualismus, die klassische Identitätstheorie sowie der interaktionistische Dualismus. Wir wollen die einzelnen Ideen kurz betrachten.

Zunächst zum Eigenschaftsdualismus. Diese Position interpretiert die psychophysische Korrelation als Produkt einer gesetzmäßigen Verbindung zwischen einer neuronalen und einer mentalen Eigenschaft, die jedoch ihrerseits kausal nicht wirksam sein soll. Interessant erscheint diese Position u. a deshalb, weil er die Eigenständigkeit geistiger Prozesse wahrt, ohne gleichzeitig Behauptungen über die Existenz von geistigen Substanzen zu machen. Allerdings ergeben sich hieraus bei näherer Betrachtung einige Probleme. Die Ablehnung psychophysischer Interaktionen hat nämlich zur Folge, dass hier mentale Prozesse nicht zu den Ursachen für physische Prozesse und damit auch nicht zu den Ursachen eines bestimmten Verhaltens gehören können. Konkret würde dies bedeuten, dass die Wahrnehmung eines Schmerzes nicht zu einem bestimmten Schmerzverhalten z. B. dem Wegziehen der Hand von der Herdplatte, führen würde. Man wird also grundsätzlich zu dem Ergebnis kommen, dass eine sinnvolle Interpretation empirischer Ergebnisse in den Neuro- und Kognitionswissenschaften von der Annahme ausgehen muss, dass auch mentale Prozesse kausal wirksam sind. Nur so kann man davon ausgehen, dass sie überhaupt in empirischen Untersuchungen erfasst werden können. Diese Forderung wird aber nicht durch den Eigenschaftsdualismus erfüllt, wohl aber durch die beiden anderen oben genannten Ansätze also durch die Identitätstheorie und den interaktionistischen Dualismus.

Der interaktionistische Dualismus trifft wie der Eigenschaftsdualismus eine Unterscheidung zwischen neuronalen und mentalen Phänomenen. Anders als der Eigenschaftsdualismus geht er jedoch von einer Wechselwirkung zwischen beiden Ebenen aus. Im Gegensatz zu einer verbreiterten Auffassung muss ein Dualist nicht unbedingt die Existenz geheimnisvoller geistiger Substanzen postulieren. Er kann auch davon ausgehen, und das soll die hier dargestellte Position sein, dass Bewusstseinsprozesse eine besondere Art psychischer Phänomene sind, die von den gleichzeitig stattfindenden neuronalen Prozessen unterschieden wird. Um diese Position halten zu können, müssten wir konkrete Belege für eine Interaktion zwischen mentalen und neuronalen Phänomenen finden. Solche Belege wären insbesondere dort zu erwarten, wo wir mentale Phänomene für ein bestimmtes

Verhalten verantwortlich machen. Beispielsweise dann, wenn wir aufgrund einer bewusst vollzogenen Willensentscheidung unsere Hand heben. Der Dualist müsste in diesem Fall erwarten, dass sich die zugrunde liegenden neuronalen Prozesse nicht allein auf neurobiologischer Basis erklären lassen. Es müsste also irgendetwas geschehen, dass nicht mehr auf der Basis neurobiologischer Kenntnisse zu erklären wäre, sondern den Rückgriff auf die Willensentscheidung erforderte. Gegenwärtig ist eine endgültige Antwort auf diese Forderung noch nicht möglich, aber es haben sich in den bislang vorliegenden empirischen Arbeiten noch keine Hinweise auf eine solche Interaktion gefunden. Insbesondere zeigen die Versuche von Benjamin Libet (1985), dass eine bewusste Willensentscheidung erst dann einsetzt („spürbar ist"), nachdem die Bewegung auf der neuronalen Ebene bereits durch den Aufbau eines sogenannten Bereitschaftspotentials im motorischen Kortex eingeleitet worden ist. Diese Befunde, sollten sie sich bestätigen, würden eher gegen den interaktionistischen Dualismus sprechen.

Wie verhält es sich nun mit der dritten Alternative, nämlich, dass mentale und neuronale Aktivität miteinander „identisch" wären. Zunächst muss allerdings geklärt werden, was mit Identität gemeint ist [4]. Wenn wir von der Identität von mentalen und neuronalen Prozessen sprechen, meinen wir, dass sich bestimmte neurobiologische Erkenntnisse auf den gleichen Vorgang (bzw. die gleichen Eigenschaften) beziehen, wie damit verbundene Bewusstseinserfahrungen, die uns aus der Perspektive der ersten Person zugänglich sind. Das entscheidende hierbei ist, dass das gleiche Phänomen, nämlich ein phänomenaler Bewusstseinszustand aus zwei unterschiedlichen Perspektiven betrachtet werden kann und muss: Zum Einen aus der Perspektive der ersten Person, nämlich dem Träger des Bewusstseinszustandes, der damit nicht weiter reduzierbar ist. Und zum zweiten aus der Perspektive der dritten Person, nämlich der des Forschers, der bestimmte Gehirnzustände und neuronale Aktivitäten von außen mit seinen Messinstrumenten betrachtet. Diese Überlegung hätte eine ganze Reihe von Vorteilen. Wenn geistige Phänomene neuronale Ereignisse sind, dann sind sie aufgrund dieser Identität auch in der Lage, andere physische Ereignisse zu beeinflussen. Wir müssten keine neuen mentalen Identitäten einführen, und es wäre unnötig, jenseits der neuronalen Ebene auch eine ganz andere Art von Prozessen, nämlich autonome mentale Prozesse einzuführen. Wenn mentale Prozesse neuronale Prozesse sind, dann sind Erklärungen bestimmter neuronaler Prozesse gleichzeitig auch Erklärungen der zugehörigen mentalen Vorgänge. Wir haben es nämlich dann hier mit nur einem einzigen Prozess zu tun, den wir nur aus zwei verschiedenen Perspektiven oder auf zwei verschiedenen Ebenen beschreiben. Wir scheinen also hier mit der Erklärung des ursprünglichen Problems einen großen Schritt vorangekommen zu sein.

---

[4] „Beiläufig gesprochen: Von zwei Dingen zu sagen, sie seinen identisch, ist ein Unsinn, und von einem zu sagen, es sei identisch mit sich selbst, sagt gar nichts." Wittgenstein, 1984, 62 (Tractatus logico-philosophicus 5.5303)

Allerdings ergibt sich auch für die Identitätstheorie eine Reihe von Vorbehalten, am wichtigsten dabei das sogenannte „Erklärungslückenproblem“. Grundlage hierbei ist die Intuition, dass auch ein vollständiges Wissen über die neuronalen Prozesse im Gehirn nicht erklären würde, warum Bewusstsein entsteht. Insbesondere scheint nicht erklärt werden zu können, warum Zustände des sogenannten phänomenalen Bewusstseins wie Schmerzen, Farbempfindungen oder Gefühlszustände so erfahren werden, wie dies nun einmal subjektiv für jeden einzelnen von uns der Fall ist. Ich denke allerdings, dass dies kein echtes Problem darstellt, da in diesem Fall der Verdacht nahe liegt, dass die Frage falsch gestellt ist oder auf sprachlichen oder inhaltlichen Verwirrungen basiert. Festzuhalten ist zunächst, dass wir in eine Verwirrung geraten, wenn wir einerseits annehmen, mentale Prozesse seien identisch mit bestimmten neuronalen Aktivitäten und dann gleichzeitig nach einer Erklärung dafür verlangen, wie der mentale Zustand aus der neuronalen Aktivität „hervorgeht“. Die Frage setzte bereits eine Unterscheidung zwischen dem produzierenden neuronalen und dem produzierten mentalen Prozess voraus, doch diese Unterscheidung kann es nicht geben, wenn die Identitätstheorie zutrifft. Es wundert also wenig, dass wir hier Probleme mit einer Erklärung haben, die Frage ist wohl einfach nicht richtig gestellt. Der Identitätstheoretiker kann sich allenfalls fragen, wie psychologische und neurowissenschaftliche Theorien sinnvoll aufeinander bezogen werden können. Zwar können wir keine bruchlosen Übergänge zwischen Theorien erwarten die auf unterschiedlichen Ebenen der wissenschaftlichen Beschreibung und Erklärung arbeiten, dennoch bestehen im allgemeinen keine prinzipiellen Probleme mit solchen Übergängen.

Aus den gemachten Überlegungen ließe sich also das folgende Programm zur neurowissenschaftlichen Erforschung von phänomenalen Bewusstseinszuständen ableiten. Zunächst müsste eine relationale Beschreibung von Bewusstseinszuständen in kognitions- oder emotionspsychologische Theorien erfolgen. Z. B. müssten diejenigen Eigenschaften eines visuellen Stimulus durch empirische Untersuchungen diskriminiert werden, die mit bestimmten Bewusstseinszuständen einhergehen. Es könnten so also Relationen zwischen dem phänomenalen Bewusstseinszustand und einer psychologischen Theorie hierzu hergestellt werden. In einem zweiten Schritt könnten dann die Hirnzustände für die auf der Ebene der psychologischen Theorie diskriminierten Elemente untersucht werden. Was letztlich also getan werden kann ist nicht die Untersuchung des Verhältnisses zweier Prozesse, sondern die Herstellung der Beziehung zweier Theorien, nämlich einer psychologischen und einer neurowissenschaftlichen zueinander. Wichtig dabei ist der Nachweis, dass relationale Beschreibungen eine Verbindung zwischen beiden Theorien herstellen können. Kognitive Neurowissenschaftler versuchen dies allerdings ständig. Zwar kann die Frage, ob mentale Prozesse wirklich in solchen Beschreibungen erfassbar sind, nicht abschließend beantwortet werden, immerhin gibt es jedoch keine prinzipiellen Einwände gegen einen solchen Versuch, vielmehr sprechen Erkenntnisse der Kognitions- und Emotionspsychologie wie auch die vorliegenden Arbeiten für die Erfolgsaussichten eines solchen Unternehmens.

1.4 Sprachverständnis bei Gesunden

In den folgenden Kapiteln 1.4 und 1.5 soll ein Überblick über Modelle und Forschungsergebnisse aus den Gebieten Kognitionspsychologie und, wo relevant, Linguistik zur Produktion von Sprache beim Gesunden gegeben werden. Dies soll als Basis für weitere Ausführungen zu Befunden bei Gesunden sowie Patienten mit Schizophrenie und positiven FDS in Kapitel 3 und 4 dienen. Dabei werden elektrophysiologische und andere bildgebende Verfahren ausgeklammert, da nur ein allgemeiner Rahmen für die später beschriebenen Versuche mit FMRT gesteckt werden soll. Relevante Befunde mit anderer Methodik werden dort im einzelnen diskutiert. Im Kapitel 1.8 soll dann ein eigenes neurokognitives Modell zum Sprachverständnis und zur Sprachproduktion bei Gesunden und Patienten mit FDS vorgestellt werden.

Bei unseren alltäglichen Gesprächen verarbeiten wir eine große Anzahl von Sätzen. Erfolgreiches Verstehen und die Fähigkeit zu lesen ist eine Voraussetzung für eine effektive Kommunikation und stellt die Grundlage unserer sozialen Interaktion dar. Es gibt nun eine große Zahl linguistischer, kognitions- und neuropsychologischer Modelle, die sich mit Sprachverständnis befassen. Es soll hier lediglich eine für unsere Zwecke angepasste, zusammenfassende Übersicht über die wichtigsten Teilfunktionen gegeben werden. Im übrigen sei auf die einführende Literatur verwiesen (Anderson 1996; Best 1995; Carroll 1994; Wessells 1994; Ellis und Young 1991).

Aus linguistischer Sicht können verschiedene grundlegende Kompetenzen oder Analyseebenen für die Sprachverarbeitung voneinander abgegrenzt werden. Diese Begriffe werden auch zum Teil in der Kognitionspsychologie verwendet, deshalb seien sie kurz erwähnt, nämlich: phonologisches Wissen: bestimmte Laute werden zu einzelnen kleinsten bedeutungstragenden Einheiten zusammengefaßt; graphemisches Wissen: die Analyse von Buchstaben beim Lesen; morphologisches Wissen: einzelne Phoneme werden zu sprachlichen (Klang-)Einheiten („Wörter") zusammengesetzt; lexikalisches Wissen (Semantik): die Bedeutung einzelner Wörter; syntaktisches Wissen: die richtige Analyse grammatikalischer Regeln beim Wort oder Satzaufbau; Pragmatik: bezieht den sozialen Kontext und unser Wissen um die Welt mit ein. Die Analyse von Sprache mittels linguistischer Methoden ist für eine kausale Erklärung, wie Sprache im Gehirn verstanden und erzeugt wird, nicht von allzu großer Hilfe, da hier lediglich deskriptiv auf sprachlicher Ebene vorgegangen wird.

Ein Modell zur Perzeption einzelner Wörter beim Lesen und Zuhören wurde von Ellis und Young (1991) vorgestellt (Abbildung 2). Dieses beruht auf Läsionsstudien und ist empirisch abgesichert.

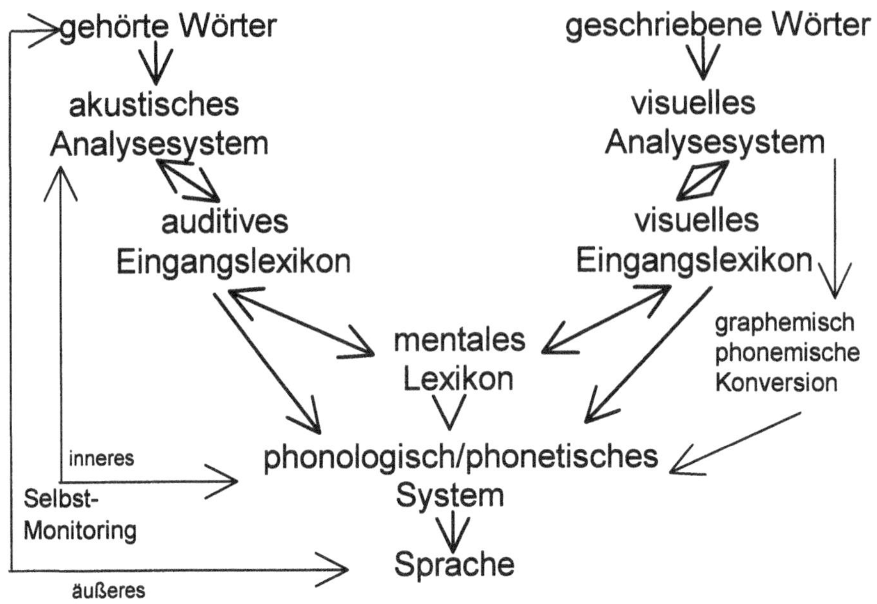

Abbildung 2 Funktionales Modell für das Erkennen, Verständnis und die Produktion von einzelnen Wörtern [modifiziert nach (Ellis und Young 1991)]. Erläuterungen siehe Text.

Die Aufgabe des akustischen Analysesystems (Abbildung 2) besteht darin, einzelne Sprachlaute aus dem Klangspektrum der Sprache zu extrahieren. Das System vollbringt dies trotz Unterschieden in der Akzentuierung, der Sprechgeschwindigkeit etc. Das Klangspektrum wird in eine Form transformiert, auf welche die Repräsentationen im auditiven Eingangslexikon reagieren können. Das auditive Eingangslexikon umfaßt eine Repräsentation des akustischen Spektrums all jener Wörter, die in ihrer gehörten Form bekannt sind. Repräsentationen der Bedeutungen von Wörtern sind im mentalen Lexikon enthalten. Das visuelle Analysesystem hat drei Funktionen: (1) Es soll in geschriebenen Wörtern Buchstaben oder Buchstabenfolgen identifizieren. (2) Es soll jeden Buchstaben hinsichtlich seiner Position innerhalb eines Wortes kodieren und (3) jene Buchstaben über die Wahrnehmung zusammenfassen, die als Teil des gleichen Worts zusammengehören. Die Funktion des visuellen Eingangslexikons beim Lesen ist analog der des auditiven Eingangslexikons beim Sprachverständnis. Es identifiziert Buchstabenfolgen, die bekannte, geschriebene Wörter bilden. Es kann auf ein unbekanntes Wort dadurch antworten, daß es dieses als unbekannt erklärt, und zwar indem es ihm erlaubt, die Repräsentation eines visuell ähnlichen tatsächlich existierenden Wortes zu aktivieren. Das visuelle Eingangslexikon zeigt an, daß ein Wort früher schon gesehen worden ist. Soll das Wort verstanden werden, dann muß es seine semantische Repräsentation im mentalen Lexikon aktivieren. Im phonologisch/phonetischen System wird die gesprochene Form eines Wortes dem Sprecher zur Verfügung gestellt (siehe hierzu Kapitel 1.8). Gesunde Leser können sowohl unbekannte Wörter als auch Nicht-Wörter laut lesen, die sie niemals zuvor gesehen haben. Es besteht also wahrscheinlich eine getrennte, sublexikale Route, durch die unbekannte Wörter und Nicht-Wörter laut gelesen werden können, und zwar über einen Vorgang, der Wörter in Buchstaben oder Buchstabengruppen teilt und diese visuellen Einheiten in korrespondierende Phonemketten überträgt. Man kann annehmen, daß diese Route von geübten erwachsenen Lesern selten, von Kindern aber häufig verwendet wird. Allerdings erklärt dieses Modell nicht, wie wir einzelne Sätze oder längere Rede- oder Textpassagen verstehen. Der Sprecher kontrolliert seine Produktion auf zwei Ebenen: wenn eine Phrase vollständig konstruiert ist (inneres Selbst-Monitoring) und nach deren Verbalisation (äußeres Selbst-Monitoring). So können Fehler erkannt und eventuell korrigiert werden. Das hier beschriebene ist ein einfaches Modell des Leseverständnisses, zu einem detaillierteren siehe Marshall (1987).

Drei der beschriebenen Systeme sind hauptsächlich bei Patienten mit FDS gestört. Zum ersten ist es die frühe auditorische Reizverarbeitung (Judd et al. 1992; Adler et al. 1982). Hierauf wird mit kombinierten MEG und FMRT Untersuchungen näher in Kapitel 4.3 eingegangen. Weiterhin interessiert uns insbesondere die Struktur des mentalen Lexikons und die Repräsentation von einzelnen Bedeutungsinhalten. Dies wird in Kapitel 1.8 behandelt. Im Folgenden wird näher auf Prozeße beim Verstehen von Sätzen oder Texten eingegangen. Dies ist deshalb wichtig, weil Patienten mit Schizophrenie ein Defizit in der Verarbeitung von Kontexten haben, klinisch mit „Konkretismus“ bezeichnet (siehe Kapitel 1.7).

Sprachverstehen ist die Endstufe der Sprachperzeption. Der Verstehensprozeß umfaßt im weitesten Sinn alle Schritte, die der Sprachbenutzer bei der Rezeption von Sprache durchläuft, nämlich die Wahrnehmung, die Erfassung der Bedeutung einzelner kleiner Einheiten (Wörter) und die Einbindung der Einzelbedeutungen in größere Denkbezüge, die „Sinnextraktion“ aus Phrasen, Sätzen oder Texten. Letztere Prozeße sind allerdings bisher wenig untersucht und noch recht schlecht verstanden. Die semantischen Wissensbestände über die Beziehung von Wörtern (siehe dazu auch Kapitel 1.8) bergen die Grundlage der konzeptuell gesteuerten Verarbeitung beim Verstehen und Sprechen. Man kann ganz offensichtlich einen Satz, in dem die Wörter „Eudämonie“ und „Subjektivismus“ enthalten sind, nicht verstehen, wenn man die Bedeutung dieser Wörter nicht kennt. Es wird beim Verständnis von Phrasen die semantische Bedeutung der einzelnen Wörter in einem Satz extrahiert und dann werden diese Bedeutungen zu einem „übergeordneten Sinn“ zusammengefaßt („Makropräposition“). Wichtig dabei sind Informationen, die im semantischen und episodischen Gedächtnis gespeichert sind und die als Assoziationen zu dem Perzept aktiviert werden. Zu jeder Wortbedeutung wird ein semantisches Feld (im semantischen Gedächtnis/mentalen Lexikon; siehe 1.8) aktiviert, das es uns erleichtert, überlappende Sinnzusammenhänge zweier oder mehrerer Wörter zu integrieren. Weiterhin ist die Analyse des syntaktischen Zusammenhangs entscheidend für die Zuordnung bestimmter Bedeutungsinhalte in einem Satz zueinander. Wichtige theoretische Überlegungen hat hierzu Noam Chomsky geliefert (Chomsky 1965). Zum Beispiel bedeutet Tarzans Hinweis „Jane essen Tier" vermutlich, daß er ihr einen Braten schmackhaft machen will. Dagegen bedeutet „Tier essen Jane" wohl eine Warnung vor einem menschenfressenden Raubtier. Die unterschiedliche Bedeutung der zwei Phrasen ergibt sich aus der Anwendung einer gängigen deutschen (auch englischen) Satzstellungsregel mit Subjekt Prädikat Objekt und der damit verbundenen Bedeutungsatribuierung (aktiv versus passiv) an den jeweiligen Konstituenten („Tier" oder „Jane"). Hörer kombinieren syntaktische und semantische Anhaltspunkte bei der Interpretation eines Satzes, wobei sich die Gewichtung der beiden Hinweistypen von Sprache zu Sprache unterscheidet (Bates et al. 1982; Tyler und Marslen-Wilson 1977).

Es sind beim Verständnis aber nicht nur „bottom up" Prozeße, die einzelne Konstituenten nacheinander verarbeiten und zum Schluß eine Bedeutung extrahieren, sondern auch konstruktive „top down" Prozeße beteiligt. Beim Verstehen des Satzes „Der Name unseres Planeten ist Erde" wird der Begriff „Erde" schon im mentalen Lexikon aktiviert, bevor man ihn gehört hat [facilitation effect (Duffy et al. 1989)]. Ist der semantische Kontext dagegen nur schwach wie in „Der Mann geht in die Küche", wo statt „Küche" auch „Universität" oder „Garage" folgen könnte, werden automatisch, bevor der Satz zu Ende ist, mehrere Bedeutungen aktiviert, allerdings nur für kurze Zeit und ohne bewußte Aufmerksamkeit des Zuhörers. Ist das letzte Wort „Küche" gehört, verblassen die alternativen Bedeutungen. Nach der Bestimmung der Bedeutung von Wörtern und Phrasen in dem Satz konstruiert der Zuhörer vermutlich eine oder mehrere propositionale Repräsentationen (Bedeutungseinheit), den „übergeordneten Sinn", einer Phrase.

Für die Bedeutungserfassung ist weiterhin die Einbeziehung kontextueller Bezüge und unser Wissen um die Welt (Pragmatik) wichtig. Zum Beispiel wenn jemand auf der Straße fragt: „Wissen Sie, wie spät es ist?" geht man normalerweise davon aus, daß der Fragende die Uhrzeit erfahren will und nicht nur die Antwort „Ja" erwartet. Zur Einbeziehung pragmatischen Wissens sind verschiedenartige Inferenzschlüsse notwendig [siehe hierzu (Singer 1990; Just und Carpenter 1987; McKoon und Ratcliff 1981; Clark 1978; Clark 1974)].

Kintsch und van Dijk (1978) trugen einige der Ideen, die bereits behandelt wurden, in einem allgemeinen Informationsverarbeitungsmodell zusammen, welches das Verstehen und Erinnern eines Textes beschreibt. Das Modell setzt voraus, daß die Prozeße der syntaktischen und semantischen Analyse bereits angewandt wurden, um den Text in eine Menge von Propositionen zu zergliedern.

Beim Verstehen müssen im Verlauf eines Textes neue Propositionen mit früheren verknüpft werden. Um so eine Überbrückung von einer zur anderen Proposition zu bilden, müssen Inferenzschlüsse gezogen werden. Das Modell nimmt nun an, daß es eine Kapazitätsbeschränkung für die Anzahl der Propositionen gibt, die man aktiv im Arbeitsgedächtnis behalten kann. Es kann nun entweder passieren, daß eine Überlappung nicht gebildet werden kann, weil die vorherige, notwendige Proposition nicht mehr aktiv im Speicher vorliegt. Es werden deshalb bestimmte Propositionen ausgewählt, die länger gespeichert werden, und zwar nach deren zeitlicher Nähe untereinander und Wichtigkeit des Inhalts. Je mehr Propositionen miteinander durch den Leser verknüpft werden können, desto besser wird der Text verstanden. Kintsch und van Dijk postulieren zwei Arten von Elaborationen, die ein Leser macht, um die Propositionen im Text anzureichern. Zum einen sind das die schon erläuterten Überbrückungsinferenzen, bei denen die erschlossenen Propositionen hinzugefügt werden, um ansonsten unverbundene Ausdrücke zu verknüpfen. Die zweite Art von Elaboration ist die Bildung sogenannter Makropropositionen, bei denen es sich um Zusammenfassungen des Wesentlichen eines Textes handelt. Wie man sich diese Vorgänge auf neuropsychologischer Ebene vorzustellen hat, ist erst in Ansätzen erforscht [siehe z.B. (St George et al. 1999)].

1.5 Sprachproduktion bei Gesunden

Menschliche Sprache unterscheidet sich von der Kommunikation bei Tieren in mehreren wesentlichen Aspekten (Hockett 1963). Es können aus einem finiten Satz von Lauten unendlich viele Bedeutungen erzeugt wenden. In einem kreativen Akt können neue Wörter gebildet werden, die vom Zuhörer verstanden werden, z.B. „Handy“[5] und Sprache kann sich auf in Raum und Zeit weit entfernte oder „erfundene“ Dinge beziehen (z.B. in der Science-fiction). Diese Kennzeichen verbaler Kommunikation machen die Verschränktheit von symbolischem (präverbalem) Denken und Sprache deutlich. Die Produktion von Sprache ist wahrscheinlich die komplexeste psychomotorische Fähigkeit des Menschen, die sich in der Evolution zur effektiven Kommunikation in größeren sozialen Gruppen herausbildete.

In der neurowissenschaftlichen Literatur finden sich zum Thema Sprache hauptsächlich Studien zur Sprachperzeption - Lesen oder Hören - und fast nichts zur Sprachproduktion. Es ist nämlich wesentlich einfacher, die Prozeße vom Lesen bis zum Denken zu verfolgen als umgekehrt. Beim Lesen können zum Beispiel die Art der präsentierten Wörter, ihre semantische Relation zueinander oder die Präsentationszeit systematisch variiert und dabei Reaktionszeiten gemessen

[5]d. h. Mobiltelefon, im englischen mobile phone oder kurz mobile

werden. Bei der Sprachgeneration, die von mehr oder weniger willentlich beeinflußten Denkvorgängen gesteuert wird, ist dies nicht möglich. Die noch spärlichere Neuroimaging-Literatur zur Sprachproduktion besteht darüber hinaus fast ausschließlich aus Studien zur Generation von einzelnen Wörtern. Typischerweise [Übersicht in (Cabeza und Nyberg 2000; Indefrey und Levelt 2000)] bilden in solchen Untersuchungen Probanden, meistens im stillen, Wörter als Antwort auf andere Wörter (Warburton et al. 1996), auf Bilder (Martin et al. 1996), oder Wörter, die mit einem bestimmten Buchstaben beginnen (Frith et al. 1991). Diese Studien haben natürlich einen großen Fortschritt im Hinblick auf unser Wissen über die Produktion einzelner Wörter gebracht. Sie sollten aber nicht den Blick auf das Ganze verstellen, nämlich daß Sprache die spontane, extrem schnelle Erzeugung von komplexen, zusammenhängenden Phrasen in immer wechselnden, sozialen Kontexten darstellt, abgesehen von dem inneren Monolog, den wir praktisch fortwährend mit uns selbst führen.

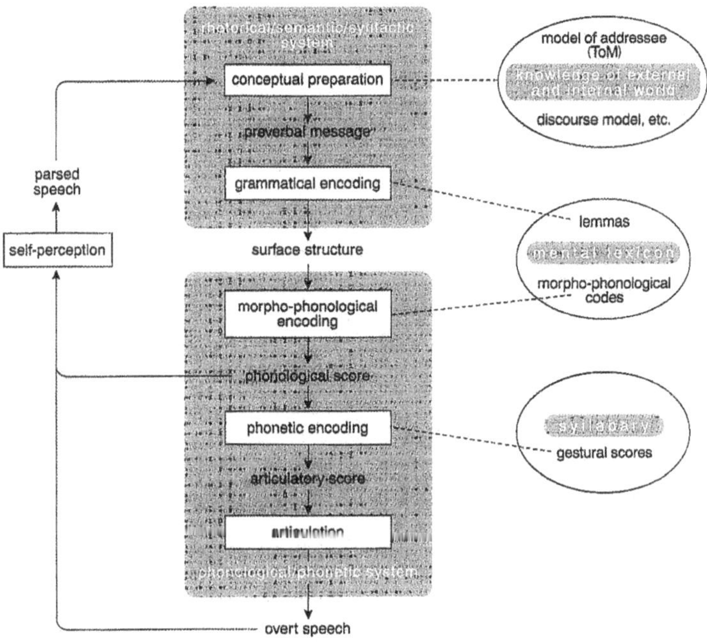

Abbildung 3 Modell zur Sprachproduktion (Indefrey und Levelt 2000). Erläuterungen siehe Text.

Im Folgenden sollen kurz die einzelnen kognitiv-linguistischen Komponenten, die bei der Sprachproduktion beteiligt sind, aufgezeigt werden, um dann auf eines dieser „Module“, das mentale Lexikon, zu fokussieren, das für die Schizophrenie von wesentlicher Bedeutung ist (siehe 1.8). Im Prinzip umfaßt die Sprachproduktion (siehe Abbildung 3) folgende kognitive Prozeße und Systeme (Indefrey und Levelt 2000; Levelt 1989; Butterworth 1980): *Conceptual preparation* (konzeptuelle Vorbereitung), in welcher der Sprecher die auszudrückende Information auswählt, diese Information ordnet und einen Plan davon entwirft, was gesagt werden soll. All dies wird mit dem Begriff „Macroplaning" (Butterworth 1980) umschrieben. Ein wichtiger Aspekt hierbei ist die Linearisierung, d.h. die Entscheidung, was man als erstes, als zweites etc. sagen will. Dies ist mit dem Konzept der Exekutivfunktionen eng verwandt, die bei Patienten mit FDS vermutlich gestört ist (siehe 1.6). Daneben findet ebenfalls auf dieser Stufe das sogenannte Microplaning (Butterworth 1980) statt. Hierbei wird über die Art der Information, wie etwas genau gesagt werden soll, die Perspektive, die der Sprecher einnimmt, entschieden. Für alles, was wir ausdrücken wollen, gibt es verschiedene Möglichkeiten, z.B. „Ich hatte Angst vor dem Tier/Fisch/Raubfisch/Hai", „Das Essen/Dessert/Tiramisu war hervorragend". Der Sprecher muß ständig zwischen seinen abstrakten, präverbalen Denkinhalten, d.h. internen Bildern, Bewegungen, Gefühlsstrebungen, sensorischem Input etc. und dem semantischen System des mentalen Lexikons, in dem die spezifischen Begriffe für die zunächst abstrakten Vorstellungen abgelegt sind, vermitteln. Er muß den richtigen Begriff für das, wie er etwas sagen will, auswählen. Man kann sich vielleicht vorstellen, daß eine Art oszillierende Verbindung zwischen dem System der *Conceptual preparation* und dem mentalen Lexikon besteht. Die neuronalen Korrelate dieser Schnittstelle von abstraktem Denkinhalt und Sprache werden in Kapitel 3.4 näher untersucht. Im *mentalen Lexikon* sind die einzelnen Begriffe abgelegt. Jeder lexikalische Eintrag („Wort") im Lexikon besitzt eine innere Struktur. Diese besteht für jeden Eintrag aus der „Bedeutung", der „Syntax", der „Morphologie" und der „Phonologie" jedes „Wortes". Die Einträge sind untereinander geordnet nach Verwandtschaftsgrad auf diesen vier Ebenen. Es bestehen enge Verbindungen zwischen semantisch, wie „Farbe grün", „Mutter Kind", „groß klein" [semantische Felder; (Noordman-Vonk 1979; Miller 1978)], phonologisch („Haus Maus"), und morphologisch („Recht rechtens") verwandten Einträgen. Ob auch Verbindungen auf syntaktischer Ebene bestehen, konnte experimentell noch nicht nachgewiesen werden, ist aber wahrscheinlich. Das Lexikon ist bei Patienten mit FDS gestört (siehe Kapitel 1.6). Mit dessen Struktur in bezug auf die semantischen Verbindungen der einzelnen Einträge beschäftigt sich Kapitel 1.8, Untersuchungen hierzu werden in Kapitel 3.3 beschrieben. Während des *grammatical encoding* (der grammatikalischen Enkodierung) werden die syntaktischen Formen der lexikalischen Einträge aus dem mentalen Lexikon abgerufen und in ihre übliche Reihenfolge und passende Form im Satzkontext gebracht. Durch das *morpho-phonological encoding* (die morpho-phonologische Enkodierung) wird auf die morphologischen und phonologischen Strukturen jedes Wortes aus dem Lexikon zugegriffen und die Prosodie festgelegt. Der Sprecher plant und führt die motorischen Kommandos während des *phonetic encoding* und der *articulation* (phonetische Enkodierung, Artikulation) aus, es resultiert gesprochene Sprache. Sprecher hören sich natürlich auch selbst. Wir passen zum

Beispiel unsere Sprechlautstärke der Umgebung an. Auch können grobe Fehler nach deren Artikulation auf diesem Weg korrigiert werden. Neben einem äußeren, gibt es auch ein inneres *self-monitoring* (Selbst-Monitoring). Hierbei wird, bevor die Artikulation erfolgt, unsere innere Sprache auf Fehler hin untersucht und vor dem Aussprechen korrigiert. Vermutlich ist auch dieses System bei Patienten mir FDS defekt (siehe hierzu Kapitel 1.6 und 3.1).

1.6 Kognitionspsychologische Befunde bei Patienten mit formalen Denkstörungen

Formale Denkstörungen gehörten für Bleuler zu den „Grundsymptomen" der Schizophrenien, er schrieb:

„Das Denken des Kranken erscheint oft unklar, manchmal bis zur Unverständlichkeit zerfahren. ... Sucht man nach den Gründen, weshalb sie keinen Sinn geben, so stößt man oft auf Mangel an Zusammenhang zwischen einzelnen Gliedern einer Gedankenkette. ... Es ist, wie wenn die gewöhnlichen Verbindungen, die gewöhnlichen Fäden, die Gedanken zusammenhalten, an Festigkeit einbüßten und beliebige andere an ihre Stelle träten. Schon einzelne Begriffe werden neu, ungewohnt und schwer verständlich konzipiert. ... Ebensogut wie nebensächliche und sonderbare Zusammenhänge die Gedankenfolge bestimmt, können auch Zielvorstellungen vorherrschen, die dem Gesunden unverständlich sind. ... Auch sonst werden verständliche und unverständliche Dinge mündlich und schriftlich ohne jeden klaren Zweck geäußert, ... beim Schizophrenen fehlt überhaupt ein Ziel im Sinne des Gesunden." (Bleuler 1916) S. 409/410

Hier sind die drei entscheidenden Störungen des Denkens und der Sprache bei Patienten mit FDS genannt: Störungen auf der Ebene einzelner Begriffe, ein Mangel an (semantischer/pragmatischer) Verbindung der einzelnen Begriffe untereinander und fehlende Zielvorstellungen. Für alle diese Störungen sollen im Folgenden experimentelle Befunde geliefert werden, die kognitionspsychologische Erklärungen ermöglichen. Eines der Hauptanliegen dieser Arbeit ist es, die neuronalen Korrelate gestörter Begriffsbedeutungen und den gelockerten Zusammenhang im Satzkontext nachzuweisen (siehe Kapitel 3.2).

Das Konzept der „formalen Denkstörungen" ist vielschichtig und hat über die Zeit viele Veränderungen erfahren (Berrios 1993). Streng genommen handelt es sich um Sprachstörungen, da man nie sicher sein kann, was eine andere Person genau denkt. Der klinische Sprachgebrauch beschreibt, wie die Gedanken des Patienten miteinander verbunden sind, ausgedrückt in sprachlichen Äußerungen. Die Feststellung des psychopathologischen Symptoms beruht auf der Qualität und des Ausmaßes der Unverständlichkeit des Gesagten durch den Zuhörer. Dieses Symptom ist abzugrenzen von den inhaltlichen Denkstörungen, wie z.B. Wahn, auf die hier nicht eingegangen werden soll. FDS umfassen also eine heterogene Gruppe von Störungen des Denkens, der Sprache und der Kommunikation. Es wurden mehrere Ratingskalen für FDS entwickelt, jede mit einem etwas anderen Schwerpunkt: traditionell deskriptiv (Liddle 1998; Andreasen und Grove 1986), kommunikationspsychologisch (Docherty et al. 1996) oder eher aus psychoanalytischer Tradition (Johnston und Holzman 1979). Vor allem Andreasens Skala (Andreasen 1984; Andreasen 1982) wurde weitverbreitet eingesetzt, was zu einer dringend notwendigen, größeren Vergleichbarkeit der Studienpopulationen beitrug.

Bei Durchsicht der Literatur zu FDS zeigt sich, daß eine große Menge an Befunden, aber keine konsistenten Modelle vorliegen. Dies hat mehrere Gründe. Ältere Erklärungsversuche für FDS waren oft deskriptiver Natur und gaben dem Phänomen einfach einen anderen Namen. Zum Beispiel haben ältere Wortassoziationsstudien gezeigt (Binswanger 1908; Binswanger 1907; Fürst 1907; Jung 1907; Jung 1906; Bleuler 1905; Jung 1905; Jung 1905; Bleuler 1904; Jung und Riklin 1904; Jung und Riklin 1904; Wehrlin 1904; Kraepelin 1889; Kraepelin 1883), daß Patienten mehr ungewöhnliche oder nicht in den Zusammenhang passende Antworten produzierten, aber warum das so ist, konnte nicht erklärt werden. Wegen des beschreibenden Charakters dieser Untersuchungen konnten die kognitiven Ursachen der Störungen nicht näher spezifiziert werden. Über die neurokognitiven Grundlagen der Sprachproduktion ist heute selbst bei Gesunden relativ wenig bekannt, insbesondere im interessierenden Bereich der „höheren" Sprachfunktionen, Semantik und Pragmatik. Genauso wie Sprache bei Gesunden ein äußerst komplexes Phänomen ist, liegen die zugrundeliegenden Störungen bei FDS nicht in lediglich einem kognitiven, und damit neuronalen, System, sondern in mehreren, die ineinandergreifen. Je nach wissenschaftlicher Ausrichtung des Untersuchers wurden FDS mit den verschiedensten Methoden und zugrundeliegenden theoretischen Konzepten untersucht (linguistische, kognitionspsychologische, neuropsychologische, phänomenologische), wobei eine Integration der Befunde schwierig ist. Manchmal werden auch Befunde zur Sprachperzeption in direkten Zusammenhang mit gestörter Produktion gebracht, ein Schluß, der nicht unreflektiert zulässig ist, da die kognitiven Systeme nicht identisch sind. Studien, welche die Sprache bei Patienten mit Schizophrenie als Gruppe untersuchten, und dabei oft FDS gar nicht systematisch erhoben, lassen sich nicht zwangsläufig mit Befunden bei einer Untergruppe mit prominenten FDS vergleichen, weil die Symptomatologie ganz unterschiedlich sein kann. Dazu kommt, daß FDS sowohl je nach Zustand des Patienten und der Situation wie auch im Krankheitsverlauf fluktuieren (Earle Boyer et al. 1986; Harrow et al. 1986) und daß sie auch bei anderen Störungen, wie der Manie, auftreten können (Solovay et al. 1987; Harvey et al. 1984).

In der Folgenden, notwendigerweise selektiven, Zusammenfassung der Literatur wird davon ausgegangen, daß FDS drei Hauptstörungen auf kognitiver Ebene zugrunde liegen: (1) eine Störung im mentalen Lexikon/semantischen System. Dies wirkt sich einerseits auf eine Veränderung der Bedeutung innerhalb einzelner Begriffe (klinisch: Neologismen, Verschiebungen, Verdichtungen) wie auch in einem gestörten Zusammenhang von Begriffen im Satzkontext aus (klinisch: Inkohärenz, ungewohnter Begriffszusammenhang). (2) Eine Beeinträchtigung der Exekutivfunktion, d.h. der Fähigkeit zum zielgerichteten Planen („Macroplaning"; klinisch: assoziative Auflockerung, Ideenflucht, Zerfahrenheit). (3) Ein gestörtes Selbst-Monitoring, welches die Fehlerrate insgesamt erhöht. Weitere modifizierende Einflüsse auf Sprache haben die Aufmerksamkeit (Docherty et al. 2000; Docherty und Gordinier 1999; Liu et al. 1997), das Arbeitsgedächtnis (Goldberg et al. 1998; Nestor et al. 1998), der verbale IQ (Landre und Taylor 1995), der emotionale Zustand (Docherty et al. 2001; Wahlberg et al. 2000; Leichsenring 1999; Docherty et al. 1994) und die pragmatischen/sozialen Fähigkeiten (Kuperberg et al. 2000; Sarfati und Hardy Bayle 1999; Smith et al. 1999). Es gibt widersprüchliche Befunde für Störungen in all diesen letztgenannten Bereichen bei FDS, sie sind aber unseres Erachtens nicht ursächlich dafür, sondern haben lediglich einen modulierenden Einfluß. Im übrigen sei auf die Übersichtsarbeiten zu FDS und Sprache hingewiesen (McGrath 1996; Barrelet et al. 1993; Ebert 1991; Chaika 1990; Marengo und Harrow 1988; Cozolino 1983; Harvey und Neale 1983; Neale und Oltmanns 1980; Schwartz 1978; Chapman und Chapman 1973; Mahler 1972; Reed 1970). Arbeitsgedächtnis, Aufmerksamkeit und Exekutivfunktionen bei FDS werden insbesondere bei (Goldberg und Weinberger 2000) diskutiert.

Es ist weitgehend unbestritten, daß bei Patienten mit FDS Störungen im semantischen System/mentalen Lexikon vorliegen (Laws et al. 1999; Chen et al. 1994). Frühe Hinweise hierfür stammen von den bereits erwähnten Wortassoziationsstudien Kraepelins (1889; 1883), Jungs (1905; 1904; 1904) und Bleulers (1905; 1904). Diese Befunde wurden auch in neuerer Zeit bestätigt (Johnson und Shean 1993; Shakow 1980). In der Studie von Shakow (1980) sollten Patienten auf Stimuluswörter assoziieren. 34% der Antworten von Patienten und nur 7% der Gesunden waren als ungewöhnlich klassifiziert. Moran (1964) konnte durch eine Faktorenanalyse zeigen, daß Patienten und Kontrollen gleiche faktorenanalytische Strukturen für die Art der Antworten zeigten. Eine ähnliche Faktorenstruktur heißt natürlich nicht notwendigerweise, daß auch die kognitive Struktur die gleiche ist. Neuere Untersuchungen zur Struktur des mentalen Lexikons beruhen auf der „spreading of activation" Hypothese in einem semantischen Netzwerk. Die Versuche, die gewöhnlich mit sehr kurz hintereinander präsentierten Wortpaaren durchgeführt werden, werden in Kapitel 1.8 detailliert beschrieben. Es hat sich dabei gezeigt, daß Patienten mit formalen Denkstörungen weitere semantische („Assoziations-") Felder aufweisen (Spitzer et al. 1993; Manschreck et al. 1988), ein Befund, der die lange bekannten Assoziationsstörugnen erklären kann. Ein Problem der Ein-Wort-Studien ist natürlich, daß FDS ein Phänomen zusammenhängender, gesprochener Sprache ist, wobei mit dem Nachweis gestörter Verbindungen zwischen einzelnen Wörtern nicht das gesamte Syndrom erklären werden kann. Es müssen also noch weitere Erklärungsebenen auf dem Satz- oder Redeniveau herangezogen werden.

Ein wichtiges und häufig angewandtes Paradigma ist die CLOZE Prozedur (Newby 1998; Ragin und Oltmanns 1987; Ragin und Oltmanns 1983; Manschreck et al. 1979; Cheek und Amarel 1968). Hierbei wird die Sprache von Probanden aufgenommen, wörtlich transkribiert, Wörter in bestimmten Abständen eliminiert (z.B. jedes vierte Wort) und dann werden gesunde Versuchspersonen gebeten, die Leerstellen auszufüllen. Die von Patienten mit FDS gebrauchten Wörter sind weit weniger vorhersagbar, als die der Patienten ohne FDS und der gesunden Kontrollpersonen. Der Zusammenhang zwischen einzelnen Wörtern im Satz ist wohl gelockert. Eine Theorie hierzu wird in Kapitel 1.6 vorgestellt.

Weniger gut untersucht wurde bisher der Zusammenhang zwischen FDS und Exekutivfunktion sowie das Selbst-Monitoring. Für kohärente Sprache ist die Linearisierung der Ideen, deren Gewichtung, Auswahl und die Unterdrückung von unwichtigem Material wichtig (Macroplaning, siehe 1.5). Dies wurde auch als „propositionales Ordnen“ von Linguisten bezeichnet (siehe auch Kapitel 1.4). Dieser Vorgang muß nicht unbedingt bewußt sein, wie von (Goldberg und Weinberger 2000) behauptet wird. Es ist generell bekannt, daß bei Patienten mit Schizophrenie diese Exekutivfähigkeiten vermindert sind (Goldberg et al. 1988; Fey 1951). Einer der frühesten Hinweise auf den Zusammenhang zwischen FDS und Exekutivfunktion stammt von Liddle (Liddle und Morris 1991; Liddle 1987). Das Desorganisationssyndrom (siehe Kapitel 1.1.3) war in seiner Untersuchung assoziiert mit der Unterdrückung relevanter Information, was eine der Aufgaben des Exekutivsystems ist (Barr et al. 1989). Nestor (1998) konnte zeigen, daß ein direkter Zusammenhang zwischen FDS und mittels neuropsychologischer Standardtests gemessener Exekutivfunktion besteht. Einen indirekten Hinweis für den Zusammenhang von FDS und Exekutivfunktion lieferte Paulus (1999), die zeigen konnten, daß desorganisiertes Verhalten im Rahmen eines einfachen Tastendruckexperimentes mit einem Item auf einer klinischen Ratingskala, das gestörte Denkprozeße abbildete, korrelierte. Einen indirekten Hinweis für derartige Störungen als Ursache von FDS lieferte Rochester und Martin (1979), die ein Kohäsionsdefizit zwischen einzelnen Ideen in der Rede Schizophrener nachwies, ein Ergebnis, das von Harrow und Quinlain (1985) bestätigt werden konnte. Nieuwenstein et al (2001) wiesen in einer Metaanalyse eine Korrelation zwischen Perseveration im Wisconsin Card Sorting Test [Maß für Exekutivfunktion (Heaton et al. 1993)] und dem Desorganisationssyndrom nach, eine Korrelation mit dem Continuous Performance Test (Aufmerksamkeit) fand sich dagegen nicht.

Allen schizophrenen Positivsymptomen gemeinsam ist, daß eigene Gedanken (und Gefühle) nicht als solche, sondern als von außen kommende Perzepte erlebt werden. Die Entstehung dieses Phänomens wird u. a. durch das empirisch belegte, kognitive Modell eines gestörten Selbst-Monitoring (Feinberg und Guazzelli 1999;

Frith 1992) erklärt. Dieses Konzept gründet im Befund, daß von selbstinduzierten Phänomenen (Bewegungen, Sprache, Gedanken etc.) eine "Efferenzkopie" (von Holst und Mittelstaedt 1950) angelegt wird. Am ausführlichsten wurde das Efferenzkopiemodell im Bereich der Motorik von Gesunden untersucht. Eine Unterscheidung zwischen selbstinitiierter und passiver Bewegung ist deshalb möglich, weil von der intendierten Bewegungsabfolge eine Efferenzkopie angelegt wird, die es ermöglicht, die sensorischen Konsequenzen der Handlung „vorwegzunehmen". Ein Vergleich von Efferenzkopie und sensorischen Konsequenzen der Handlung ergibt normalerweise eine Nullsumme. Das Ergebnis der Handlung wird in diesem Fall als selbstinduziert erkannt (Übersicht siehe (Jeannerod 1994). Ausgehend von Versuchen an Fischen (Sperry 1950) und Insekten (von Holst und Mittelstaedt 1950) wurde dieser Mechanismus auch beim Menschen nachgewiesen (Jeannerod 1997; Wolpert et al. 1995) und scheint ein universelles Prinzip darzustellen, das auch für kognitive Phänomene gilt (Feinberg und Guazzelli 1999; Frith et al. 1998; Evarts 1962). Aufbauend auf diesen Befunden wurde in den letzten Jahren ein Modell (Frith 1987; Feinberg 1978) für die Entstehung schizophrener Positivsymptomatik empirisch überprüft. In den Versuchen von Malenka et al (1982) und Frith & Done (1989) mußten schizophrene Patienten mit paranoid-halluzinatorischem Syndrom einfache Bewegungen mit einem Joystick ausführen. Bei fehlendem visuellen Feedback konnten sie, im Gegensatz zur Kontrollgruppe (schizophrene Patienten ohne paranoid-halluzinatorische Symptomatik), Fehler nicht korrigieren. Ähnliche nachfolgende Untersuchungen bestätigen diese Befunde (Stirling et al. 1998; Daprati et al. 1997; Mlakar et al. 1994). Die Patienten hatten klinisch keine Störung im Bereich des motorischen Systems. Diese Ergebnisse weisen darauf hin, daß bei schizophrenen Patienten mit paranoid-halluzinatorischem Syndrom eine Einschränkung des Selbst-Monitoring Systems in bezug auf die Durchführung von zielgerichteten Bewegungsabläufen vorliegt.

Selbst-Monitoring findet sich nicht nur im Bereich der Motorik, sondern auch auf der Ebene der Sprachproduktion. Der Sprecher überprüft fortlaufend seine Produktion auf drei Ebenen (Levelt 1989): 1. Präverbale Konzepte (Ideen) werden auf ihren Zusammenhang und ihre Plausibilität getestet. 2. Nach Anlage des motorischen "Kommandos", aber noch vor der Lautgebung, wird das Sprechmuster auf Fehler, wie z. B. Satzkonstruktion, Wortwahl, Lautwahl, überprüft. 3. Schließlich wird das eben Gesagte nochmals überprüft (der Sprecher hört, was er selbst gesagt hat). Diese 3. Ebene ist dem o.g. motorischen Selbst-Monitoring äquivalent. Werden Fehler auf den Ebenen 2. und 3. detektiert, bei denen der Sprecher davon ausgeht, daß sie Relevanz für das Verständnis des Zuhörers haben, macht er eine kurze Pause (bis zu mehreren Sekunden, u.U. gefüllt mit "Ah", "Uhm" etc.), um anschließend eine Korrektur vorzunehmen (Clark und Wasow 1998; Levelt 1989). Neben Schlußfolgerungen aus empirischen Befunden, die auf gestörtes verbales Selbst-Monitoring bei Schizophrenen hindeuten [z.B. (McGrath et al. 1994; Harvey et al. 1988; Harvey 1985), liegen bisher drei Untersuchungen vor, welche dieses direkt nachweisen konnten. In einer

Untersuchung von Leudar et al (1994) generierten Patienten Sprache, indem sie einfache Handlungen des Untersuchers beschreiben mußten (z.B. "Er legt das blaue Quadrat auf den roten Kreis"). Patienten mit paranoid-halluzinatorischem Syndrom machten zwar genauso viele Fehler wie Patienten ohne Halluzinationen, korrigierten diese aber signifikant seltener. In einer Einzelfallstudie konnten Laws et al (1999) kürzlich zeigen, daß ihr Patient eine Anosognosie diesbezüglich aufwies. Die Befunde von McGrath et al (2000; 1994) weisen in eine ähnliche Richtung. Er konnte zeigen, daß Patienten mit FDS zwar anscheinend ihre eigenen Fehler als solche wahrnehmen, aber nicht korrigieren.

1.7 Kontext, Kategorien und Konkretismus

Seit langem ist bekannt, daß Patienten mit Schizophrenie Probleme haben, Satzkontexte zu erfassen. Dies drückt sich klinisch durch den „Konkretismus" aus (Strobl und Resch 1988; Holm Hadulla 1982), zum Beispiel der verminderten Fähigkeit, den Sinn von Sprichwörtern oder Metaphern zu erfassen (Lempp 1995). Experimentelle Bestätigung hierfür fand sich in Versuchen, wo gezeigt werden konnte, daß Patienten bei mehrdeutigen Wörtern im Satzkontext überzufällig häufig die dominante aktiviert ist (z.B. (Titone et al. 2000; Umbricht et al. 2000). Unter Zuhilfenahme des kognitionspsychologischen Modells der „spreading of semantic activation" kann dies durch zu fokussierte, „enggestellte" semantische Felder für eine Wortbedeutung erklärt werden. Genauer wird hierauf in Kapitel 1.8 eingegangen. In einer anderen Studie wurden wahlweise pragmatisch, semantisch oder syntaktisch unpassende Wörter in den Satzkontext gestreut („Der Mann trinkt die Gitarre"). Patienten mit und ohne FDS mußten im Verlauf mittels Tastendruck auf die falschen Wörter reagieren. (Kuperberg et al. 2000). Patienten zeigten ein relativ individuelles Muster in ihren Reaktionen auf die verschiedenen „Fehler" in den Stimulussätzen, was darauf hindeuten könnte, daß FDS ein heterogenes Phänomen auf kognitiver und neuronaler Ebene sein könnte (siehe Kapitel 3.1, 3.2). Andere Studien konnten zeigen (Bazin et al. 2000; Harrow et al. 2000) daß das Ausmaß der gestörten Kontextverarbeitung mit der Schwere der FDS positiv korrelierte. Weiterhin konnte gezeigt werden, daß eine Korrelation zwischen einem gestörten Arbeitsgedächtnis und Kontextverarbeitung (Javitt et al. 2000; Cohen et al. 1999; Condray et al. 1996) besteht. Dieser Befund ist einleuchtend, da mehrere „Propositionen", d.h. Ideen, (siehe Kapitel 1.4), nicht zusammen im Arbeitsgedächtnis geladen und damit untereinander die Bedeutung zu einem übergeordnetem Ganzen verknüpft werden können.

Konkretismus kann klinisch durch die Frage nach Gemeinsamkeiten (Ball Orange) untersucht werden. Dieser Störung liegt vermutlich ein Defekt bei der Bildung von Kategorien zugrunde (siehe auch Kapitel 4.4 und 4.5). Es gibt experimentelle Befunde, daß bereits auf der Ebene der visuellen (Silverstein et al. 2000) und auditiven (Cienfuegos et al. 1999) Wahrnehmung bei Patienten mit Schizophrenie eine Störung diesbezüglich vorliegt. Bei einer lexikalischen Entscheidungsaufgabe, bei der die Probanden entscheiden mußten, ob ein Wort zu einer bestimmten Kategorie gehörte oder nicht, stellten Chapin et al (Chapin et al. 1989) und Ober et al (Ober et al. 1995) zwar ähnliche semantische Priming Effekte bei schizophrenen Patienten und bei Kontrollpersonen fest, doch waren die Reaktionszeiten bei den Patienten verlängert. Auch Chen et al (1994) fand eine verlängerte Reaktionszeit bei Patienten im Vergleich zu Kontrollen bei einer Aufgabe, wo Probanden angeben sollten, in welchem Ausmaß die präsentierten Wörter typische Exemplare für bestimmte Kategorien waren. Diese und andere Ergebnisse (Mesure et al. 1998) deuten darauf hin, daß Kategorien bei Schizophrenen unscharfe Grenzen aufweisen, möglicherweise aufgrund einer übermäßigen Aktivierung von nur gering verwandten Konzepten.

1.8 Die kognitive Neuropsychologie von Produktion und Perzeption zusammenhängender Sprache bei Gesunden und Patienten mit formalen Denkstörungen

Im Kapitel 1.6 wurde gezeigt, daß unseres Erachtens nach drei wesentliche Komponenten an Sprachstörungen bei Patienten mit Schizophrenie beteiligt sind, nämlich (1) die Organisationsstruktur des mentalen Lexikons/Gedächtnisses, (2) die Fähigkeit zur Planung von Gedankensträngen (exekutive Funktionen) und (3) die Fehlerüberprüfung und -korrektur (Selbst-Monitoring). Im Folgenden soll die primäre Störung, nämlich die Organisationsstruktur des semantischen Wissens näher betrachtet und ein eigenes neurokognitives Modell zur Sprachgeneration und -perzeption darauf aufgebaut werden, das einen Großteil der positiven FDS wie auch Störungen der Kontextverarbeitung und den Konkretismus erklären kann.

Wissen ist strukturiert im semantischen Gedächtnis abgelegt. Da dieses inhärent subjektiv ist, kann diese Struktur nur durch Experimente offengelegt werden. In einem typischen Versuch hierzu (Neely 1977; Meyer und Schvaneveldt 1971) werden den Probanden zwei Stimuli kurz hintereinander präsentiert. Die Zeit zwischen den Stimuli kann variiert werden (Stimulus Onset Asyncrony) und erlaubt Aussagen über automatische und kontrollierte Verarbeitung sowie Faszilitations- und Inhibitionseffekte. In dem Experiment von Meyer und Schvaneveldt (1971) war der erste Stimulus (prime) ein Wort. Der einige 100 ms später dargebotene (target) war ebenfalls ein Wort, das entweder semantisch mit dem ersten verwandt ist (Mutter Kind), nicht verwandt (Rakete Baum) oder ein Nicht-Wort ist (Haus Katis). Der Proband mußte einen von zwei Tastern drücken, je nachdem ob das target ein Wort oder ein Nicht-Wort ist. Die Reaktionszeit war nun am kürzesten, wenn die Wörter semantisch verwandt, und am längsten, wenn das zweite ein Nicht-Wort war. Dieser Faszilitationseffekt wird semantisches Priming genannt [siehe z.B. (Foss 1982) und die hervorragende Übersicht von (Neely 1991)]. Über die Reaktionszeit läßt sich der Grad der „semantische" Verwandtschaft (siehe unten und Abbildung 4) bestimmen. Mit solchen und ähnlich aufgebauten Versuchen konnte ein Modell unseres mentalen Lexikons entworfen werden. Dieses ist nun nicht z. B. alphabetisch oder nach Wortarten aufgebaut. Charakteristisch ist, neben dem (1) semantischen Priming Effekt, das (2) repetition priming, d.h. für Stimuli, die zuvor präsentiert wurden, ist der Zugriff schneller. Daneben ist (3) der Zugriff für häufig verwendete Begriffe (z.B. „Haus", „Arbeit") schneller als für seltene (z.B. „Saline"). Aus diesen Befunden, und in Modifikation früherer Vorstellungen (Collins und Quillian 1969) wurde von Collins und Loftus (1975) das Spreading of Activation Model des semantischen Gedächtnisses/mentalen Lexikons entwickelt (siehe Abbildung 4). In diesem Netzwerkmodell entsprechen die Knoten im Netz lexikalischen Einträgen, d.h. dem Bedeutungsinhalt oder Konzept, und die Länge der Strecke zwischen den Knoten dem Grad der semantischen Verwandtschaft. Ein für unsere Zwecke wichtiger Punkt ist nun, daß benachbarte Knoten automatisch mit aktiviert werden und daß eine Aktivierung über die Zeit wieder auf null zurückgeht. Wenn wir zum Beispiel das Konzept „Red" in Abbildung 4 aktivieren, weil wir die Farbe sehen oder weil jemand dieses Wort ausspricht, wird automatisch auch „Fire" zu einem geringeren Teil mitaktiviert. Wie weit die initiale Aktivierung sich ausbreitet, wird durch deren Stärke, die Zeit seit der Aktivierung und dem Abstand von dieser im Netzwerk determiniert.

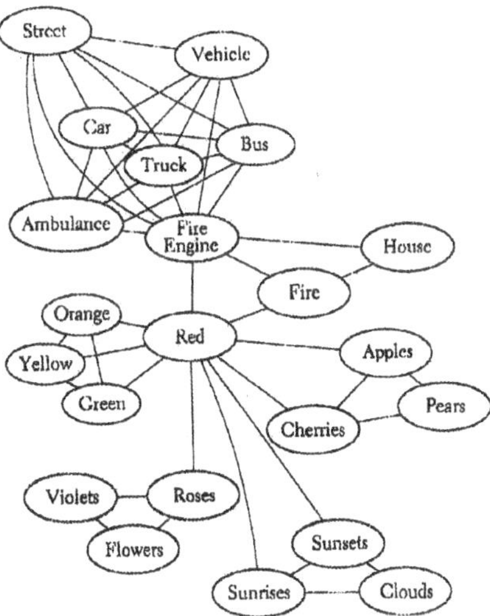

Abbildung 4 Netzwerkmodell zur Spreading of Semantic Activation (Collins und Loftus 1975). Erläuterungen siehe Text.

Ein Teil dieser Aspekte ist im Modell der Abbildung 5 dargestellt. Die Linienkreuzungen entsprechen dabei den Knoten aus Abbildung 4. Ein Begriff auf der „Bergspitze“ ist nun stark aktiviert (entspricht z.B. dem Konzept „Red“ in Abbildung 4), mit zunehmendem semantischen Abstand vom Ausgangskonzept („Red“) werden die Knotenpunkte immer schwächer aktiviert.

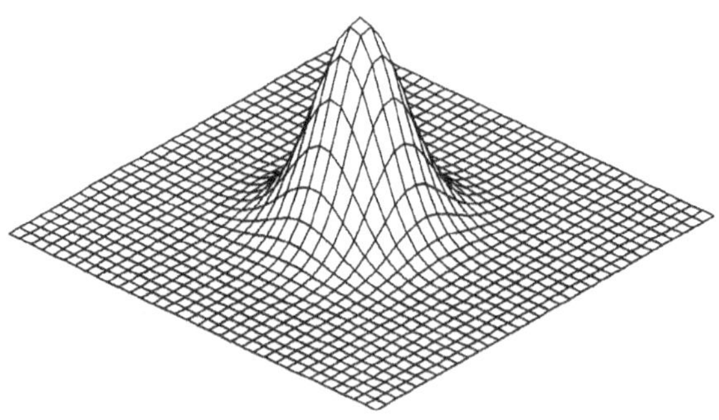

Abbildung 5 Modellvorstellung zur Spreading of Semantic Activation für einzelne Wörter. Die Netzschnittpunkte stellen die Bedeutungen einzelner Einträge („Wörter“) im mentalen Lexikon dar, die Höhe des Kegels den Grad der kognitiven Aktivierung. Das „Zielwort“ ist am stärksten aktiviert, semantisch verwandte Bedeutungen sind ebenfalls, aber schwächer aktiviert. Weitere Erläuterungen im Text.

Zwei Punkte sind in dem beschriebenen Modell noch nicht berücksichtigt. Erstens die Tatsache, daß Sprache aus zusammenhängenden Wörtern besteht und die Verbindung dieses psychologischen Modells mit seinem Substrat, dem Gehirn. Semantic Priming Studien mit Wörtern (Faust und Gernsbacher 1996; Rodel et al. 1992; Chiarello 1991; Nakagawa 1991; Burgess und Simpson 1988) und Sätzen (Faust und Chiarello 1998; Faust und Gernsbacher 1996) sowie elektrophysiologische (Federmeier und Kutas 1999; Hagoort et al. 1996; Kutas et al. 1988) und Läsionsstudien (Beeman 1993; Beeman 1993; Brownell et al. 1986; Moya et al. 1986; Joanette et al. 1983; Eisenson 1962) haben gezeigt, daß wir vermutlich zwei mentale Lexika besitzen: eines in der linken, das „Hauptlexikon“ und eines in der rechten Hemisphäre, ein „Hilfslexikon“ (Beeman und Chiarello 1998). Diese beiden unterscheiden sich im Grad der voreingestellten Aktivierungsausbreitung im Netzwerk. In der linken Hemisphäre ist das Zielkonzept („Red“ in Abbildung 4) stark und fokussiert aktiviert, allerdings nur für kurze Zeit (siehe Abbildung 6).

Dies hat den Vorteil, daß klare Zielbegriffe vorliegen und fokussierte Konzepte schnell und effektiv prozessiert werden können [fine semantic coding (Beeman et al. 1994)]. Sprache ist ein inkremetaler Prozeß (Sedivy et al. 1999; Frazier 1987), der sich über die Zeit erstreckt und dabei Bedeutungsinhalte aufbaut. In einem Gespräch oder beim Lesen eines Textes müssen entfernt gelegene Bedeutungen zu einem Ganzen zusammengefügt und damit der übergeordnete Sinn extrahiert werden. Dabei kann es vorkommen, daß eine ursprünglich aktivierte Bedeutung eines Wortes (z.B. verschiedene Bedeutungen von „Bank") oder auch nur Konnotationsnuancen revidiert werden müssen. Wie in Kapitel 1.4 bereits ausgeführt, gehen wir dabei auch konstrukiv vor. Wenn wir einen Satz hören, wird automatisch eine Bedeutung für ein Satzende („Der Name unseres Planeten ist Erde") aktiviert. Es kann vorkommen, daß eine Aktivierung revidiert werden muß, wenn der Satzinhalt nicht der automatisch aktivierten Bedeutung entspricht oder wenn die nicht-dominante Bedeutung eines Wortes aktiviert werden soll. Der Nachteil bei zeitlich kurz und von der Ausbreitung her eng aktivierten Konzepten ist nun, daß nicht mehr auf diese zurückgegriffen werden kann und sie deshalb erneut aktiviert werden müßten. Dies kostet Prozeßzeit und Energie, ist deshalb nicht ökonomisch. Es gibt daher ein zweites mentales Lexikon in der rechten Hemisphäre, wo Konzepte nicht so stark und fokussiert aktiviert werden wie links,

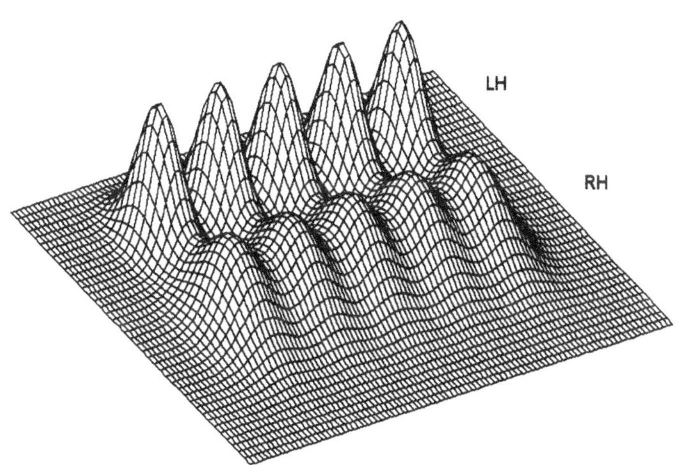

Abbildung 6 Modellvorstellung zur Spreading of Semantic Activation im Satzzusammenhang bei der Sprachproduktion und -perzeption. Erläuterungen siehe Text (LH = linke Hemisphäre, RH = rechte Hemisphäre)

dafür aber über einen längeren Zeitraum [corse semantic coding (Beeman 1998; Beeman et al. 1994)]. Hier können sich weitere Assoziationsfelder bilden, wie es für das Verständnis von Sätzen, Metaphern, Witzen, Doppeldeutigkeiten oder Anspielungen notwendig ist.

Für die Sprachproduktion wird vor allem die linke Hemisphäre eingesetzt (siehe Abbildung 6). Die Dinge oder Konzepte, welche der Sprecher aussagen will, liegen ihm als abstrakte Gedanken bereits vor, er weiß in etwa, was er sagen will. Daher wird er vor allem die linke Hemisphäre verwenden, mit ihren fokussierten, kurz aktivierten Bedeutungen. Für das Sprachverständnis ist zusätzlich neben dem Lexikon der linken jenes der rechten Hemisphäre wichtig, besonders für eine effektive Verarbeitung. Dort werden beim Zuhören weite Assoziationsbrücken gebildet und der übergeordnete Sinn des Perzipierten extrahiert. Im Folgenden soll unter anderem dieses Modell mittels FMRT überprüft und gezeigt werden, daß bei Patienten mit formalen Denkstörungen der Zugriff auf die beiden Lexika „gespiegelt" ist, d.h. für die Sprachproduktion verwenden sie die rechte, für die Perzeption die linke Hemisphäre. Hieraus lassen sich nahtlos sowohl ein Teil der formalen Denkstörungen wie auch der Konkretismus erklären.

2 Ausgangshypothesen und Aufbau der Studien

Die Ausgangshypothesen der vorliegenden Untersuchung lauten:

1. Die neuronalen Korrelate (Pathogenese) psychopathologischer Symptome und Symptomkomplexe lassen sich mit funktioneller Kernspintomographie abbilden.

   Im besonderen sollen dabei formale Denkstörungen bei Patienten mit Schizophrenie untersucht werden, weil sich diese gut objektivieren und quantifizieren lassen.

2. Einem Teil der Symptome bei formalen Denkstörungen und Konkretismus liegt eine Störung im „mentalen Lexikon“ zugrunde. Kognitive Aufgaben, die einen lexikalischen Zugriff erfordern, ziehen differentielle Aktivierungen im lateralen Temporallappen in Abhängikeit von der klinischen Symptomatologie und der kognitiven Aufgabe nach sich.

   Das heißt, eine Störung des mentalen Lexikons ist abhängig von den Symptomen und nicht der Diagnose. Insbesondere soll untersucht werden, ob sich Lateralisationsunterschiede für Patientengruppen mit verschiedenen Symptomen untereinander und Gesunden finden.

3. Die Bildung von semantischen Kategorien bei Gesunden erfolgt in höheren Assoziationsarealen und nicht ausschließlich in der Broca und Wernicke Area.

4. Bereits in der frühen auditorischen Reizverarbeitung, gemessen mit funktioneller Kernspintomographie und Magnetenzephalographie, zeigt sich eine Lateralisationsstörung bei Patienten mit Schizophrenie.

Zur Überprüfung der Hypothesen sind verschiedene Untersuchungen nötig.

Im ersten Teil der Untersuchung wurden Patienten mit Schizophrenie und ausgeprägten formalen Denkstörungen sowie gesunde Kontrollpersonen mit FMRT untersucht, während sie kontinuierlich über visuell dargebotene Rorschach Tintenkleckse während der Bilderhebung sprachen. Die Sprache wurde digital aufgezeichnet, wörtlich transkribiert und verschiedene sprach- und psychopathologische Variablen mit dem BOLD Kontrast in Beziehung gesetzt (positive FDS, semantische Paraphasien, inkohärente Sätze, Anzahl der gesprochenen Wörter pro Zeiteinheit, kurze Sprachpausen).

Im zweiten Teil wurden zwei Patientengruppen mit Schizophrenie (mit und ohne FDS) und Gesunde mit FMRT untersucht, während sie verschiedene Satzergänzungsaufgaben durchführten. Stimuli auf Satzebene wurden gewählt, weil bei Patienten Störungen im Verständnis von Zusammenhängen vorliegen (Konkretismus).

Im dritten Teil wurden die neuronalen Korrelate der Bildung von semantischen Kategorien (selbst vs. nicht selbst; lebendig vs. nicht-lebendig) bei Gesunden untersucht.

Im vierten Teil verglichen wir die Aktivierungen, gemessen mit FMRI und MEG, auf dieselben Stimuli hin bei denselben Probanden mittels eines mismatch-Paradigmas, wobei als Stimulus das Gradientenschaltgeräusch des MR Tomographen diente. Erste Ergebnisse bei Patienten wurden mit denen bei Gesunden verglichen.

3 Neuronale Korrelate von flüssiger Sprachproduktion bei Gesunden und Patienten mit formalen Denkstörungen

3.1 Neuronale Korrelate positiver formaler Denkstörungen

3.1.1 Einführung

Formale Denkstörungen (FDS) sind ein Kernsymptom der Schizophrenie, nicht nur nach Eugen Bleuler, sondern auch in den heutigen diagnostischen, operationalisierten Systemen. Der klinische Begriff der „formalen Denkstörungen“ hat über die Zeit viele Veränderungen erfahren (Berrios 1993). Streng genommen handelt es sich um Sprachstörungen, da man als Untersucher natürlich nicht sein kann, was eine andere Person genau denkt. Der klinische Sprachgebrauch beschreibt, wie die Gedanken des Patienten miteinander verbunden sind, ausgedrückt in sprachlichen Äußerungen. Die Feststellung des psychopathologischen Symptoms beruht auf der Qualität und des Ausmaßes der Unverständlichkeit des Gesagten durch den Zuhörer. Dieses Symptom ist abzugrenzen von den inhaltlichen Denkstörungen, v. a. dem Wahn. FDS umfassen also eine heterogene Gruppe von Störungen des Denkens, der Sprache und der Kommunikation.

Bei Durchsicht der Literatur zu FDS zeigt sich, daß eine große Menge an Einzelbefunden zur Genese der FDS, aber keine konsistenten Modelle vorliegen. Ältere Erklärungsversuche für FDS waren oft deskriptiver Natur und gaben dem Phänomen einfach einen anderen Namen. Zum Beispiel haben ältere Wortassoziationsstudien gezeigt (z. B. (Binswanger 1908; Bleuler 1904), daß Patienten mehr ungewöhnliche oder nicht in den Zusammenhang passende Antworten produzierten, aber warum das so ist, konnte nicht erklärt werden. Über die neurokognitiven Grundlagen der Sprachproduktion ist heute selbst bei Gesunden noch nicht allzu viel bekannt, insbesondere im interessierenden Bereich der „höheren“ Sprachfunktionen, Semantik ("Bedeutung von Wörtern oder Sätzen") und Pragmatik (Einbeziehung der Sprechsituation[6]). Genauso wie Sprache bei Gesunden ein äußerst komplexes Phänomen ist, liegen die zugrundeliegenden Störungen bei FDS nicht in lediglich einem kognitiven, und damit neuronalen, System, sondern in mehreren, die ineinandergreifen. Je nach wissenschaftlicher Ausrichtung des Untersuchers wurden FDS mit den verschiedensten Methoden und zugrundeliegenden theoretischen Konzepten

---

[6]Wenn uns z.B. jemand frägt "Können Sie mir sagen wie spät es ist?" erwartet er nicht die Antwort "Ja".

untersucht (linguistische, kognitionspsychologische, neuropsychologische, phänomenologische). Dazu kommt, daß FDS sowohl je nach Zustand des Patienten und der Situation wie auch im Krankheitsverlauf fluktuieren (Earle Boyer et al. 1986; Harrow et al. 1986) und daß sie auch bei anderen Störungen, wie der Manie, auftreten können (Solovay et al. 1987; Harvey et al. 1984). Manchmal werden auch Befunde zur Sprachperzeption in direkten Zusammenhang mit gestörter Produktion gebracht, ein Schluß, der nicht unreflektiert zulässig ist, da die kognitiven Systeme nicht identisch sind. Studien, welche die Sprache bei Patienten mit Schizophrenie als Gruppe untersuchten, und dabei oft FDS gar nicht systematisch erhoben, lassen sich nicht unbedingt mit Befunden bei einer Untergruppe mit prominenten FDS vergleichen, weil die Symptomatologie ganz unterschiedlich sein kann. Es hat sich in neueren Untersuchungen mit bildgebenden Methoden gezeigt, daß diese sehr sensibel sind. So können z.B. unterschiedliche Lösungsstrategien von zwei Leuten für ein und dieselbe kognitive Aufgabe abgebildet werden. So ist es auch immer extrem wichtig sich vor Augen zu halten, dass die Schizophrenie eine in ihrer Symptomatologie sehr heterogene Erkrankung ist und dass deshalb auch ganz unterschiedliche kognitive und damit zerebrale Systeme an der Entstehung der verschiedene Phänomen beteiligt sein müssen. Die Katatonie hat ganz andere gestörte neuronale Netzte zugrundeliegend als akustische Halluzinationen oder ein Wahneinfall oder eben auch FDS. Wenn wir die an Symptomen beteiligten Systeme untersuchen wollen, müssen wir also Patienten wählen, die eine starke Ausprägung dieses Symptoms aufweisen. Hier ergibt sich natürlich sofort wieder eine neue Schwierigkeit, nämlich dass Patienten mit ausgeprägten Symptomen oft "sehr krank" sind und daher längere Untersuchungen schlecht tolerieren. Es hat sich aber gezeigt, dass Patienten mit Schizophrenie, wenn sie nicht gerade sehr unruhig sind, bei Untersuchungen mit Kernspintomographie (KST) erstaunlich gut mitarbeiten. Lediglich wenn ein ausgeprägter Beeinträchtigungswahn vorliegt, haben Patienten verständlicherweise oft Angst, mit den "Untersuchungsmaschinen" soll ihnen Leid zugefügt werden.

Im Folgenden wollen wir untersuchen, welche Hirnstruktur an der Entstehung von formalen Denkstörugen beteiligt sind. Zunächst wollen wir in diesem Kapitel die FDS als Gesamtheit betrachten um dann in den folgenden einzelne psychopathologische Symptome herauszugreifen (semantische Paraphasien und inkohärente Sätze, Kapitel 3.2). Danach wollen wir genauer das semantische Lexikon, d.h. die Hirnstruktur, in der die Wortbedeutungen abgelegt sind, bei Gesunden und Patienten betrachten (Kapitel 3.3, 4.4, 4.5). Ältere Studien mit funktionell bildgebenden Verfahren zur Pathophysiologie der FDS haben bisher den zerebralen Blutfluß bei Patienten im Ruhezustand gemessen und das Ausmaß der FDS außerhalb des Scanners erhoben (Kawasaki et al. 1996; Schroder et al. 1996; Ebmeier et al. 1993; Kaplan et al. 1993; Liddle et al. 1992). Diese Studien haben das Desorganisationssyndrom [siehe 1.1.3 und (Liddle 1987)], welches hauptsächlich positive FDS umfaßt, mit dem Ausmaß der Ruheaktiviät in verschiedenen Regionen in Zusammenhang gebracht, insbesondere dem anterioren

Cingulum, den G. frontalis inferior, den G. temp. sup. und den N. caudatus. Allerdings sind die Ergebnisse zwischen den Studien nicht konsistent.

Ein anderes Verfahren besteht darin, ein Korrelat der neuronalen Aktivität bei Patienten zu messen, während diese FDS „on-line“ produzieren. In der hier beschriebenen Untersuchung wurde das Ausmaß der positiven formalen Denkstörungen mit dem BOLD Kontrast korreliert, während Patienten im Kernspintomographen über Rorschach Tintenkleckse sprachen. Es sollte überprüft werden, ob das Ausmaß der FDS mit der Aktivierung im linken G. temp. sup. korreliert (Kircher et al. 2001; McGuire et al. 1998; Liddle et al. 1992; Shenton et al. 1992). Die für die Untersuchung ausgewählten Patienten hatten alle akut oder chronisch stark ausgeprägte positive FDS (Inkohärenz, Zerfahrenheit, Neologismen). Es sollte nicht ein diagnostischer, biologischer Marker für die Schizophrenie gefunden werden, sondern was uns hierbei interessiert ist eine Abbildung der an FDS beteiligten Hirnsysteme. Hierüber ist bislang praktisch nichts bekannt. Die Frage ist also: "Welche zerebralen Strukturen sind aktiviert (oder deaktiviert), wenn Patienten FDS produzieren?"

3.1.2 Methoden

3.1.2.1 Probanden

Da lediglich ein Symptomenkomplex, positive FDS, untersucht werden sollte, wurden die Patienten für diese Studie streng nach Vorliegen des entsprechenden psychopathologischen Befundes selektiert. Sechs männliche Patienten mit der Diagnose Schizophrenie (DSM IV) wurden aus den Maudsley und Bethlem Krankenhäusern, der Tagesklinik Croydon und der Poliklinik des Maudsley Krankenhauses, London, rekrutiert. Insgesamt werden in diesen Einrichtungen zu jedem Zeitpunkt ungefähr 100 Patienten mit Schizophrenie stationär oder teilstationär behandelt, der Pool der ambulanten Patienten ist um ein Vielfaches größer. Dennoch erstreckte sich, aufgrund der Seltenheit des Reinsymptoms, die Rekrutierungsphase über rund 15 Monate. Patienten wurden ausgewählt, wenn sie ausgeprägte positive FDS und geringe oder keine Halluzinationen oder Wahn aufwiesen. Insgesamt wurden 46 Patienten von den Stationsärzten oder anderem Klinikpersonal mit ausgeprägten FDS genannt. Hiervon war bei 4 Englisch nicht die Muttersprache, 10 hatten zum Zeitpunkt der Datenerhebung bereits keine ausgeprägten FDS mehr, 5 waren Linkshänder, 6 konnten die Aufgabe nicht in der notwendigen Weise durchführen, 8 wollten an der Studie nicht teilnehmen und 7 waren zu unruhig, um im Tomographen untersucht werden zu können. Eine Kontrollgruppe, bestehend aus gesunden Freiwilligen, wurde mit der Patientengruppe nach Alter, Geschlecht, kognitiven und soziodemographischen Variablen parallelisiert. Alle Probanden waren rechtshändig (Annett 1970). Rechtshändigkeit ist deshalb wichtig, da Sprache lateralisiert im Gehirn repräsentiert ist und bei Linkshändern die klassischen Sprachzentren (Broca, Wernicke) überzufällig häufig links vorliegen (Knecht et al. 2000). Frauen wurden nicht aufgenommen, da die zerebrale Durchblutung mit dem Regelzyklus schwankt (Dietrich et al. 2001; Reiman et al. 1996). Alle Probanden konnten die Aufgabe (siehe 3.1.2.2) durchführen. Ausschlußkriterien waren akute oder chronische internistische oder neurologische Erkrankung, Substanzmißbrauch und allgemeine Ausschlußkriterien für die Kernspintomographie (z.B. Metallteile im Körper). Am Tag der Datenerhebung wurden der verbale IQ mit dem National Adult Reading Test (Nelson und Willison 1991), das Arbeitsgedächtnis (Wechsler 1981) und die Aufmerksamkeit mittels des Continiuous Performance Test (Weintraub und Mesulam 1985) getestet. Weder bezüglich dieser Maße noch der soziodemographischen Variablen unterschieden sich die Gruppen (Tabelle 1). Der Median der Erkrankungsdauer bei den Patienten lag bei 10 (Spannweite 27) Jahren, alle nahmen typische Neuroleptika in stabiler Dosierung ein (mittlere Dosis Chlorpromazinäquivalente/Tag MW 1042, SA 738 mg).

Tabelle 1 Soziodemographische und klinische Charakterisierung der Studienteilnehmer

	Patienten mit FDS N=6	Kontrollgruppe N=6	Unterschied p
Alter (Jahre) [1]	34.3 (11.5)	34.0 (7.9)	0.95
NART IQ [1]	101.2 (10.7)	107.6 (9.6)	0.28
Arbeitsgedächtnis (Anzahl der Zahlen) [1]	6.0 (1.9)	7.7 (1.9)	0.13
Continuous Performance Test (Fehler) [1]	3.3 (1.6)	1.9 (0.9)	0.15
Ausbildungsjahre (Schule, Universität) [1]	11.7 (1.7)	13.3 (2.7)	0.24
Schulabschluß [2]	3 (1-4)	3 (1-5)	0.8
beste Arbeitsstelle [2]	3 (3-4)	3 (1-3)	0.7

[1] MW (SA), t-Test [2] Median (Spannweite). Schulabschluß und beste Arbeitsstelle nach (Goldthorpe und Hope 1974).

Die klinischen Daten der Patienten wurden am Tag der Datenerhebung mittels des Schedule for Affective Disorder and Schizophrenia, Lifetime Version [SADSL-L (Spitzer und Endicott 1979)], Scale for the Assessment of Positive Symptoms [SAPS (Andreasen 1984)] und dem Scale for the Assesment of Negative Symptoms [SANS (Andreasen 1982)] charakterisiert. Die Patienten zeigten hohe Werte für „positive" formale Denkstörungen (Median SAPS 4, SW 2) und relativ niedrige Werte für Halluzinationen (ME 0, SW 1), Wahn (1; 2) und negative

Symptome (SANS Score gesamt 4; 6, SAPS Score gesamt 6; 2). Die Studie war von der Ethikkommission genehmigt worden. Die Teilnehmer wurden über die Studie aufgeklärt und gaben ihre schriftliche Einwilligung.

3.1.2.2 Allgemeiner Versuchsaufbau und Stimuli

Die Probanden sollten während der Datenerhebung kontinuierlich sprechen. Der Stimulus hierzu sollte einerseits eine Herausforderung für die Versuchsperson darstellen, da ein kleiner Stressor eher Denkstörungen hervorruft. Andererseits sollte die Aufgabe nicht allzu hohe Anforderungen an Arbeitsgedächtnis und Intelligenz stellen, da dies mit der eigentlichen Aufgabe interferrieren würde. Ein Stimulus, der alle diese Kriterien erfüllt, sind die Rorschach Tintenkleckse (Rorschach 1942), für die Liddle (Liddle 1998) eine Rating Skala zur operationalisierten Erfassung formaler Denkstörungen entwickelt hatte. Diese Stimuli wurden bereits in anderen Studien für die Gewinnung von Sprachmaterial bei Patienten mit Schizophrenie erfolgreich eingesetzt (Wahlberg et al. 1997; Sanders et al. 1995; Johnston und Holzman 1979). Die Stimuli bestanden aus sieben der klassischen Rorschach Tafeln (I, II, III, IV, VII, VIII, IX). Den Probanden wurde das Experiment vor der Durchführung anhand eines Textes beschrieben und alle Fragen beantwortet. Einige Tage vor dem Experiment und unmittelbar vor dessen Durchführung wurde die Aufgabe dreimal mit einem anderen Stimulusset als dem für die Datengewinnung verwendenden geübt. Den Probanden wurden, während sie im Tomographen lagen, die Stimuli über einen Videobeamer auf einen Schirm projiziert. Sie konnten so über einen Spiegel gesehen werden. Die Teilnehmer wurden instruiert, daß sie alles, was ihnen einfiele, laut sagen und ihren Blick auf den Tintenfleck gerichtet halten sollten. Die Probanden sprachen frei, es wurden keine Zwischenfragen gestellt, Ermunterungen oder Hinweise gegeben. Jede der sieben Rorschach Tafeln wurde für drei Minuten präsentiert, währenddessen die FMRT Daten und die Sprachäußerungen aufgezeichnet wurden. Zwischen jeder Präsentation war eine Pause von 1 Minute, insgesamt wurden 21 Minuten lang Daten von jedem Probanden aufgezeichnet. Die Sprache wurde mit einem eigens hierfür neu konstruierten, nicht metallischen Mikrophon, welches nahe am Mund der Probanden angebracht wurde, auf einem Computer in digitalisierter Form gespeichert. Bisher konnten keine Sprachaufnahmen in Kernspintomographen durchgeführt werden, Literatur hierzu lag bislang nicht vor. Nach vielen Versuchen wurde ein nichtmagnetisches Mikrophon entwickelt, das, nach Ausbau einiger irrelevanter Teile wie Schalter etc., keine Artefakte in T1 und T2 gewichteten Bildern hervorruft. Alle Teilnehmer trugen spezielle Kopfhörer, die zwar das Tomographengeräusch dämpften, aber die eigenen Äußerungen verständlich ließen.

Die Tomographengeräusche in den Sprachaufzeichnungen wurden mit einer kommerziell erhältlichen Software (Cool Edit 96, Syntrillium Software

Corporation, Phoenix, AZ, USA) weitgehend herausgefiltert und anhand eines Standardprotokolles (Sacks et al. 1974) wörtlich transkribiert.

3.1.2.3 Erfassung der formalen Denkstörungen

Die transkibierten Aussagen der Probanden wurden von Peter Liddle, Vancouver, mittels des von ihm entworfenen Thought and Language Index (TLI) ausgewertet (Liddle 1998). Diese Skala umfaßt drei Items für die Kategorie „Impoverishment of Thinking“, nämlich Poverty of Speech, Weakening of Goal und Perseveration und fünf Items für die Kategorie „Disorganisation of Thinking“, nämlich Looseness, Peculiar Word Usage, Peculiar Sentence Construction, Peculiar Logic und Distractability. Jedes einzelne Item wird je nach Schweregrad mit 0, 0.25, 0.5, 0.75 oder 1 gewertet, wobei jedesmal wenn in den Sprachaussagen eine Pathologie auftaucht, diese addierend gewertet wird. Wenn z.B. ein Patient zweimal hintereinander eigenartige Wörter (Peculiar Word Usage, z.B. Neologismen) verwendet, wird je ein Neologismus mit 1 Punkt bewertet und die Gesamtpunktzahl am Ende addiert.

3.1.2.4 Bilderhebung

Mittels eines 1,5 Tesla General Electric Signa Systems (General Electric, Milwaukee, WI, USA), das mit Software für funktionelle Kernspintomographie ausgerüstet ist (ANMR, Woburn, MA, USA), wurden Gradienten-echo, echo planare Bilder aufgezeichnet. Ein headcoil, der den gesamten Kopf umschließt, wurde zu Transmission und Empfang der Radiowellen verwendet. In 14 Ebenen, parallel zur Cingulum ant. - Cingulum post. (AC-PC) Linie, wurden 100 T2*-gewichtete Kernspinbilder, die den BOLD Kontrast darstellen, aufgezeichnet mit den Einstellungen TE=40 ms, TR=3000 ms, theta = 90°, Auflösung in der Ebene =3.1 mm und Schnittdicke =7 mm mit 0,7 mm Zwischenraum. Kopfbewegungen wurden durch ein Vakuumkissen und ein Kopfband minimiert. In derselben Sitzung wurde eine 43 Schichten umfassende, high resolution inversion recovery, gradient echo, echo planar Bildserie des ganzen Gehirns parallel zur AC-PC Linie aufgezeichnet, mit den Einstellungen TE=40 ms, TI=180 ms, TR=16 sec, Auflösung=1,5 mm, Schichtdicke=3 mm, Zwischenraum 0.3 mm. Diese zweite Aufnahme erlaubt die Darstellung der anatomischen Strukturen, auf die dann direkt die aktivierten Voxel, ohne Korrektur für geometrische Verzerrungen, aufprojeziert werden können. Kopfbewegungen wurden mit spezieller Software korrigiert (Friston et al. 1996).

3.1.2.5 Datenauswertung

Für die Datenauswertung wurde FMRI Standarsoftware verwendet (Brammer und Bullmore 1999). Vor der Datenanalyse wurden Effekte durch kleine

Kopfbewegungen der Probanden während der Datenerhebung durch Realignement und Regression (Brammer et al. 1997) korrigiert. Da eine Korrelation zwischen den Verhaltens- und den Bildgebungsdaten berechnet werden sollte, war es wichtig, falsche Korrelationen, die zu Typ 1 Fehlern führen könnten, zu minimieren. Solche Effekte sind am wahrscheinlichsten, wenn die Verhaltensdaten einen einfachen monotonen Trend aufweisen, der mit einem möglichen Drift in der Bildintensität über die Zeit in Beziehung gesetzt werden könnte. Um dies zu Vermeiden, wurden aus den 7 Drei-Minuten-Runs jedes Probanden anhand der Verhaltensdaten (positive FDS) diejenigen zwei Runs für die Korrelationsanalyse ausgewählt, welche die höchste Varianz und mindestens 2 Maxima und Minima innerhalb eines Runs aufwiesen. Zwei Runs wurden deshalb ausgewählt, weil alle Probanden mindestens innerhalb dieser zwei eindeutige nicht-monotone Verhaltenscharakteristika aufwiesen. Die Verhaltensdaten wurden über eine cubic spline Funktion interpoliert, um weiche Übergänge zwischen den diskreten Verhaltensdaten (20 sec Epochen) zu erhalten, so daß jedem FMRT Bild ein Verhaltenswert zugeordnet wurde (1 Wert pro TR=3 sec). Die Zeitserie über jedes Voxel wurde dann mit dem Vektor des TLI Scores (Verhaltensdaten) korreliert, kovariiert für die Anzahl der gesprochenen Wörter pro Epoche. Diese Kovariation wurde durchgeführt, um für Aktivierungen, die durch Prozeße wie z.B. Artikulation oder lexikalisches Retrieval vermittelt werden, zu kontrollieren. Nachdem die Korrelationsquotienten (KQ) für den gemessenen Datensatz berechnet worden waren, wurde die Zeitserie separat für jedes Voxel zehnmal randomisiert und für die randomisierten Zeitserien ebenfalls die KQs berechnet. Hieraus erhält man 10 KQs für jedes Voxel und jeden Probanden, nachdem die beobachtete Beziehung zwischen dem FMRT Datensatz und den Verhaltensdaten durch den Randomisierungsprozeß eliminiert wurde. Die Anzahl von 10 Randomisierungen wurde gewählt, um Aussagen über die Annahme der Nicht-Korreliertheit der Signalveränderungen mit den Verhaltensdaten zu erhalten. Ein Datensatz pro Proband enthält in etwa 20 000 intrazerebrale Voxel. Nach 10 Permutationen erhält man so 200 000 KQ Schätzwerte um die Nullhypothese zu überprüfen, daß es keine FMRT Signalveränderung (BOLD Effekt) gibt, die mit dem Verhalten korreliert. Der kleinste überprüfbare p-Wert bei dieser Verteilung ist 1/200 000 oder 0.000005. Die Wahrscheinlichkeit, ob die Nullhypothese zutrifft, kann für jeden KQ ermittelt werden, indem die Verteilung oberhalb des gewünschten Punktes ausgewählt wird. Einfach ausgedrückt reiht man alle KQ ihrer Größe nach auf und definiert alle KQs oberhalb eines p-Wertes als aktiviert. Zum Beispiel liegen für einen p-Wert von 0.001 nur 0.1% der KQ Werte oberhalb dieses Wertes in der Gesamtverteilung (20 Fehlervoxel im ganzen Gehirn). Es konnte gezeigt werden, daß diese Methode sehr gute Typ I Fehlerwerte bei der FMRT Datenanalyse liefern (Brammer et al. 1997; Bullmore et al. 1996). Der gemessene und die randomisierten Datensätze der beiden Runs von jedem Probanden wurden dann in den Standardraum von Talairach und Tournoux (1988) transformiert und mittels eines Gausschen 2D Filters mit full width at half maximum 7 mm geglättet. Daraufhin wurde der Mittelwert der KQ für die 2 Runs/Proband für jedes Voxel im Standardraum berechnet. Für die Gruppenstatistik wurde zum Schluß als Maß für die Gesamtgruppen KQs der Median für jeden der Mittelwerte über die Gruppe bestimmt. Der Median wurde gewählt, um Ausreißereffekte bei kleinen Gruppengrößen zu minimieren (Brammer et al. 1997; Bullmore et al. 1996). Die Nullverteilung der Mediane der KQ wurde mittels identischer Schritte wie für die Einzelprobandenberechungen kalkuliert. Als aktivierte Voxel galten diejenigen, deren KQ den gewünschten p-Wert überschritt. Diese Voxel wurden farbkodiert, je nach positiver oder negativer Korrelation, und auf einen EPI Datensatz projiziert (Brammer et al. 1997).

3.1.3 Ergebnisse

3.1.3.1 Verhaltensdaten

Das Ausmaß der positiven FDS über die 20 sec Epochen, ermittelt mit dem TLI, variierte zwischen 0.5-48.5 Punkten (MW 15.9; SA 15.9) bei den Patienten und zwischen 0.0-4.0 Punkten (1.2; 1.3) bei den Kontrollpersonen (Unterschied: U=4.5, p=0.03, Mann-Whitney-U). Die Anzahl der gesprochenen Wörter pro 20 sec Epoche variierte von 0-59 (MW 29.3; SA 14.7) bei den Patienten und von 11-76 (45.8; 13.1) bei den Kontrollpersonen (Unterschied: U=5.5, P=0.04).

3.1.3.2 Kopfbewegungen

Das maximale Ausmaß an Kopfbewegungen während der Datenaquisition in den x, y und z Richtungen war in den 2 analysierten Runs pro Proband: x: 0.6 (SA 0.2) Voxel, y: 0.6 (SA 0.3), z: 1.6 (SA 1.5) bei den Patienten, und x: 0.3 (SA 0.2), y: 0.4 (SA 0.4), z: 0.9 (SA 0.7) bei den Kontrollen.

3.1.3.3 Aktivierungen

In der Patientengruppe was das Ausmaß der positiven FDS positiv korreliert mit dem BOLD Kontrast im Vermis cerebelli, dem rechten Korpus caudatum und dem linken G. praecentralis. Ausgedehnte negative Korrelationen fanden sich im linken G. temp. sup. und etwas weniger im linken G. temp. med. (Tabelle 4, Seite 137 und Abbildung 11, Seite 126). Die Kontrollpersonen produzierten nur sehr geringe FDS, die kaum über die Zeit variierten, so daß eine Korrelation mit dem BOLD Effekt keine Aussagen erlaubt hätte.

In der Patientengruppe korrelierte die Menge der gesprochenen Wörter, als Maß für den lexikalischen Zugriff (genaueres siehe Kapitel 3.3), positiv mit Signaländerungen im rechten G. temp. sup. (BA 42, BA 22) und G. temp. inf. (BA 20) und dem rechten Cortex cerebelli. Negative Korrelationen fanden sich im linken G. front. med. (BA 10) und G. front. inf. (BA 44/45) und dem rechten G. front. inf. (BA 44/45) und G. cinguli (BA 24).

In der Kontrollgruppe korrelierte die Menge der gesprochenen Wörter (genaueres siehe Kapitel 3.3) positiv mit Signaländerungen im linken G. temp. sup. (BA 22). Negative Korrelationen fanden sich in den Gg. fusiformis beidseits (BA 18/19) und im G. cinguli post. (BA 29/30).

3.1.4 Diskussion

3.1.4.1 Spezieller Kommentar

Unseres Wissens ist dies die erste Studie, die mittels FMRT die Hirnaktivität untersuchte, während die Probanden kontinuierlich sprechen. Es wurde gezeigt, daß das Ausmaß an positiven FDS, während Patienten flüssige Sprache generierten, negativ mit dem BOLD Effekt im linken G. temp. sup. korreliert. Das heisst, je ausgeprägter die FDS sind, desto weniger ist die Wernicke Area aktiviert. Das Ergebnis fügt sich gut in Befunde zur strukturellen Bildgebung ein [Übersichten in (Shenton et al. 2001; Rajarethinam et al. 2000; Shapleske et al. 1999)], wo ein vermindertes Volumen des linken G. temp. sup. bei Patienten mit Schizophrenie festgestellt wurde [z.B. (Kwon et al. 2000; Rossi et al. 1992)] und insbesondere das Ausmaß dieser Volumenminderung mit dem Grad der FDS korrelierte (Rajarethinam et al. 2000; Hirayasu et al. 1998; Petty et al. 1995; Rossi et al. 1994; Shenton et al. 1992). Weiterhin konnten wir die Befunde einer PET Studie replizieren, die ein ähnliches, aber weniger ausgefeiltes, Design verwandte (McGuire et al. 1998). Die Konsistenz der Ergebnisse dieser beiden Studien ist um so erstaunlicher, als sie verschiedene Bildgebungs- und Auswertetechniken wie auch unterschiedliche Stimuli verwendeten.

Weiterhin fanden wir eine starke positive Korrelation zwischen dem Ausmaß der FDS und Signaländerungen im Kleinhirnwurm. Das Kleinhirn ist am normalen sensomotorischen (Blakemore et al. 1998) und verbalen Selbst-Monitoring (siehe 1.5) beteiligt (Fu et al. 2000), wie auch bei Störungen desselben bei Patienten mit Schizophrenie (McGuire et al. 2000). Die erhöhte Aktivierung könnte mit der Erkennung linguistischer Anomalien zusammenhängen. Bisher ist noch nicht eindeutig geklärt, ob die Patienten selbst ihre Fehler gar nicht wahrnehmen (Leudar et al. 1994; Malenka et al. 1982) oder ob sie diese nur nicht verbessern (McGrath et al. 1994), wie Gesunde es tun würden.

Wie im Kapitel 1.5 ausgeführt wurde, sind für zusammenhängende Sprachproduktion unter anderem ein intaktes mentales Lexikon, ungestörtes Selbst-Monitoring und die Planung des zu Sagenden (Kircher et al. 2000) notwendig. Diese Prozeße sind bei der Sprachproduktion Gesunder normalerweise immer aktiv. Bei den Kontrollpersonen korrelierte die Zahl der Wörter, die pro Zeiteinheit artikuliert werden, positiv mit der Aktivierung im G. temp. sup. Diese Region wird mit den genannten Prozeßen in Verbindung gebracht (siehe dazu auch Kapitel 3.3). Eine solche Korrelation fand sich bei den Patienten nicht. Im Gegenteil, war die

Aktivierung in dieser Region bei den Patienten negativ mit dem Ausmaß der FDS korreliert. Dieser Befund ist mit Ergebnissen aus Läsionsstudien konsistent. Die Sprache von Aphasikern ähnelt der von Patienten mit FDS, wobei allerdings letztere meist bizarrere Neologismen bilden und sich der Kommunikationsstörung normalerweise weniger bewußt sind (zur Diskussion von Aphasie und FDS siehe (Goldberg und Weinberger 2000; McGrath 1996; Goldfarb et al. 1994; Sambunaris und Hyde 1994)

In unserem kognitiven Modell (siehe Kapitel 1.8) gehen wir davon aus, daß FDS gestörte Exekutivfunktionen, semantisches Lexikon und gestörtes Selbst-Monitoring zugrunde liegen. Es konnte gezeigt werden, daß der Grad an FDS negativ mit der Aktivierung im G. temp. sup. korreliert, der für die beiden letztgenannten Prozeße in Verbindung gebracht wird.

3.1.4.2 Allgemeine methodologische Aspekte

Artikulationsbedingt können Artefakte durch Kopfbewegungen und durch Signalveränderungen im Bereich des Übergangs von Luft-Gewebe auftreten, insbesondere im orbitofrontalen Kortex. Derartige Artefakte traten nicht auf, da (1) Kopfbewegungen minimal waren, (2) die Aktivierungen weit entfernt vom orbitofrontalen Kortex lagen, (3) bei 1,5T und kontinuierlicher Sprache in der Gruppenanalyse diese Effekte gering sind. Barch et al (1999) konnten zeigen, daß kontinuierliches Sprechen interpretierbare Resultate in FMRT Studien lieferte, im Gegensatz zur Vokalisation vereinzelter Antworten auf einen intermittierend dargebotenen Stimulus.

Da die Schizophrenie phänomenologisch und eventuell auch ätiologisch eine heterogene Störung darstellt, ist es komplizierend, in Studien unterschiedliche Patientengruppen oder Patienten und Kontrollpersonen miteinander zu vergleichen. Wir versuchten, diese Schwierigkeit zu reduzieren, indem wir eine hinsichtlich Alter, Händigkeit, Erziehung und insbesondere Symptomatik homogene Patientengruppe wählten. Wir maßen ein Phänomen, das Ausmaß von FDS, während der Produktion flüssiger Sprache. Somit dienten die Patienten als ihre eigenen Kontrollpersonen, wodurch weitere potentielle konfundierende Effekte durch interindividuelle Unterschiede, wie Krankheitsdauer, Medikation oder IQ reduziert werden konnten. Weil das Ausmaß der FDS natürlich mit der Artikulationsrate korrelieren kann, führen wir eine Kovariable, die Anzahl der gesprochenen Wörter pro Zeiteinheit, in unsere Analyse mit ein. Unsere Ergebnisse sind daher unabhängig von Fluktuationen in der Sprechrate.

3.2 Neuronale Korrelate psychopathologischer Einzelphänomene: semantische Paraphasien und inkohärente Sätze

3.2.1 Einführung

Im vorigen Kapitel (3.1) haben wir gesehen, dass FDS von einer Herunterregulierung der Wernicke Area (linker Gyrus temporalis superior) herrührt. Uns interessiert jetzt, ob die zugrundeliegenden zerebralen Strukturen von Einzelphänomene dargestellt werden können. Wir wollen also untersuchen, welche Hirnstrukturen direkt an der Entstehung von psychopathologischen Symptomen beteiligt sind. Wir wollen damit keinen diagnostischen Marker oder ähnliches für die Schizophrenie finden, sondern die Pathogenese von Symptomen. Bisher war dies lediglich für akustische Halluzinationen möglich gewesen, wobei die Ergebnisse der bisher vorliegenden Studien sehr inkonsistent waren (Shergill et al. 2000; Dierks et al. 1999; McGuire et al. 1993). Durch das Vorhandensein bestimmter Symptome und Verlaufskriterien wird die Diagnose einer Schizophrenie gestellt. Einen biologischen Marker, der die Diagnose stützen könnte, oder Ätiologien konnten nicht identifiziert werden. In Forschungsprojekten zur Ätiologie kann bei Einbeziehung von symptomatologisch klassifizierten Patienten daher nur langsam ein Fortschritt erzielt werden. Ein anderer Weg besteht nun zunächst nun darin, Symptome mit den dabei beteiligten Hirnsystemen auf morphologischer, (elektro-)physiologischer und biochemischer Ebene in Verbindung zu bringen. Das Gehirn reagiert relativ gleichförmig auf unterschiedliche Noxen. Entscheidend für die Symptomatik ist beim erwachsenen Gehirn die Lokalisation der Veränderung bzw. das betroffene funktionelle System, daneben das Ausmaß der Schädigung und nicht deren Ätiologie. Wir wollen also zunächst die funktionell anatomischen Systeme, idealiter nosologisch unspezifisch, die an einem Symptom beteiligt sind, charakterisieren. Es können dann in den nächsten Schritten die Biochemie auf zellulärer und subzellulärer Ebene erforscht werden. Im letzten Schritt wird dann erst die Ätiologie ergründet (siehe hierzu Kapitel 1.2). Formale Denkstörungen (FDS) als Untersuchungsobjekt bieten dabei verschiedene Vorteile: (1) Die Symptome sind objektivierbar. Die Äußerungen des Patienten können aufgezeichnet und mit der Hirnaktivierung korreliert werden. (2) Die Symptome sind operationalisierbar anhand vorhandener, validierter Skalen. (3) Es liegt umfangreiches Datenmaterial auf neuropsychologischem, kognitionspsychologischem, linguistischem und elektrophysiologischem Gebiet zu Sprachproduktion und -perzeption bei Gesunden und Patienten mit hirnmorphologischen Schäden vor, in das neue Befunde von Patienten mit Schizophrenie integriert werden können. (4) Es handelt sich bei FDS um ein Bleulersches Grundsymptom (Assoziationsstörung) und ist dabei von besonderem diagnostischem und historischem Interesse.

Bis heute haben funktionell-bildgebende Studien über Sprachstörungen bei Schizophrenie die neuronalen Korrelate des gesamten Symptomkomplexes „positive" FDS untersucht. Dieser setzt sich aus verschiedenen Symptomen, wie assoziative Auflockerung, Inkohärenz, Zerfahrenheit, Neologismen etc. zusammen, wobei die Patienten während der Bilderhebung in Ruhe waren (McGuire et al. 1998; Schroder et al. 1996; Liddle et al. 1992) oder auch sprachen [Kapitel 3.1 und (Kircher et al. 2001)]. Ob die unterschiedlichen Symptome bei FDS verschiedene neuronale Korrelate haben, ist bisher unbekannt, wird aber durch Verhaltensdaten nahegelegt (Kuperberg et al. 2000). Mittels FMRT ist es möglich, die Pathophysiologie einzelner Komponenten von FDS, wie z.B. die Artikulation eigentümlicher Wörter oder inkohärente Sätze, zu untersuchen. Positive formale Denkstörungen lassen sich deskriptiv in drei linguistische Ebenen aufteilen (Kapitel 1.6): eine Störung der Zielvorstellungen (z.B. sprunghaftes Denken), inkohärenter Satzaufbau (Inkohärenz; die semantische Verbindung der Bedeutungen in einem Satz/Ausdruck ist gestört) und eine Störung auf Wortebene (semantische Paraphasien, Neologismen). Die neuronalen Korrelate der beiden letzteren Phänomene sollen im folgenden Kapitel untersucht werden.

Den Patienten wurden Rorschach Tintenkleckse dargeboten, über die sie sprechen sollten, während Bilder mittels FMRT gewonnen wurden. Die Äußerungen wurden aufgenommen und der Gebrauch von semantischen Paraphasien und inkohärenten Sätzen mit dem BOLD-Effekt in einem Intra-Probanden korrelierten Studiendesign ausgewertet.

3.2.2 Methoden

Für diese Analyse wurde der Patientendatensatz, wie in Kapitel 3.1.2 beschrieben, verwendet. Es wurden zwei getrennte Ereignisse mit der BOLD Antwort korreliert:

(1) „peculiar word usage" Dieses Symptom wurde mittels des TLI (siehe Kapitel 3.1.2.3) beschrieben und umfaßt folgende Symptome: a) ungewöhnliche Wörter; d.h. gewöhnliche Wörter werden außerhalb des üblichen Kontextes verwendet oder seltene Wörter werden verwendet, wo ein häufig gebrauchtes das Gemeinte besser beschreiben würde ("two vapour shadows", "a parashooter"). b) Privatgebrauch von Wörtern; d.h. Gebrauch von Wörtern mit einer anderen Bedeutung als der üblichen oder ungewöhnliche Zusammensetzung von gebräuchlichen Wörtern in ein einziges ("with the extra snow paint", "firetesters"). c) Neologismen („looks like a birdosaurus", "a pair of balter socks"). Als „baseline" für die FMRT Datenauswertung diente die flüssige Sprachproduktion, d.h. lexikalische Wörter.

(2) „peculiar sentence usage" Dieses Symptom wurde mittels des TLI (siehe Kapitel 3.1.2.3) beschrieben und umfaßt folgende Symptome: a) gestelzte oder pedantische Sätze (z.B. "there was four causations of a forest"); b) eigenartig konstruierte Sätze (z. B. "reminds of two egotists, trusted to spill one another"); c)

inkohärente Sätze, d. h. sinnlose Sätze aufgrund von Kombination sinnhaft nicht zusammenhängender Satzteile (z. B. "the start of the show now read the scene an lots of like I used to read the Beano").

Für die Auswertung wurde Standardsoftware verwendet (Brammer und Bullmore 1999). Vor der Datenanalyse wurden die Effekte kleiner Kopfbewegungen während der Datenerhebung durch Realignement und Regression (Brammer et al. 1997) korrigiert. Die 7 Drei-Minuten-Runs von jedem Probanden wurden je zu einem Datensatz zusammengefügt, die dann auf Einzelvoxelniveau analysiert wurden. Die Sprache während der Bilderhebung wurde aufgezeichnet und zwei interessierenden Ereignisse mittels des TLI klassifiziert: (1) „eigenartige" Wörter oder (2) inkohärente Sätze. Baseline waren jeweils (1) lexikalische Wörter oder (2) normale Sätze. Die Antworten auf die Ereignisse wurde mit 2 Poisson Funktionen, die hämodynamische Latenzen von 4 und 8 Sekunden abbildeten, modelliert. Die gewichtete Summe der zwei Kurven, welche die beste Passung ergaben (least-squares), wurde berechnet. Die Summe der Quadrate aus diesem Passungsmodel und der Standardfehler wurden für jedes Voxel berechnet. Das Verhältnis dieser beiden Werte wurde verwendet, um einen goodness of fit Wert (goodness of fit statistic; GFS) zu berechnen. Nach Berechnung des GFS für die gemessenen Daten wurde die Zeitreihe des gemessenen Datensatzes zehnmal für jedes Voxel randomisiert (Bullmore et al. 1996). Die Anzahl von 10 Randomisierungen wurde gewählt, um Aussagen über die Annahme der Nicht-Korreliertheit der Signalveränderungen mit den Verhaltensdaten machen zu können. Ein Datensatz pro Proband enthält in etwa 20 000 intrazerebrale Voxel. Nach 10 Permutationen erhält man so 200 000 GFS Schätzwerte, um die Nullhypothese zu überprüfen, daß es keine FMRT Signalveränderung (BOLD Effekt) gibt, die mit dem Verhalten korreliert. Der kleinste überprüfbare p-Wert bei dieser Verteilung ist 1/200 000 oder 0.000005. Die Wahrscheinlichkeit, ob die Nullhypothese zutrifft, kann für jeden GFS ermittelt werden, indem die Verteilung oberhalb des gewünschten Punktes ausgewählt wird. Zum Beispiel liegen für einen p-Wert von 0.001 nur 0.1% der GFS Werte oberhalb dieses Wertes in der Gesamtverteilung (20 Fehlervoxel im ganzen Gehirn). Es konnte gezeigt werden, daß diese Technik sehr gute Typ I Fehlerwerte bei der FMRT Datenanalyse liefert (Brammer et al. 1997; Bullmore et al. 1996). Der gemessene und die randomisierten Datensätze von jedem Probanden wurden dann in den Standardraum von Talairach und Tournoux (1988) transformiert und mittels eines Gausschen 2D Filters mit full width at half maximum 7 mm geglättet. Für die Gruppenstatistik wurde zum Schluß als Maß für die Gesamtgruppen GFS der Median für jeden GFS eines jeden Voxels aus der Probandengruppe bestimmt. Der Median wurde gewählt, um Ausreißereffekte bei kleinen Gruppengrößen zu minimieren (Brammer et al. 1997; Bullmore et al. 1996). Die Nullverteilung der Mediane der GFS wurde mittels identischer Schritte wie für die Einzelprobanden-berechungen kalkuliert. Als aktivierte Voxel galten diejenigen, deren GFS den p-Wert von 0.001 überschritt. Diese Voxel wurden farbkodiert, je nach positiver oder negativer Korrelation, und auf ein EPI Datensatz projiziert (Brammer et al. 1997).

3.2.3 Ergebnisse

3.2.3.1 Sprachanalyse

Die mittlere Gesamtwortzahl war während der 21-minütigen Sprechperiode war 1928,4 pro Proband (Spannweite 1510-2979; SA=619.5). Die Durchschnittszahl eigentümlicher Wörter, die in der 21-minütigen Sprechperiode produziert wurden, war 32.6 (Spannweite 7-82; SA 28.9). Die mittlere Anzahl eigentümlicher Sätze betrug 30,2 (SA 11,4).

3.2.3.2 Kopfbewegungen

Die Analyse der geschätzten Zeitreihen für Rotationen und Translationen in den drei Dimensionen wiesen nur geringfügige Bewegungen für jede Person auf. Die maximale Kopfbewegung in den drei Dimensionen x, y, z war über alle Probanden während der 21-minütigen Aufnahmezeit: x 2,3 (SA 1,1), y 1,9 (0,9), z 1,8 (0,7) Voxel.

3.2.3.3 Zerebrale Aktivierung

3.2.3.3.1 Semantische Paraphasien

Die Produktion eigentümlicher Wörter war, relativ zur Basislinie, mit der BOLD-Antwort im linken anterioren Gyrus cinguli (Brodmannn Region [BA] 32) und dem rechten G. temp. med. (BA 21) ($p<0.001$) korreliert. Eigentümliche Wörter zogen eine reduzierte Aktivierung (in bezug auf kontinuierliches Sprechen) folgender Areale nach sich: der rechten G. front. inf. (BA 44/45/46), G. praecentralis (BA 6) und G. temp. sup. (BA 22), des rechten cerebellären Kortex und eines Anteils des G. cinguli ant. (BA 32), dorsal des an der Erzeugung eigentümlicher Wörter beteiligten Teils. Weiterhin gab es eine Aktivierung in den linken Gg. frontalis inf. (BA 45) und med. (BA 46) und im linken N. lenticularis und Hippocampus (Tabelle 6, Seite 139 und Abbildung 12, Seite 127).

3.2.3.3.2 Inkohärente Sätze

Während eigentümlicher Sätze waren u.a. folgende Areale deutlich weniger aktiv als unter der baseline Bedingung (normale Sätze): die Gg. temp. sup. und Gg. cingulae beidseits, die linken Gg. med. prae- und postcentrales und der Lobulus parietalis inf. (Tabelle 7, Seite 140, und Abbildung 13, Seite 128).

3.2.4 Diskussion

In der hier beschriebenen Untersuchung haben wir aufgezeigt, welche Hirnstrukturen an der Entstehung von psychopathologischen Einzelsymptomen, nämlich semantische Paraphasien und Inkohärenz, wesentlich beteiligt sind. Hierbei lagen Patienten mit Schizophrenie und ausgeprägten FDS im Kernspintomographen, betrachteten Rorschach Tintenflecke und sprachen 20 min lang darüber, während die Hirnaktivierung mit FMRT aufgezeichnet wurde. Bei der Datenanalyse wurden dann einzelne Phänomene herausgegriffen, z.B. Paraphasien, und die Hirnaktivierung während der Produktion dieser Phänomene verglichen mit der Hirnaktivierung während normaler Sprache.

3.2.4.1 Semantische Paraphasien

In Übereinstimmung mit unserer Grundannahme fanden wir das anteriore Cingulum während der Sprachproduktion bei Patienten mit Schizophrenie aktiviert. Während die Patienten eigenartige Wörter artikulierten (versus lexikalische Wörter), war der ventrale Teil des anterioren Cingulums aktiviert, hingegen war der mehr dorsale Teil des anterioren Cingulums relativ deaktiviert. Es konnte insbesondere mit dieser Studie gezeigt werden, daß es möglich ist, die neuronalen Korrelate eines einzelnen psychopathologischen Symptoms darzustellen (siehe auch Kapitel 1.2 und 3.2). Damit könnte ein Beitrag zur Pathogenese semantischer Paraphasien und Neologismen bei Patienten mit Schizophrenie geleistet werden.

Das dorsale anteriore Cingulum ist normalerweise an der Auswahl passender Wörter einer bestimmten Kategorie beteiligt (Warburton et al. 1996), ein Vorgang, der die gleichzeitige Unterdrückung unpassender Wörter erfordert. Weiterhin ist das dorsale anteriore Cingulum am Monitoring, Detektion und Korrektur selbst erzeugter Fehler beteiligt (Smith und Jonides 1999), was vermutlich durch den Vergleich der Repräsentation der intendierten Sprache mit dem artikulierten Output stattfindet (Kapitel 1.5 und 1.6). Die Aktivierung des anterioren Cingulums unter diesen Umständen ist auch mit der „response competition“ [Antwortkonkurrenz (Carter et al. 1998)] in Zusammenhang gebracht worden. Die Signaländerungen im dorsalen anterioren Cingulum könnten Ausdruck eines normalen Prozesses bei flüssiger Sprachproduktion widerspiegeln, wie es bei gesunden Probanden der Fall wäre.

Im Gegensatz dazu könnte die Beteiligung des ventralen anterioren Cingulums an der Produktion eigentümlicher Wörter eine Reaktion auf selbstgenerierte verbale Abnormalitäten bei denkgestörter Sprache widerspiegeln. Die zerebrale Aktivierung als Reaktion auf die Erzeugung verbaler Fehler ist insbesondere interessant vor dem Hintergrund der Kontroverse ob die Fehlerproduktion bei Patienten bewußt oder unbewußt stattfindet. Wir konnten zeigen, daß eine differentielle Aktivierung im Cingulum bei Auftreten eines Fehlers vorliegt. Die Ergebnisse lassen sich so deuten, daß diese neuralen Antworten entweder dem

Bewußtsein nicht zugänglich sind, wie Bleuler (1911)argumentiert, oder aber, daß die Patienten ihre Sprechfehler erkennen aber unfähig oder unwillig sind, sie zu korrigieren (Leudar et al. 1992).

Unsere Ergebnisse für das ventrale und dorsale anteriore Cingulum stimmen in weiten Teilen mit denen früherer Studien überein. Der Schweregrad „positiver" FDS bei Schizophrenie korrelierte positiv mit der Ruheaktivität im ventralen anterioren Cingulum (Liddle et al. 1992) und negativ mit einer Aktivierung an der Schnittstelle des dorsalen anterioren und des posterioren Cingulums (McGuire et al. 1998). Ganz allgemein konnte die Schizophrenie mit Veränderungen im anterioren Cingulum in post-mortem (Benes 1993) und strukturellen bildgebenden Studien in Zusammenhang gebracht werden (Goldstein et al. 1999).

Während der Produktion eigentümlicher Wörter zeigten die Patienten verglichen mit unserer „baseline" Bedingung (kontinuierliche Sprache mit FDS) eine verminderte Aktivierung in den Gg. frontales inf. beidseits, dem dorsalen anterioren Cingulum und dem rechten G. temp. sup., dem inferioren Parietallappen, dem Cerebellum und der Insula. Diese Areale sind an der Kontrolle und dem Monitoring des verbalen Outputs bei Gesunden beteiligt (Kircher et al. 2001; Shergill et al. 2000). Beim Äußern eigentümlicher Wörter waren sie in unserer Untersuchung nicht aktiviert, was nahelegt, daß die Produktion verbaler Anomalien mit einer vorübergehenden Unterbrechung dieses Regelkreises einhergeht.

3.2.4.2 Inkohärente Sätze

Im Vergleich zur baseline (normale Sätze) erwiesen sich während der Produktion devianter Sätze die linken und rechten superioren temporalen Gyri als signifikant weniger aktiviert. Die beidseitige Gg. sup. temp. sind normalerweise aktiviert, wenn Kontrollpersonen sinnvolle Sätze oder eine Geschichte hören (Kircher et al. 2001; Kuperberg et al. 2000; Carpenter et al. 1999; Crozier et al. 1999; Bavelier et al. 1997; Mazoyer et al. 1993). Genauer gesagt, Läsionen des linken G. temp. sup. führen zu Wernicke Aphasie. Die Sprache dieser Aphasiker hat einige Ähnlichkeit mit der von Patienten mit FDS. Vom rechten G. temp. sup. weiß man, daß er an der Verarbeitung von Geschichten oder Sätzen beteiligt ist (Rapp et al. 2001; St George et al. 1999; Bottini et al. 1994). Er ist auch aktiviert, wenn Kontrollpersonen und Patienten ohne FDS gebeten werden, einen Satzstamm sinnvoll zu ergänzen. Patienten mit Schizophrenie und FDS haben mit dieser Aufgabe Schwierigkeiten und weisen dabei eine verminderte Aktivierung im rechten G. temp. sup. auf [Kapitel 4.2 und (Kircher et al. 2001)]. Diese und andere Studien (Faust und Chiarello 1998; Beeman 1993) legen ein Zusammenspiel zwischen dem linken und rechten G. temp. sup. bei der effektiven Produktion von grammatikalisch und semantisch passenden Äußerungen nahe. Wir vermuten, daß eine dysfunktionale Aktivierung in den Gg. temp. sup. bilateral mit der Produktion unzusammenhängender Sätze bei Patienten mit Schizophrenie und FDS einhergeht. Unsere Resultate stimmen mit den Ergebnissen struktureller bildgebender Studien überein, welche von einer umgekehrten Asymmetrie des Planum temporale [normalerweise links größer als rechts (Petty et al. 1995; Vita et al. 1995; DeLisi et al. 1994; Rossi et al. 1994)] und einem reduzierten temporalen Volumen (Shenton et al. 1992) bei schizophrenen Patienten mit FDS berichten.

Wir meinen, daß die Ergebnisse unserer Studie die physiologische Basis für eine gestörte hemisphärische Interaktion während der Produktion unzusammenhängender und eigentümlicher Äußerungen bei Patienten mit Schizophrenie liefern könnte. Insbesondere zeigt auch diese Auswertung, daß das pathophysiologische Korrelat einzelner psychopathologischer Phänomene dargestellt werden kann (siehe Kapitel 1.2). Erstmals in der Geschichte der Psychiatrie kann nun ein direkter Zusammenhang zwischen Hirnstruktur und Psychopathologie hergestellt werden. Dies eröffnet nun die Möglichkeit zu untersuchen, ob die gezeigten Aktivierungen pathognomisch für die Schizophrenie sind oder aber die Grundlage für die nosologisch unspezifische Generation von Symptomen. Zum Beispiel könnten formale Denkstörungen bei Patienten mit Manie verglichen werden mit denen von Patienten mit Schizophrenie.

3.3 Umgekehrte Lateralisation des mentalen Lexikons bei Patienten mit Schizophrenie und formalen Denkstörungen

3.3.1 Einführung

Wir gehen davon aus, dass FDS drei Hauptstörungen auf kognitiver Ebene zugrunde liegen (siehe Kapitel 1.6): (1) eine Störung im mentalen Lexikon/semantischen System. Dies wirkt sich einerseits auf eine Veränderung der Bedeutung innerhalb einzelner Begriffe (klinisch: Neologismen, Verschiebungen, Verdichtungen) wie auch in einem gestörten Zusammenhang von Begriffen im Satzkontext aus (klinisch: Inkohärenz, ungewohnter Begriffszusammenhang). (2) Eine Beeinträchtigung der Exekutivfunktion, d.h. der Fähigkeit zum zielgerichteten Planen (klinisch: assoziative Auflockerung, Ideenflucht, Zerfahrenheit). (3) Ein gestörtes Selbst-Monitoring, welches die Fehlerrate insgesamt erhöht. Im Folgenden sollen die Lokalisation des mentalen Lexikons näher untersucht werden. Experimentalpsychologische Versuche an Gesunden haben gezeigt, wie man sich die Organisation des mentalen Lexikons vorstellen kann (siehe v.a. Kapitel 1.8). Wortbedeutungen liegen im Gehirn als Netzwerk vor. Die Bedutungen einzelner Wörter entspricht dabei einem Knoten im Netz, die Länge der Strecke zwischen den Knoten dem Grad der semantischen Verwandtschaft. Ein für unsere Zwecke wichtiger Punkt ist nun, daß benachbarte Knoten automatisch mit aktiviert werden und daß eine Aktivierung über die Zeit wieder auf null zurückgeht. Semantic Priming Studien mit Wörtern und Sätzen sowie elektrophysiologische und Läsionsstudien haben nun interessanterweise gezeigt, daß wir zwei mentale Lexika besitzen: eines in der linken, das „Hauptlexikon“ und eines in der rechten Hemisphäre, ein „Hilfslexikon“ (Beeman und Chiarello 1998). Diese beiden unterscheiden sich im Grad der voreingestellten Aktivierungsausbreitung im Netzwerk. In der linken Hemisphäre ist das Zielkonzept (z.B. „Red“ in Abbildung 4) stark und fokussiert aktiviert, allerdings nur für kurze Zeit (siehe Abbildung 6). In der rechten Hemisphäre dagegen sind die einzelnen Knoten viel schwächer aktiviert, dafür aber über längere Zeit. Dies hat den Vorteil, dass weite Assoziationsfelder gebildet werden können, wie es für das Verständnis von längeren Sätzen, Witzen oder Doppeldeutigkeiten von Bedeutung ist. Für die Sprachproduktion bei Gesunden wird vor allem die linke Hemisphäre eingesetzt, weil dort die Wortbedeuteungen fokusiert vorliegen. So kann das Zielwort eindeutig aktiviert und dann ausgesprochen werden. Ganz anders verhält es sich bei Patienten mit FDS, wie wir im Folgengen sehen werden.

Es ist keine fokale Hirnläsion bekannt, welche exakt dieselbe Symptomatik wie FDS hervorruft. Daher ist anzunehmen, daß die Pathophysiologie von FDS mehrere Gehirnareale und/oder eine Kommunikationsstörung zwischen verschiedenen Arealen umfaßt (Andreasen et al. 1999; Friston 1998). Morphologische Studien zeigen, daß die Schizophrenie mit einer verminderten oder seitenverkehrten Lateralisation des posterioren G. temp. sup. einhergeht und daß innerhalb der Patientengruppen mit Schizophrenie die Größe dieser Abnormalität mit der Schwere der FDS korreliert (Rajarethinam et al. 2000; Hirayasu et al. 1998; Petty et al. 1995; Rossi et al. 1994; Shenton et al. 1992). Diese und Ergebnisse zu Lateralisationsunterschieden (Niethammer et al. 2000; Orr et al. 1999; Green et al. 1989) haben zu der Auffassung geführt, daß es einen Bezug zwischen Sprachstörungen bei Schizophrenie und einer abnormalen hemisphärischen Lateralisation geben könnte [siehe Kapitel 3.3 und (Gruzelier 1999; Crow 1997; Flor-Henry 1969)]. Die abnormale Lateralisation ist von besonderem Interesse, da es Hinweise gibt, daß sich die semantischen Sprachprozeße in der linken und rechten Hemisphäre voneinander unterscheiden. Bei gesunden Kontrollpersonen werden für eine kurze Zeit fokussierte semantische Wortfelder in der linken Hemisphäre aktiviert. In der rechten Hemisphäre bleiben jedoch mehrere Wortbedeutungen für eine längere Zeit aktiviert (Faust und Chiarello 1998; Hagoort et al. 1996; Beeman et al. 1994).

Funktionell bildgebende Studien zur Sprachproduktion bei Schizophrenie beschäftigten sich üblicherweise mit der Generierung einzelner Wörter nach Stichgabe (Curtis et al. 1998; Yurgelun Todd et al. 1996). Viele Symptome bei FDS werden jedoch in erster Linie während des kontinuierlichen Sprechens von Sätzen oder längerer Phrasen evident (Solovay et al. 1987). Flüssige Sprachproduktion beinhaltet die schnelle Generierung von Äußerungen, die mehrere miteinander verbundene Wörter oder Sätze beinhalten. Diese Verbindung wird teilweise durch semantische Kohärenz aufrechterhalten, also durch die sinnvolle Beziehung zwischen den einzelnen Wörtern. Die semantische Kohärenz scheint bei Patienten mit FDS unterbrochen zu sein, was eine Störung im mentalen Lexikon wahrscheinlich macht [siehe Kapitel 1.8 und (Goldberg et al. 1998; Spitzer et al. 1993; Manschreck et al. 1988)].

Das Ziel der vorliegenden Studie war die Untersuchung der neuralen Korrelate kontinuierlicher Sprachproduktion, als Äquivalent des mentalen Lexikons, bei Patienten mit Schizophrenie und FDS mittels FMRT. Wir konzentrierten uns auf zwei für diesen Prozeß grundlegende Komponenten, die Wortfindung und die Artikulation. Die Anforderungen, die an diese beiden Prozeße gestellt werden, scheinen in direktem Zusammenhang mit der Geschwindigkeit der Wörterzeugung zu stehen (Kircher et al. 2000; Levelt 1989). Wir erhielten unterschiedliche Sprechgeschwindigkeiten, indem wir die Patienten baten, über Rorschach Tintenkleckse zu sprechen. Der Zusammenhang zwischen der Anzahl gesprochener Wörter und der BOLD-Antwort wurde in einem intraindividuellen Studiendesign untersucht. Wie wir in einer Studie mit gesunden Probanden zeigen konnten (Kircher et al. 2000) ist der linke G. temp. sup an der Wortfindung (mentales Lexikon) beteiligt. Auch die Ergebnisse anderer Untersuchungen sprechen hierfür (Indefrey und Levelt 2000; Kircher et al. 2000; Schwartz et al. 1998). Obwohl wir in unserer Untersuchung bei Gesunden davon ausgingen, daß dieses Studiendesign Regionen aktiviert, die an der Artikulation beteiligt sind (Dronkers 1996; Petersen et al. 1988), konnte diese Hypothese nicht bestätigt werden. Auf der Basis von Befunden, die für eine abnormale Lateralisation des superioren temporalen Kortex und eines anomalen Wortzugangs/mentalen Lexikons bei Patienten mit FDS sprechen, gingen wir davon aus, daß unsere Patienten eine abnormale Relation zwischen den Anforderungen an die Sprachproduktion und der Aktivierung des linken temporalen Kortex aufweisen würden (Kircher et al. 2001; Liddle et al. 1992; Shenton et al. 1992). Da es jedoch wenige Beweise für die Beeinträchtigung der Artikulation bei Patienten mit Schizophrenie gibt (Frith 1992), erwarteten wir eine vergleichbare Relation zwischen der produzierten Sprechmenge und der Aktivierung der für die Motorik zuständigen Areale für die Patienten und die Kontrollpersonen.

3.3.2 Methoden

Es wurde zur Datenanalyse der Datensatz der Patienten und der gesunden Kontrollprobanden wie in Kapitel 3.1.2 beschrieben verwendet.

Die Datenauswertung wurde analog wie in Kapitel 3.1.2.5 durchgeführt. Als Verhaltensdaten wurden die Anzahl der gesprochenen Wörter pro 20 sec Epoche mit dem BOLD Effekt innerhalb von 2 Runs pro Proband korreliert. Zur genaueren Beschreibung der Methodik und weiterer Ergebnisse siehe Kircher et al (2002) und (2000).

3.3.3 Ergebnisse

3.3.3.1 Anzahl der Wörter und Ausmaß der FDS

In den Antworten auf die 2 Rorschach Tafeln, die für die Analyse pro Proband verwendet wurden, variierte die Anzahl der produzierten Wörter bei den Patienten (pro 3 min) von 153-475 (MW 257.6; SA 108.2) und bei den Kontrollpersonen von 171-498 (402.6; 103.2). Das Ausmaß der positiven FDS variierte bei den Patienten von 0.0-42.0 (MW 8.8; SA 12.1) und bei den Kontrollprobanden von 0.0-4.0 (1.3; 1.4).

3.3.3.2 Aktivierungen

3.3.3.2.1 Kontrollgruppe

Die Zahl der artikulierten Wörter korrelierte positiv mit der BOLD Antwort im linken G. temp. sup. (BA 22; Tal. x, y, z: -49, 0, -2, Anzahl der aktivierten Voxel: 8; p=.0009) und G. supramarginalis (BA 39/40; -49, -53, 31; Voxel: 4; p=.0001). Negative Korrelationen fanden sich in den Gg. fusiformis bilateral (BA 18/19; 23, -69, -13; Voxel: 15; p=.003 und -26, -58, -7; Voxel: 13; p=.003), dem G. cinguli post. (BA 29/30; 0, -50, 9; Voxel: 11; p=.002), dem rechten G. occipitalis sup. (BA 19; 17, -72, 31; Voxel: 11; p=0.001), und dem linken precuneus (BA 7; -3, -58, 48; Voxel: 6; p=.0005; Abbildung 14, Seite 129).

3.3.3.2.2 Patientengruppe

Bei den Patienten war die Sprechmenge positiv mit der Aktivierung im rechten G. temp. sup. (BA 42) und med. (BA 21), im rechten Vermis cerebelli sowie im G. fusiformis (BA 18/19) korreliert. Negative Korrelationen fanden sich in den rechten inferioren frontalen (BA 44/45), cingulären (BA 24) und postzentralen (BA 3) Gyri vor sowie in den linken medialen (BA 10) und superioren frontalen (BA 10) Gyri (Tabelle 5, Seite 138, und Abbildung 14, Seite 129).

3.3.3.2.3 Unterschiede zwischen den Gruppen

Unterschiede zwischen den Gruppen für den Median des Korrelationskoeffizienten wurden mittels ANOVA für jedes aktivierte Voxel mit einer Wahrscheinlichkeit für einen Typ-I-Fehler von p=0.03 berechnet. Die Ergebnisse der Patienten waren für FDS kovariiert worden. Die Kontrollpersonen aktivierten den linken mittleren temporalen Gyrus stärker als die Patienten, wohingegen die Patienten den rechten mittleren temporalen Gyrus und den zerebellaren Kortex mehr beanspruchten als die Kontrollpersonen (Tabelle 8, Seite 141, und Abbildung 14).

3.3.4 Diskussion

In dieser Studie untersuchten wir die Korrelate des mentalen Lexikons (zur Einführung siehe Kapitel 1.8, aber auch 1.4 - 1.7). Patienten mit Schizophrenie und ausgeprägten FDS lagen im Kernspintomographen, betrachteten Rorschach Tintenflecke und sprachen darüber, während die Hirnaktivierung mit FMRT aufgezeichnet wurde. Bei der Datenanalyse wurden dann die Anzahl der geprochenen Wörter, als Korrelat des mentalen Lexikons, mit der Hinraktivierung korreliert. Wir verwendeten dabei ein Intra-Probanden korrelierendes Studiendesign, so daß die Probanden als ihre eigenen Kontrollen fungierten, wodurch die potentiell konfundierenden Effekte von interindividuellen Unterschieden wie kognitive Strategien oder IQ reduziert werden konnten. Zur allgemeinen methodologischen Diskussion dieses Studiendesigns siehe 3.1.4.2. Wir waren nicht an den neuronalen Korrelaten des Sprechens selbst interessiert, sondern vielmehr an den Effekten der Artikulationsgeschwindigkeit in einem "naturalistischen" Setting.

3.3.4.1 Gesunde

Bei gesunden Versuchspersonen fand sich eine positive Korrelation zwischen der Geschwindigkeit der Sprachproduktion und der Aktivierung des linken G. temp. sup. In funktionell-bildgebenden Studien zur Bildbenennung (picture naming) erwies sich dieses Areal als über viele Studien konsistent aktiviert (Indefrey und Levelt 2000). Diese Aufgabe ist der unsrigen ähnlich, wobei jedoch unsere Probanden ein einziges Bild für einen relativ langen Zeitraum beschrieben, statt eine Folge kurz präsentierter Bilder zu benennen. Der linke G. temp. sup. ist auch involviert, wenn Probanden Wörter generieren, entweder nach Stichgabe eines Buchstabens (Damasio et al. 1996) oder indem sie einen Satzstamm mit einem sinnvollen Wort ergänzen müssen (Kircher et al. 2001). Da unser Paradigma den Probanden abforderte, auf einen mehrdeutigen Stimulus Sprache zu generieren und weiterzureden, gingen wir davon aus, daß diese Aufgabe besondere Anforderungen an die Wortfindung wie auch an das Planen und Überwachen des verbalen Outputs stellen würde (siehe Kapitel 1.5). Folglich interpretieren wir die Signaländerungen im linken G. temp. sup. in Zusammenhang mit diesen Prozeßen. Das heisst, wie erwartet fand sich das Korrelat des mentalen Lexikons bei gesunden in G. temp. sup. auf der linken Seite, ein Areal, das seit langer Zeit mit Sprachfunktionen in Verbindung gebracht wurde. Dies zeigt auch die Validität des Ansatztes.

Entgegen unserer Grundannahme fanden wir keine Korrelate der vermuteten größeren Anforderungen an den Artikulationsprozeß bei höherer Wortproduktionsgeschwindigkeit. Die Sprachartikulation ist wahrscheinlich der komplexeste und am meisten automatisierte psychomotorische Prozeß (Indefrey und Levelt 2000). Unsere Probanden sprachen in einer selbstgewählten Geschwindigkeit, die für sie natürlich war. Das Fehlen von Korrelationen mit der Aktivierung in den für die Sprechmotorik zuständigen Arealen spiegelt vielleicht die Tatsache wider, daß bei natürlicher Sprechgeschwindigkeit die Anforderungen an Artikulationsprozeße ziemlich konstant waren. Die meisten Studien zur Artikulation behandeln Einzelwortantworten nach Stichgabe, in denen die Anforderungen an das Entwerfen von motorischen Programmen zwischen null (Ruhe) und hoch (Aussprache eines Wortes) wechseln. Eine andere Möglichkeit wäre, daß die zeitliche Auflösung unserer Analyse (die Sprache in 20-Sekunden-Epochen untersuchte) unsere Möglichkeiten limitierte, die Korrelate relativ schneller Veränderungen der Artikulationsrate zu ermitteln (zur allgemeinen methodologischen Diskussion siehe auch 3.1.4.2 und 5.1).

3.3.4.2 Patienten

Bei den Patienten mit positiven FDS fand sich eine Korrelation zwischen dem Ausmaß der Sprachproduktion und der Aktivierung im rechten, im Gegensatz zum linken wie bei Gesunden, temporalen Kortex. Weiterhin gab es negative Korrelationen in den rechten inferioren, mittleren und medialen frontalen Gyri und in den rechten postzentralen und supramarginalen Gyri, wobei es bei den Kontrollprobanden diesen Regionen keine negativen Korrelationen gab. Interessanterweise sind die entsprechenden Areale der linken Seite normalerweise während der Wort- (Warburton et al. 1996; Frith et al. 1991) oder Satzgenerierung (Schreiber, A. 1998; Muller et al. 1997) aktiviert. Insgesamt legen diese Daten eine abnorme hemisphärische Lateralisierung der Aktivierung während flüssiger Sprachproduktion bei Patienten mit FDS nahe. Das würde auch mit Resultaten struktureller bildgebender Studien übereinstimmen, welche Volumenanomalien des linken und rechten G. temp. sup. mit der Schizophrenie und insbesondere mit FDS in Verbindung bringen (Rajarethinam et al. 2000; Hirayasu et al. 1998; Petty et al. 1995; Rossi et al. 1994; Shenton et al. 1992), wie auch mit den Berichten über eine abnormale Struktur des Corpus callosum (Chua et al. 2000; Highley et al. 1999) und einer gestörten hemisphärischen Interaktion bei Schizophrenie (Kircher et al. 2001; Gruzelier 1999; Friston 1998; Crow 1997; Flor-Henry 1969). Diese Beobachtungen sind von potentieller Relevanz für ätiologische Modelle der Schizophrenie, da die normale Asymmetrie im G. temp. sup. Volumen um die 30. Woche der fötalen Entwicklung erkennbar wird. Folglich könnten die anatomischen Abnormalitäten in dieser Region eine Störung in einem neurologischen Entwicklungsprozeß, der für die hemisphärische Lateralisierung wichtig ist, widerspiegeln (Chi et al. 1977).

Wie hängen Aktivierung des rechten G. temp. sup. und die Wortfindung während der Produktion denkgestörter Sprache zusammen? Reaktionszeitstudien mit einzelnen Wörtern oder Sätzen als Stimuli (Beeman et al. 1994; Burgess und Simpson 1988) und Experimente mit ereigniskorrelierten Potentialen (Hagoort et al. 1996) legen nahe, daß die semantischen Felder einzelner Wörter in beiden Hemisphären unterschiedlich aktiviert oder unterdrückt werden können (siehe Kapitel 1.8). In diesen Experimenten werden einer Hemisphäre visuell Stimuli dargeboten, um die semantischen Prozeße in der kontralateralen Hemisphäre zu untersuchen. In der rechten Hemisphäre sind die Wörter mit großen, diffusen semantischen Feldern assoziiert, im Gegensatz zu den relativ fokussierten Feldern in der linken Hälfte (Beeman et al. 1994). In der linken Hemisphäre werden kontextuell unpassende Bedeutungen zu einem sehr frühen Zeitpunkt unterdrückt. Nur jene Inhalte, die zur eigentlichen Nachricht passen, bleiben für einen längeren Zeitraum aktiv. Hingegen bleiben in der rechten Hemisphäre vielfältige Bedeutungen für relativ lange Zeit aktiv (Faust und Chiarello 1998). Das Vorhandensein weiter semantischer Felder in der rechten Hemisphäre könnte zu einer besseren Überschneidung von entfernt miteinander verwandten Begriffen führen, was die Interpretation von Sätzen (Kircher et al. 2001), Geschichten (St George et al. 1999) oder Metaphern (Bottini et al. 1994) erleichtern könnte. Bei unseren gesunden Versuchspersonen war bei kontinuierlichem Sprechen der linke G. temp. sup. aktiviert, in welchem nach diesem Modell enge semantische Felder die präzise Wortfindung im mentalen Lexikon und die Aufrechterhaltung eines fokussierten, logischen Gedankenganges erleichtern. Bei den Patienten mit FDS fand sich ein Zusammenhang zwischen kontinuierlichem Sprechen und Signalveränderungen im *rechten* G. temp. sup., in welchem durch die dortigen diffusen semantischen Felder eine Anzahl semantisch und phonologisch verwandter Wörter aktiviert sind. Folglich ist die Wortfindung/lexikalischer Zugang bei Patienten mit FDS relativ unpräzise, wobei sich hierdurch die Wahrscheinlichkeit erhöht, daß (anstatt des eigentlichen Zielwortes) Wörter gefunden werden, die lediglich in engem semantischen/phonologischen Bezug zu dem „Zielwort“ stehen. Diese Ungenauigkeit könnte zur Artikulation semantisch inkorrekter Wörter (Paraphasie) und zur assoziativen Auflockerung führen. Bei einer anderen Analyse der gleichen Daten fanden wir eine negative Korrelation zwischen dem Ausmaß der positiven FDS (Kapitel 3.1), unabhängig von der Artikulationsgeschwindigkeit, und einer Aktivierung in der Wernicke Region, ein Areal, das für die Produktion zusammenhängender Sprache und das verbale Selbst-Monitoring (Kircher et al. 2001) wichtig ist (Kapitel 1.5). Wir schlagen vor, daß eine ungenaue Wortfindung (rechter G. temp. sup.) zusammen mit dem gestörten Selbst-Monitoring (linker posteriorer G. temp. sup.) viele der Charakteristika von FDS erklären könnten. Unsere Studie führte uns also von den morphologischen Änderungen im G. temp. sup. bei Schizophrenie zu einem kognitiven Modell der gestörten Wortfindung/des mentalen Lexikons.

Die Umkehrung der normalen Lateralisation der Aktivierung im Temporallappen bei Patienten mit FDS stimmt mit den Ergebnissen einer anderen Studie an den gleichen Probanden überein (siehe Kapitel 4.2). In dieser Studie mußten die Teilnehmer ein Wort generieren, um einen dargebotenen Satzstamm zu vervollständigen (Kircher et al. 2001). Bei den gesunden Versuchspersonen fand sich dabei eine Aktivierung im rechten G. temp. sup., wohingegen die gleichen Patienten wie in der hier diskutierten Untersuchung eine Aktivierung im linken Temporallappen zeigten. Folglich scheint die gespiegelte Aktivierung des lateralen Temporallappen kein festes Merkmal bei Patienten mit FDS, sondern von den kognitiven Anforderungen der ausgeführten Aufgabe abhängig zu sein. Patienten mit FDS weisen eine größere Aktivierung im rechten temporalen Kortex als die Kontrollpersonen auf, wenn sie frei sprechen, benutzen jedoch den rechten temporalen Kortex in geringerem Ausmaß, wenn die Aufgabe eine Integration von Bedeutungen verlangt (wie beim Vervollständigen von Satzstämmen). Dies könnte erklären, warum die Sprache von Patienten mit FDS bei freiem Sprechen unzusammenhängend und unvorhersehbar sein kann, während die gleichen Patienten übertragene Aussagen wörtlicher interpretieren als Gesunde (Konkretismus).

3.4 Die Überführung von präverbalen Denkinhalten in Sprache: Planung während kurzer Sprachpausen

3.4.1 Einführung

In den bisherigen Kapiteln haben wir gesehen, welche Hirnareale aktiviert sind, wenn Gesunde und Patienten sprechen. Wir konnten zeigen, dass FDS mit einer kurzzeitigen Minderaktivierung (im Sekundenbereich) der Wernicke Area einhergehen. Wir wissen jetzt weiterhin, dass FDS kein neuropsychologisch einheitliches Phänomen sind, sondern einzelnen Untersymptomen, wie Paraphasien oder Inkohärenz, unterschiedliche gestörte zerebrale Netzwerke zugrunde liegen. Im vorigen Kapitel konnten wir sehen, daß auch das semantische Lexikon bei Patienten nicht wie normalerweise im linken Temporallappen, sondern (auch) im rechten lokalisiert ist. Wir werden darauf später, in den Kapiteln zum Sprachverständnis (4.1, 4.2) zurückkommen. Die Grundlagen für das Verständnis dieser Ergebnisse werden in den Einleitungskapiteln (1.1-1.8) beschrieben. Nachdem wir nun also mit wesentlichen Aspekten zu den kognitiven und neuronalen Grundlagen (höherer Funktionen) des Sprechens vertraut sind, können wir uns nun an die Frage wagen, was denn passiert, wenn wir *nicht* sprechen, d.h. kurze Sprachpausen machen. Wieso könnte das überhaupt interessant sein? Passiert da überhaupt etwas im Gehirn?

Obwohl sich Sprache während einer normalen Konversation kontinuierlich anhört, kann die Hälfte der Gesamtsprechdauer aus „Schweigen" bestehen, meist aus Pausen von 250-2500 ms (Goldman Eisler 1968). Sprachproduktion erfordert die schnelle Generierung von Äußerungen, die aus mehreren thematisch untereinander verbundenen Wörtern oder Sätzen bestehen. Daran sind mehrere kognitive Prozeße beteiligt [(Levelt 1989; Butterworth 1980) und Kapitel 1.5]: *Content planing*/Inhaltsplanung, während derer der Sprecher die auszudrückenden Informationen selektiert und entscheidet, wie sie kommuniziert werden sollen; im *mentalen Lexikon* sind die Bedeutungen der Wörter abgelegt. Während des *grammatical encoding* (grammatikalische Enkodierung) werden die syntaktischen Formen der lexikalischen Einträge aus dem mentalen Lexikon abgerufen und in ihre übliche Reihenfolge und passende Form im Satzkontext gebracht. Durch das *morpho-phonological encoding* (morpho-phonologische Enkodierung) wird auf die morphologischen und phonologischen Strukturen jedes Wortes aus dem Lexikon zugegriffen und die Prosodie festgelegt. Der Sprecher plant und führt die motorischen Kommandos während des *phonetic encoding* und *articulation* (phonetische Enkodierung, Artikulation) aus, es resultiert gesprochene Sprache. Sprecher hören sich natürlich auch selbst. Durch das äußere und innere *Selbst-Monitoring* werden, sofern notwendig, Fehler korrigiert. Die grammatikalische, phonologische und die phonetische Enkodierung erfordern im Gegensatz zur inhaltlichen (semantischen) Planung einen relativ geringen mentalen Verarbeitungsaufwand (Goldman Eisler 1968). Es gibt einen direkten Zusammenhang zwischen dem Planungsaufwand und der Pausenanzahl (O'Connell et al. 1969). Werden Testpersonen z. B. gebeten, einen Cartoon (aus mehreren Bildern) zu interpretieren (indem sie den Witz erklären), ist die Pausenzeit pro Wort dreimal so lang als wenn sie einfach beschreiben, was die Bilder des Comics darstellen. Mit etwas Übung nimmt die Pausierzeit zwischen den Satzgrenzen rapide in der beschreibenden, nicht jedoch in der Interpretationsbedingung ab (Goldman Eisler 1961).

Pausen scheinen also aufzutreten, wenn wir (implizit, d.h. unwillentlich) darüber nachdenken, was wir als nächstes sagen wollen und wie wir es sagen wollen (Butterworth 1980). Die häufigsten beiden Pausentypen treten auf (1) zwischen grammatikalischen Einheiten, z.B. zwischen zusammenhängenden Ausdrücken/Sätzen, und (2) innerhalb von Sätzen. Letztere finden sich typischerweise vor relativ schlecht vorhersehbaren (und seltenen) Wörtern und werden insbesondere mit der Wortfindung (lexical retrieval) in Zusammenhang gebracht (Levelt 1983; Maclay und Osgood 1959).

Über die Gehirnareale, die während Sprachpausen aktiviert werden, ist wenig bekannt. Allerdings ist die Sprache von Patienten mit Wernicke-Aphasie (die Läsionen im linken temporo-parietalen Kortex haben) unzusammenhängend und unverständlich, was teilweise mit der Beeinträchtigung in der semantischen Planung und Wortfindung einhergeht (Huber et al. 1975). Die Produktion unzusammenhängender Sprache (FDS) von Patienten mit Schizophrenie könnte ebenfalls mit Defiziten im semantischen Planen und der Wortfindung zusammenhängen (siehe Kapitel 1.8, 3.1, 3.3). Patienten mit Schizophrenie machen weniger Sprachpausen (Spitzer et al. 1994; Maher et al. 1983), haben ein vermindertes Volumen der grauen Substanz im linken G. temp. sup. (Shenton et al. 2001) und eine abgeschwächte Aktivierung desselben Areals während eines kontinuierlichen Sprachflusses (Kircher et al. 2001; McGuire et al. 1998).

In der vorliegenden Studie untersuchten wir die neuronalen Korrelate von Sprechpausen mittels FMRT. Die neuronale Aktivität wurde gemessen, während die Testpersonen frei über abstrakte Designs (wieder unsere bekannten Rorschach Tintenkleckse) sprachen. Mittels eines ereigniskorrelierten Auswertedesigns verglichen wir die Aktivitätsmuster, die während kurzer Sprachpausen auftraten, mit denen während kontinuierlichen Sprechens. Die Frage ist also: Was passiert im Gehirn, wenn wir mit dem Sprechen ein paar zehntel Sekunden innehalten? Uns fällt dies beim Zuhören nicht auf, weil unser Gehirn diese kurzen Pausen beim Zuhören zum einen "herausfiltert" zum anderen die Pausenzeit vermutlich zur kognitiven Verarbeitung komplexerer Sprachäußerungen, wie Sätze oder Geschichten, benötigt.

3.4.2 Methoden

Für die Auswertung wurde der Datensatz der gesunden Kontrollpersonen, wie er in Kapitel 3.1 beschrieben wurde, verwendet. Die digitalisierten Sprachaufnahmen und die Transkripte wurden für die Analyse der Sprachdaten verwendet. Alle Pausen von weniger als 3000 ms die während der 21minütigen Sprechzeit pro Proband auftraten, wurden als interessierendes Ereignis ausgewählt. Die Sprachaufnahmen wurden mittels kommerziell erhältlicher Software (Cool Edit 96, Syntrillium Software, Phoenix, USA) visuell und auditorisch analysiert, die Pausenlänge war das einzige Auswahlkriterium.

Die Analyse der Bilddaten erfolgte nach dem Verfahren wie in Kapitel 3.2 beschrieben. Als Ereignisse wurden die Pausen herangezogen.

3.4.3 Ergebnisse

3.4.3.1 Verhaltensdaten

Die durchschnittliche Anzahl gesprochener Wörter pro Proband während der 21minütigen Datenerhebung betrug 2921,5 (SA 632,6). Die mittlere Pausenzahl war 85,5 (SA 11,7), die mittlere Pausendauer betrug 1261 (SA 301) ms.

In einer post-hoc Analyse unterteilten wir die interessierenden Ereignisse in 2 Klassen: Pausen zwischen grammatikalischen Einheiten oder Pausen innerhalb von Phrasen („Sätzen“). Das Vorkommen der Pausen wurde in einer zufällig ausgewählten 6minütigen Sequenz für jeden Probanden bestimmt. Nach den Kriterien von Goldman-Eisler (1968) lagen 55% der Pausen zwischen grammatikalischen Einheiten („grammatical junctions“, d.h. Phrasen oder Teilsätze), während 45% innerhalb von Phrasen auftraten. Die Worthäufigkeit, bestimmt nach Kuchera und Francis (1967) für Pausen zwischen grammatikalischen Einheiten, betrug 9100 (SA 3345), die Länge 1277 (SA 351) ms, die Worthäufigkeit für Pausen innerhalb von Phrasen war 4554 (2374; p=.03, T=2.9, t-Test), die mittlere Dauer 1037 ms (SA 186; p=.05, T=2.5).

3.4.3.2 Kopfbewegungen

Das maximale Ausmaß an Kopfbewegungen während der Datenakquisition in den x, y und z Richtungen betrug in der 21minütignen Datenerhebung pro Proband: x 0.81 (SA 0.51), y 0.79 (0.38), z 1.65 (0.87) Voxel.

3.4.3.3 Zerebrale Aktivierung

Das Auftreten von Sprachpausen während flüssiger Sprache korrelierte mit der BOLD Antwort in einer einzigen Region, die den posterioren Anteil des linken Sulcus temp. sup. (BA 22 und 39) umfaßte, an der Grenze zwischen Temporal- und Parietallappen. Kontinuierliches Sprechen war korreliert mit Aktivierung in der linken Insula und dem G. praecentralis und bilateraler Aktivierung im G. front. inf. (BA 44/45), G. front. medius (BA 8), G. cinguli ant. (BA 24), dem Sulcus temp. medius (BA 21/22) und dem Cerebellum. Weiterhin waren der bilaterale Gg. lingualis und fusiformis, (BA 18/19), Cuneus, (BA 18) und Praecuneus (BA 7) aktiviert (Tabelle 9, Abbildung 15).

In einer post-hoc Analyse untersuchten wir die Aktivierung für nur jeweils eine Unterklasse von Pausen. Während Pausen zwischen grammatikalischen Einheiten fand sich Aktivierung im rechten G. front. inf. (BA 44/45). Während Pausen innerhalb von Phrasen zeigten sich signifikante Signaländerungen bilateral im G. temp. med. (BA 21) und G. front. med. (BA 10 und 46) gyri und dem linken G. temp. sup. (BA 22), G. front. sup. (BA 10) und G. cinguli ant. (BA 32) (Tabelle 10, Seite 143 und Abbildung 15, Seite 130).

3.4.4 Diskussion

Uns interessierte, was im Gehirn passiert, wenn wir kurze Sprachpausen von 500-3000 ms während flussigen Sprechens machen. Die Ergebnisse zeigen, daß während dieser kurzen Pausen der posteriore Teil des linken Sulcus temp. sup. aktiviert ist, eine Gebiet, das ein Teil der Wernicke-Region entspricht. Die interne Validität unserer Methode wurde durch die topographische Verteilung der Signaländerungen untermauert, die während des Sprechens auftraten. Diese stellen ein Netzwerk jener Areale dar, die bekanntermaßen bei der Sprachproduktion aktiviert werden: die linke Insula und der G. praecentralis sowie der inferior-frontale, dorsolaterale-präfrontale, der anterior-cinguläre und der obere/mittlere temporale Kortex beidseits (Kircher et al. 2001; Kircher et al. 2000; Just et al. 1996; McGuire et al. 1996). Weiterhin zeigten sich Signaländerungen im okzipitalen Kortex und Praecuneus, was die relativ stärkere Beteiligung der visuellen Aufmerksamkeit widerspiegeln könnte, wenn die Testpersonen (die abstrakte Bilder betrachteten) sprachen, anstatt zu pausieren (Kosslyn et al. 1999; Mellet et al. 1996).

Da während Pausen von der hier untersuchten Dauer Sprache geplant wird (Sabin et al. 1979; Goldman Eisler 1972; Goldman Eisler 1961), könnte die Aktivierung des linken temporo-parietalen Kortex seine Beteiligung an diesem Prozeß widerspiegeln. Diese Interpretation würde gestützt durch die Art der Sprachanomalien bei Patienten mit Läsionen in dieser Region. Patienten mit Wernicke-Aphasie beginnen häufig neue Sätze, bevor sie den vorigen beendet haben, verdoppeln Satzteile, bilden Neologismen und benützen Funktionswörter und Inflektionen inkorrekt. Außerdem bestehen Defizite bei der Bildung kohärenter Sätze [(Paragrammatismus, (Kleist 1934)]. Patienten mit Schizophrenie produzieren ebenfalls unzusammenhängende Sprache. Eine Ursache von FDS könnte ein Problem bei der Planung von Sprache sein [siehe Kapitel 1.6, 1.8 und z.B. (McGrath et al. 1997)]. Faszinierenderweise stellten wir fest, daß FDS mit einer reduzierten Aktivierung im linken superioren temporalen Kortex einhergeht [Kapitel 3.1 und (Kircher et al. 2001)]. Zusätzlich zeigen strukturelle bildgebende Studien bei Schizophrenie, daß das Volumen der grauen Substanz in eben dieser Region bei Patienten mit FDS vermindert ist (Shenton et al. 2001).

Psycholinguistische Studien legen nahe, daß Pausen zwischen zwei Phrasen hauptsächlich das semantische Planen widerspiegeln, wohingegen Pausen innerhalb von Satzeinheiten der phonologischen Enkodierung/Wortgewinnung zugeschrieben werden. In einer post hoc-Analyse untersuchten wir den Differenzkontrast zwischen diesen beiden Ereignistypen. Pausen innerhalb der Satzeinheiten gingen weniger häufigen Wörtern voran und waren insgesamt kürzer, in Übereinstimmung mit der Literatur. Für diese Art von Pausen fanden wir eine Aktivierung in den superioren und mittleren temporalen Gyri beidseits. Diese Areale waren bereits früher für die Wortfindung (Kircher et al. 2001; Indefrey und Levelt 2000; Kircher et al. 2000) und die Korrektur von selbstproduzierten Fehlern (McGuire et al. 1996) identifiziert worden. Die Pausen zwischen grammatikalischen Einheiten gingen mit einer Aktivierung im rechten dorsolateralen präfrontalen Kortex einher. Neben dem Enkodieren der Äußerungen sind die Testpersonen mit dem Abrufen und Ordnen von Gedächtnisspuren, welche die abstrakten Stimuli hervorrufen, beschäftigt. Die Aktivierung des rechten dorsolateralen präfrontalen Kortex könnte ein Korrelat dieses Prozeßes sein, insbesondere weil diese Region mit dem Gedächtnisabrufen in Verbindung gebracht wird (Leube et al. 2001; Wiggs et al. 1999).

Der linke Sulcus temp. sup. liegt zwischen dem Parietallappen, welchem supramodale Assoziationsprozeße zugeschrieben werden, und den Sprachärealen des Temporallappens, insbesondere den Korrelaten des mentalen Lexikons (Kapitel 3.3). Das semantische Planen während der Pausen könnte ein zentraler Schritt bei der Übersetzung abstrakter, präverbaler Gedanken in verbale Sprache sein, also der *Übergang von symbolischem Denken in linguistische Einheiten* („Wörter", „Sätze").

4 Neuronale Korrelate von Sprachverarbeitung und Konkretismus

In den bisherigen Kapiteln haben wir untersucht, welche Hirnareale aktiviert sind, wenn Gesunde und Patienten sprechen. Im besonderen interessierten wir uns für die höheren kognitiven Funktionen bei der Produktion von zusammenhängender, grammatikalisch korrekter Sprache. Dies unterscheidet nämlich erwachsene Menschen von Kleinkindern und Menschenaffen (letztere können z.B. ansatzweise Zeichensprache erlernen). Primaten und kleine Kinder können maximal drei Wörter zu einem Satzrudiment zusammenfügen. Was sie nicht beherrschen ist die Erzeugung von längeren Phrasen und vor allem die grammatikalische Verknüpfung von mehreren Wörtern. Diese Fähigkeit unterscheidet sie von erwachsenen Menschen. Dies ist eines der wenigen Verhaltensweisen, die uns von Menschenaffen unterscheidet, welche, so wie wir, auch Werkzeuge benutzen und Theory of Mind Aufgaben lösen können sowie sehr komplexe soziale Interaktionsmuster zeigen.

Wir konnten in den Kapiteln unter 3. zeigen, dass FDS mit einer kurzzeitigen Minderaktivierung (im Sekundenbereich) der Wernicke Area einhergehen. Wir wissen jetzt weiterhin, dass FDS kein neuropsychologisch einheitliches Phänomen sind, sondern daß einzelnen Untersymptomen, wie Paraphasien oder Inkohärenz, unterschiedliche gestörte zerebrale Netzwerke zugrunde liegen. Wir haben weiter gezeigt, daß das semantische Lexikon bei Patienten nicht wie normalerweise im linken Temporallappen, sondern (auch) im rechten lokalisiert ist. In einem Exkurs (Kapitel 3.4) konnten wir erstmalig nachweisen an welcher Stelle im Gehirn die Verknüpfung zwischen präverbalem, "symbolischen" Denken und der Umsetzung in Sprache stattfindet.

Während uns in den bisherigen Abschnitten die Produktion von Sprache interessiert hat, widmen wir uns in den folgenden Kapiteln genauer dem Sprachverständnis. Hierzu liegt wesentlich mehr Literatur vor als zur Sprachproduktion. Es ist aber wichtig, bei Untersuchungen zu Neurobiologie der Sprache zwischen beiden Vorgängen strikt zu trennen, da wie schon die klinische Erfahrung bei Aphasikern zeigt, unterschiedliche neuronale Netzwerke für diese beiden Fähigkeiten rekrutiert werden. Bezüglich des Entwurfes von Experimenten, ist es wesentlich einfacher, die Prozeße vom Lesen bis zum Denken zu verfolgen als umgekehrt. Beim Lesen können zum Beispiel die Art der präsentierten Wörter, ihre semantische Relation zueinander oder die Präsentationszeit systematisch variiert und dabei Reaktionszeiten gemessen werden. Bei der Sprachgeneration, die von mehr oder weniger willentlich beeinflußten Denkvorgängen gesteuert wird, ist dies nicht möglich. Die noch spärlichere Neuroimaging-Literatur zur Sprachproduktion besteht darüber hinaus fast ausschließlich aus Studien zur

Generation von einzelnen Wörtern. Typischerweise [Übersicht in (Cabeza und Nyberg 2000; Indefrey und Levelt 2000)] bilden in solchen Untersuchungen Probanden, meistens im stillen, Wörter als Antwort auf andere Wörter (Warburton et al. 1996), auf Bilder (Martin et al. 1996), oder Wörter, die mit einem bestimmten Buchstaben beginnen (Frith et al. 1991). Diese Studien haben natürlich einen großen Fortschritt im Hinblick auf unser Wissen über die Produktion einzelner Wörter gebracht. Sie sollten aber nicht den Blick auf das Ganze verstellen, nämlich daß Sprache die spontane, extrem schnelle Erzeugung von komplexen, zusammenhängenden Phrasen in immer wechselnden, sozialen Kontexten darstellt, abgesehen von dem inneren Monolog, den wir praktisch fortwährend mit uns selbst führen.

4.1 Die Verarbeitung des Satzkontextes bei Gesunden

4.1.1 Einführung

Ein linguistischer Ausdruck (Satz oder Äußerung) wird gemeinhin als die kleinste natürliche Einheit in der menschlichen Kommunikation angesehen. Die genauen Mechanismen, durch welche Sätze verstanden werden, sind bis heute noch nicht vollständig aufgeklärt. Es gibt jedoch Daten darüber, wie Wortbedeutungen aus dem mentalen Lexikon/Speicher gewonnen werden und wie diese Bedeutungen in einen Satzkontext integriert werden (siehe Kapitel 1.8). Burgess und Simpson (1988) untersuchten, wie über die Zeit Wortbedeutungen in den zerebralen Hemisphären aktiviert werden. Um die semantische Verarbeitung in einer Hemisphäre zu untersuchen, wurden der kontralateralen Gesichtsfeldhälfte Stich- (prime) und Zielwörter (target) visuell präsentiert und die Reaktionszeiten in bezug auf das Zielwort gemessen. Sie schlußfolgerten, daß die linke Hemisphäre Selektionsprozeße ausführt, durch welche untergeordnete Wortbedeutungen in dieser Hemisphäre unmittelbar nach deren Aktivierung unterdrückt werden. Im Gegensatz dazu wird von der rechten Hemisphäre angenommen, daß sie eine Aktivierung sowohl dominanter wie auch untergeordneter Bedeutungen über einen längeren Zeitraum aufrechterhält. Durch Weiterführung dieser Arbeiten konnte später gezeigt werden, daß die linke Hemisphäre an der Aktivierung enger und die rechte Hemisphäre an der Aktivierung weiter semantischer Felder beteiligt ist (Rodel et al. 1992; Nakagawa 1991). Diese relativ verlängerte Aktivierung von vielfachen Wortbedeutungen (weiten semantischen Feldern) in der rechten Hemisphäre scheint für das Verarbeiten von Sätzen oder Diskursen zentral zu sein (Beeman und Chiarello 1998). Während die linke Hemisphäre für eine starke Aktivierung enger semantischer Felder zuständig zu sein scheint, die nur Interpretationen zuläßt, die für den unmittelbaren Kontext am relevantesten sind, wird für die rechte Hemisphäre eine Aktivierung breiter semantischer Felder angenommen, einschließlich vieler Interpretationen oder Bedeutungen, die weniger relevant erscheinen. Das ermöglicht dem Verstehenden, zur Interpretation von Phrasen/Sätzen, entfernte semantische Beziehungen heranzuziehen. Während des Begreifens eines Satzes werden die breiten semantischen Felder der einzelnen Wörter für einen relativ langen Zeitraum in der rechten Hemisphäre aktiviert. Das führt zu vielfältigen Überlappungen semantischer Felder, was wiederum beim Zurkenntnisnehmen und dem Integrieren entfernt verwandter semantischer Informationen aus dem Saztdiskurs nützlich und notwendig ist, um Schlußfolgerungen zu ziehen und übergeordnete Themen erkennen zu können (Makropropositionen, siehe Kapitel 1.4). Die breite Überschneidung führt zu einem präziseren Verständnis, da die Bedeutung einer Äußerung, eines Satzes oder einer Geschichte nicht nur durch die isolierten Bedeutungen der einzelnen Wörter übermittelt wird, sondern durch die allgemeine Quintessenz des ganzen [Integration mehrerer Makropropositionen (Beeman 1998)]. Die Aufrechterhaltung vielfältiger Bedeutungen in der rechte Hemisphäre erlaubt es der linken Hemisphäre, auf diese Bedeutungen zurückzugreifen, selbst nachdem sie auf dieser Seite unterdrückt wurden. Es kann angenommen werden, daß dies effizienter ist, als die unterdrückten Bedeutungen im Falle einer fälschlichen Zuordnung der Bedeutung während des Satzverständnisses in der linken Hemisphäre zu reaktivieren [s.a. (Beeman 1998; Faust und Chiarello 1998)].

Weitere Hinweise für die Beteiligung der rechten Hemisphäre an der Verarbeitung linguistischer Kontexte ergeben sich aus neuropsychologischen Studien an Patienten mit Läsionen in der rechten Hemisphäre. Diese Patienten haben Schwierigkeiten mit Aufgaben, die eine feine semantische Unterscheidung verlangen (Joanette et al. 1983; Eisenson 1962), mit der Interpretation von Phrasen (Kaplan et al. 1990) oder Geschichten (Weylman et al. 1989) und der Integration von Diskurselementen (Beeman 1993; Brownell et al. 1986; Moya et al. 1986). Diese Ergebnisse werden durch Daten aus funktionell-bildgebenden Studien ergänzt, die zeigen, daß die rechte Hemisphäre während der Verarbeitung von Texten (St George et al. 1999) und Metaphern (Bottini et al. 1994) aktiviert ist. In Studien, in denen die Probanden Sätze lesen (Bavelier et al. 1997; Mazoyer et al. 1993) oder generieren (Kircher et al. 2000; Muller et al. 1997), fanden sich bilaterale, aber vorwiegend linksseitige temporale Areale aktiviert.

In der vorliegenden Studie untersuchten wir die neuronalen Signalveränderungen mittels FMRT während zweier Aufgaben, die das Verarbeiten eines linguistischen Kontextes auf Satzebene verlangten. Die Probanden lasen Satzstämme, die mit einem von mehreren möglichen Wörtern ergänzt werden konnten (Kutas und Hillyard 1984), laut vor. Wir benutzten Sätze mit relativ niedriger Cloze-Häufigkeit (CLOZE frequency), also Sätze, die mit mehreren sinnvollen Endungen ergänzt werden konnten, um die Notwendigkeit des Zugangs zu und Zugriffs auf breite semantische Felder zu maximieren. Die Sätze wurden aus einem Set ausgewählt, in welchem der Erwartungsgrad für die zur Wahl stehenden Endungswörter mittels des Cloze-Verfahrens bestimmt worden war, d.h. indem eine Gruppe von Probanden die fehlenden Endungswörter einfügen mußte. Die Cloze-Wahrscheinlichkeit wird anhand der Anzahl von Probanden definiert, die ein bestimmtes Wort als Satzendung benutzt (Kutas und Hillyard 1984). Zum Beispiel hat der Satz "He mailed the letter without a STAMP" eine hohe, der Satz "He went into the HOUSE, GARDEN, OFFICE, BANK, etc." eine niedrige Cloze-Wahrscheinlichkeit. Bei der ersten Aufgabe in unserer Studie mußten die Probanden ein passendes Wort am Ende eines jeden Satzstammes generieren. Bei der zweiten Aufgabe mußten sie die Stämme vervollständigen, indem sie zwischen zwei gleichermaßen passenden, dargebotenen Wörtern wählten. Eine LESE-Bedingung, bei denen den Probanden eine sinnvolle Satzergänzung angeboten wurde, diente als baseline. Die Vervollständigung eines Satzes mit einer relativ niedrigen Cloze-Wahrscheinlichkeit erfordert viel Aufmerksamkeit hinsichtlich der sich überschneidenden breiten semantischen Felder, die in der rechten Hemisphäre während der Verarbeitung des Satzstammes und des Findens/Wählens eines passenden Endungswortes aktiviert werden. Bei diesem Prozeß werden die semantischen Felder für die Wörter im Satzstamm wie auch für die vielen möglichen Komplettierungen simultan aktiviert. In unserer ENTSCHEIDUNGS-Bedingung ist dieser Prozeß auf die zwei zur Auswahl dargebotenen Wörter beschränkt, während bei der GENERIERUNG die vielfachen Bedeutungen der Stammwörter mit den verschiedenen möglichen Endungswörtern hinsichtlich der besten Passung abgeglichen werden müssen. Wir gingen davon aus, daß beide Aufgaben, die GENERIERUNG und die ENTSCHEIDUNG, von Signalveränderungen im rechten temporalen Kortex begleitet sein würden, da sie die Aktivierung breiter semantischer Felder über einen längeren Zeitraum erfordern, um den Stamm mit den Endwörtern in Einklang zu bringen. Frühere Studien über Satz-, Metapher- und Kontextverarbeitung zeigten Signalveränderungen in diesen Regionen (s.o.).

4.1.2 Methoden

4.1.2.1 Probanden

Die Teilnehmer waren 7 gesunde, männliche, rechtshändige (Annett 1970) Freiwillige (Alter 34,0 Jahre, SA 7,9) mit Muttersprache Englisch. Eine Genehmigung zur Durchführung der Studie wurde von der Ethikkommission vor Ort eingeholt. Nachdem ihnen die Studie beschrieben worden war, gaben die Probanden ihre schriftliche Einwilligung. Der verbale IQ, mittels National Adult Reading Test (Nationaler Erwachsenen Lesetest) (Nelson und Willison 1991) gemessen, betrug 107,6 (SA 9,6), das Arbeitsgedächtnis (digit span test (Wechsler 1981)) lag bei 7,7 (SA 1,9) und der Continuous Performance Test (kontinuierlicher Leistungstest) (Weintraub und Mesulam 1985) bei 1,8 (SA 0,9) Punkten.

4.1.2.2 Stimuli

Einhundert 7-Wörter-Sätze aus dem Korpus von Bloom und Fischler (1980) wurden als Stimuli benützt. Weitere vierzig 6- oder 8-Wörter-Sätze aus diesem Korpus wurden durch Hinzufügen bzw. Weglassen eines Wortes in 7-Wörter-Sätze umgewandelt (z.B. wurde "All the guests had a very good __________" umgewandelt in "All the guests had a good _________"). Weitere 20 Sätze des selben Typus wurden von den Autoren neu konstruiert. Das ganze Set von 180 Satzstämmen wurde unter Auslassung des letzten Wortes 20 Englisch sprechenden Freiwilligen schriftlich mit der Bitte dargeboten, diese sinnvoll zu ergänzen. Daraus ergab sich ein Set von Normalantworten auf die Stimuli, anhand derer die Sätze für die bildgebende Studie ausgewählt wurden.

Die Antworten wurden in die semiquantitativen Kategorien hohe, mittlere, niedrige und sehr niedrige Cloze-Häufigkeit eingeteilt (Kutas und Hillyard 1984). Sätze, die alle 20 Freiwillige mit demselben Wort beantworteten, wurden als hohe, jene, die 2-3 verschiedene Antworten hervorbrachten, als mittlere, die 4-6 als niedrige und die 7 oder weniger als sehr niedrige Cloze-Häufigkeit eingestuft. Die Sätze mit hoher Cloze-Häufigkeit (n = 40) wurden verworfen, da die ENTSCHEIDUNGS-Bedingung zwei Antworten für jeden Satzstamm mit vergleichbarer Wahrscheinlichkeit verlangt. Weiterhin wollten wir eine maximale Verarbeitungsleistung für die Integration breiter semantischer Felder erzielen. Übrig blieben 120 Sätze mit mittlerer, niedriger und sehr niedriger Cloze-Wahrscheinlichkeit, die zusätzlich noch nach der Anzahl der enthaltenen Buchstaben kategorisiert wurden (26-29, 30-34, 35-49 Buchstaben). Auf diese Art und Weise wurden die Sätze in 9 Klassen entsprechend ihrer Cloze-Häufigkeit und Satzlänge unterteilt. Um mögliche Effekte weiterer Unterschiede zwischen den Sätzen zu minimieren (z.B. Bildhaftigkeit, syntaktische Komplexität), wurde eine Parallelisierung und Randomisierung durchgeführt. Es wurden so 6 unterschiedliche Präsentationssets erzeugt, von dem jedes alle 120 Stimuli enthielt. Jedes Set wurde einem Teilnehmer dargeboten, außer dem ersten, das aufgrund der 7 Teilnehmer zweimal verwendet wurde.

4.1.2.3 Vorgehensweise bei der Durchführung

Den Probanden wurden bei drei Gelegenheiten die gleichen verbalen Instruktionen für die Experimente gegeben und jeweils 5 Probedurchläufe für jede Aufgabe (mit anderen Stimuli als während des Scannens) durchgeführt: mehrere Tage vor dem Scannen, unmittelbar vor dem Experiment und im Scanner selbst, unmittelbar vor der Bildgewinnung. Während des Scannens wurden die Stimuli auf einem Bildschirm dargeboten, der von den Probanden mittels eines Spiegels gesehen werden konnte und ein Sehfeld von 10° horizontal und 8° vertikal einnahm. Die Probanden wurden angewiesen, jedes Wort des Stammes laut zu lesen, sobald es auf dem Bildschirm erschien.

Bei der GENERIERUNGS-Bedingung mußten die Probanden ein Wort produzieren, das den Satzstamm sinnvoll ergänzt, als Signal zur Generierung dienten zwei Reihen von XXXXX, so daß eine visuelle Parallelisierung der Stimuli mit der ENTSCHEIDUNGS-Aufgabe gegeben war. In der ENTSCHEIDUNGS-Bedingung wurden zwei Wörter am Ende des Stammes dargeboten, die beide den Satz auf sinnvolle Weise ergänzten. Die Probanden mußten das passendere davon auswählen und laut sagen. Bei der LESE-Bedingung wurde den Probanden ein Wort vorgegeben (paarweise präsentiert, s.u.), das den Satz sinnvoll ergänzt, und sie wurden einfach gebeten, dieses laut vorzulesen. Diese Bedingung diente als baseline.

Beispiele für Stimulussätze

GENERIERUNG

	XXXXX
THESE DAYS THE WEATHER IS RATHER	
	XXXXX

ENTSCHEIDUNG

	MIST
THE SHIP DISAPPEARED INTO THE THICK	
	FOG

LESEN

	CROSSWORD
EVERY DAY THE MAN DID THE	
	CROSSWORD

Die Sätze wurden wortweise dargeboten, wobei jedes Wort für 800 ms erschien und die Stichworte am Stammende für 2000 ms gezeigt wurden. Dann erschien im Zentrum des Bildschirms für 700 ms ein Stern bis zum Beginn des nächsten Stammes. Während des Scannens wurde die Sprache der Probanden mittels eines nichtmetallischen Mikrophons in Mundnähe in digitalisierter Form mit einem Computer aufgenommen. Die Teilnehmer trugen Kopfhörer, die das Geräusch des MR Tomographen reduzierten, ihnen jedoch erlaubten, sich selbst sprechen zu hören.

Jeweils zwei Bedingungen wurden in einem periodischen ABAB-Design einander gegenübergestellt, mit sich abwechselnden Blocks einer jeden Bedingung, wobei jeder Block 30 sec dauerte. Der AB-Zyklus wurde fünfmal innerhalb eines 5minütigen Runs wiederholt. Die GENERIERUNGS- und ENTSCHEIDUNGS-Bedingung wurden jeweils dem LESEN gegenübergestellt und auch untereinander verglichen. Für jeden Probanden gab es drei Experimente zur Datengewinnung, wovon jeder 5 Minuten dauerte: GENERIERUNG vs. LESEN, GENERIERUNG vs. ENTSCHEIDUNG, ENTSCHEIDUNG vs. LESEN. Die Reihenfolge der Vergleiche wurde für alle Probanden parallelisiert.

4.1.2.4 Bilderhebung

Mittels eines 1,5 Tesla General Electric Signa Systems (General Electric, Milwaukee, WI, USA), das mit Software für funktionelle Kernspintomographie ausgerüstet ist (ANMR, Woburn, MA, USA), wurden Gradienten-echo, echo planare Bilder aufgezeichnet. Ein birdcage headcoil, der den gesamten Kopf einschließt, wurde zu Transmission und Empfang der Radiowellen verwendet. In 14 Ebenen, parallel zur AC-PC Linie, wurden 100 T2*-gewichtete Kernspinbilder, die den BOLD Kontrast darstellen, aufgezeichnet mit den Einstellungen TE = 40 ms, TR = 3000 ms, theta = 90°, Auflösung in der Ebene = 3.1 mm und Schnittdicke = 7 mm mit 0,7 mm Zwischenraum. Kopfbewegungen wurden durch ein Vakuumkissen und ein Kopfband minimiert. In derselben Sitzung wurde eine 43 Schichten umfassende, high resolution inversion recovery, gradient echo, echo planar Bildserie des ganzen Gehirns parallel zur AC-PC Linie aufgezeichnet, mit den Einstellungen TE = 40 ms, TI = 180 ms, TR = 16 sec, Auflösung = 1,5 mm, Schichtdicke = 3 mm, Zwischenraum 0.3 mm. Diese zweite Aufnahme erlaubt die Darstellung der anatomischen Strukturen, auf die dann direkt die aktivierten Voxel, ohne Korrektur für geometrische Verzerrungen, aufprojiziert werden können. Kopfbewegungen wurden mit spezieller Software korrigiert (Friston et al. 1996).

Die während der Datenerhebung gegebenen Antworten können von Kopfbewegungen begleitet sein und Artefakte verursachen, die auch durch Veränderungen in den Sinushöhlen und dem Pharynx bei der Artikulation auftreten können. Diese Effekte sind jedoch bei Gruppendaten und 1,5 T erwartungsgemäß gering, wenn die Antworten kontinuierlich sind, außer in den an die Sinushöhlen angrenzenden Regionen, wo der durch der macro-susceptibility induzierte Signalverlust am größten ist. Barch et al (1999) verglichen artikulativ und still gegebene verbale Antworten. Sie schlußfolgerten, daß (1) stille Antworten keinesfalls als Ersatz für laut gegebene Antworten dienen können. (2) Artikulierte Sprache kann als Verhaltensantwort dienen, die mit den Bildgebungsdaten verarbeitet werden kann. (3) Der Gebrauch artikulierter Sprache unter der Aktivierungs- wie der Kontrollbedingung reduziert Artefakte, die sich beim Vergleich der Aufgaben ergeben, besonders bei der Gruppenanalyse. (4) Verhaltensmessungen sind wichtig, da sich die Probanden nicht immer an die Aufgabeninstruktionen halten.

4.1.2.5 Bildauswertung

Für die Auswertung wurde FMRT Standardsoftware verwendet (Brammer und Bullmore 1999). Kleine Kopfbewegungen während der Bilderhebung mit FMRT können zu Artefakten führen, weil die Signaländerungen durch die Bewegungen ähnlich groß sein können wie die durch neuronale Aktivierung. Daher wurden vor der Analyse der Zeitserie eine Bewegungskorrektur durchgeführt, indem zunächst ein Standardbild berechnet wurde, das sich aus allen Bildern über die Zeitserie zusammensetzte. Danach wurde das Ausmaß der Bewegungen in jeder Dimension berechnet (3 Rotationen in der x, y und z Achse, 3 Translationen in der x, y und z Achse) und jedes Bild zurechtgerückt (Brammer et al. 1997). Da das Experiment zwei alternierende Bedingungen enthielt, bestimmten wir die modellierte Antwort durch eine Kombination aus Sinus- und Kosinusfunktionen mit der Frequenz der beiden Bedingungen (sinusoidale Regression) [weitere Einzelheiten der Bildauswertung siehe (Bullmore et al. 1996)]. Diese Methode liefert die Power der Antwort (Summe der Quadrate der Amplituden der Sinus- und Kosinusfunktionen) und die Phase (aus dem arc Tangens des Verhältnisses der Sinus- und Kosinusamplituden). Die gemessene Amplitude liefert ein Maß für die Stärke der zerebralen Antwort. Die Phasenkodierung erlaubt es einerseits, für die unterschiedlichen hämodynamischen Antwortlatenzen in verschiedenen Hirnarealen zu kompensieren und andererseits die Ermittlung der Aktivierungen in und außer Phase im Verhältnis zu den experimentellen Bedingungen. Die Power der periodischen Antwort wurde durch ihren Standardfehler geteilt um einen standardisierten Quotienten zu erhalten, den Fundamental Power Quotient. Um die aktivierten Voxel für verschiedene p-Werte zu identifizieren, wird eine Randomisierungsmethode zur Generierung der Nullverteilung angewandt. Dabei wird die beobachtete Zeitserie für jedes Voxel separat 10 mal randomisiert, um jegliche Beziehung zum experimentellen Design zu löschen. So erhält man einen beobachteten und 10 randomisierte Datensätze. Das Sinusoidalregressionsmodell wird dann auf die permutierten Datensätze angewandt und die Ergebnisse über alle Voxel kombiniert um eine Verteilung der Fundamental Power Quotienten unter der Nullhypothese zu erhalten (daß keine Beziehung zwischen experimentellen Bedingungen und zerebraler Aktivierung vorliegt). Um gruppenstatistische Aussagen machen zu können, werden die Fundamental Power Quotienten Werte für jedes Voxel der beobachteten und der randomisierten Zeitserien auf ein Template in den Standardraum von Talairach und Tourneaux (1988) transformiert. Das Template wurde hergestellt, indem die Gehirnschnittbilder von 10 Gesunden (5 Männer und 5 Frauen) in den Standardraum durch Verzerrung der Orginalbilder transformiert wurden. Dies geschah mittels der Bildverarbeitungssoftware AFNI, die morphologisch definierte, markante Punkte verwendet. Nach der Transformierung wurden alle Bilder mittels eines 2 D Gaussfilters (mit FWHM = 7 mm) geglättet, um noch vorhandene anatomische Unterschiede, vor allem der gyralen Struktur zu kompensieren. Da die Gruppengröße ziemlich klein ist, verwendeten wir eine Methode, die auf dem Median basiert. Für die Gruppenanalyse wurden daher die Mediane für jedes Voxel im Standardraum für die beobachteten Zeitreihen und für die randomisierten Zeitreihen berechnet. Um statistische Aussagen für jeden beliebigen p-Wert zu machen, wird der kritische Fundamental Power Quotient aus der Nullverteilung genommen. Zum Beispiel wird für eine einseitige Schätzung (der Fundamental Power Quotient ist immer positiv) bei einem p-Wert von 0.001 der kritische Fundamental Power Quotient aus der Nullverteilung so festgelegt, daß 99,9% aller Werte unterhalb diesem liegen. Beobachtete Fundamental Power Quotient Werte, deren Wert darüber liegt gelten als signifikant auf dem Niveau von $p<=0.001$. Die aktivierten Voxel (Median des Fundamental Power Quotient Wertes > als der Schwellenwert) wurden je nach Phase farbkodiert und auf ein inversion recovery EPI Datensatz projiziert. Die Stärken der genannten Analyse- und Inferenz-Methode sind: (a) annahmefreie Verteilung (nicht-parametrische Inferenz), (b) Korrektur der residualen Autokorrelation, (c) Verwendung einer sinusoidalen Regression, die die hämodynamische Verzögerung auf Voxelbasis abschätzt.

Nach Analyse der Einzelexperimente wurde die Fundamental Power Quotient Daten von zwei Experimenten mittels eines konventionellen linearen Modells kombiniert und analysiert. Dies wurde durchgeführt, um die Effekte die abhängig und unabhängig von der Natur der unimodalen Komponente jeden Kontrasts sind zu bestimmen [conjunction analysis; (Friston 1997)]. Dieses Modell kann als $FPQ_{ij} = \alpha_{0i} + \alpha_{1i}G + \varepsilon_{ij}$ beschrieben werden, mit: FPQ_{ij} als dem Fundamental Power Quotient im Individuum j (d.h. Experiment 1 oder 2) des Voxel i im Standardraum, α_{1i} und α_{0i} als Parameter aus dem Modell des Voxel i und ε_{ij} als dem voxelbasierten Residualfehler. G ist die Gruppenklassifikationsvariable. Im genannten Model wird der Kontrast (Unterschiede) zwischen den beiden Experimenten parameterisiert durch α_{1i} und kontrastunabhängige Effekte (gemeinsame Aktivierungen in den beiden Experimenten) durch α_{0i}. Signifikante Effekte wurden identifiziert, indem die voxelbasierten Schätzungen für α_{1i} und α_{0i} gegen die Nullverteilungen geprüft wurden, die erhalten wurden, indem das o.g. Modell auf die randomisierten Fundamental Power Quotient Daten angewandt wurde. Modell Parameter mit einer voxelbasierten Wahrscheinlichkeit für $p<=0.001$ wurden ermittelt, indem alle Fundamental Power Quotienten oberhalb des kritischen Schwellenwertes der Nullverteilung aufgegriffen wurden. Wir bestimmten die gemeinsamen Effekte der beiden Experimente, aber wir verwarfen dabei alle Voxel aus der Aktivierungsmatrix, die auch signifikante kontrastabhängige Aktivierungen zeigten (α_{1i}), weil sich auch alleine durch eine starke Aktivierung in einem Experiment ein signifikanter Wert für α_{0i} ergeben könnte.

4.1.3 Ergebnisse

4.1.3.1 Verhaltensdaten

Für eine weitergehende Analyse der Daten, insbesondere der Reaktionszeiten und Fehlerrate siehe Kircher et al (2001).

4.1.3.2 Kopfbewegungen

Das maximale Ausmaß an Kopfbewegungen während der Datenakquisition in den x, y und z Richtungen war in den 3 Experimenten: GENERIERUNG vs. LESEN x: 0.25 (SA 0.19) Voxel, y: 0.23 (0.2), z: 0.33 (0.14); GENERIERUNG vs. ENTSCHEIDUNG x: 0.18 (0.11), y: 0.18 (0.11), z: 0.49 (0.31); ENTSCHEIDUNG vs. LESEN x: 0.18 (0.06), y: 0.16 (0.05), z: 0.41 (0.18). Die maximalen Kopfbewegungen waren gering und weit unter der Voxelschwelle.

4.1.3.3 Signaländerungen

4.1.3.3.1 Experiment 1: GENERIERUNG vs. LESEN

Mit einem p-Wert von 0.002 würden wir 40 falsch positiv aktivierte Voxel in diesem Experiment erwarten. Insgesamt waren 196 Voxel in diesem Experiment aktiviert, 144 während der GENERIERUNGS- und 52 während der LESE-Bedingung. Die größten Cluster während der GENERIERUNGS-Bedingung fanden sich im rechten G. temp. sup. (BA 22) und dem G. cinguli ant., wie auch im linken Praecuneus, Kortex cerebelli post., G. frontalis med. und Lobus parietalis inf. und im rechten Operculum frontalis. Während der LESE Bedingung waren nur in der linken Insula und dem G. front. medius signifikante Signaländerungen feststellbar (Tabelle 11 und Abbildung 16).

4.1.3.3.2 Experiment 2: GENERIERUNG vs. ENTSCHEIDUNG

Während der GENERIERUNG waren 117, während der ENTSCHEIDUNG 41 Voxel signifikant aktiviert. Signaländerungen während der GENERIERUNGS Bedingung waren im Praecuneus und G. cinguli, dem rechten Cortex cerebelli post., Insula und G. fusiformis/lingualis, und dem G. temp. sup./med. bilateral. Der linke G. fusiformis zeigte größere Signalintensitätsänderungen während der ENTSCHEIDUNGS Bedingung (Tabelle 12 und Abbildung 16).

4.1.3.3.3 Experiment 3: ENTSCHEIDUNG vs. LESEN

Signifikante Signaländerungen fanden sich ich 42 Voxeln während der ENTSCHEIDUNGS-Bedingung und zwar im linken G. front. inf. und beiden Gg. temp. medii, keine Signaländerung fand sich während der LESE Bedingung (Tabelle 13 und Abbildung 16).

4.1.3.3.4 Gemeinsame Aktivierungen während der GENERIERUNGS-Bedingungen

Um die Korrelate der Produktion von Wörtern im Satzkontext unabhängig von der Vergleichsbedingung zu ermitteln, wurde eine Konjunktions (conjunction) Analyse auf die GENERIERUNGS-Bedingungen der beiden Experimente angewandt. Die wesentlichen Aktivierungsfoci fanden sich im rechten G. temp. medius, anterioren G. cinguli und dem Precuneus sowie im rechten G. praecentralis und G. front. medius (Tabelle 14 und Abbildung 16).

4.1.4 Diskussion

In dieser Studie untersuchten wir die Wortproduktion und -auswahl im Zusammenhang mit der Satzverarbeitung mittels FMRT. Unser Stimulusmaterial bestand aus einfachen Alltagssätzen. Jeder Satz war semantisch kongruent und kohärent sowie linguistisch korrekt. Die Sätze wurden aufgrund ihrer relativ geringen Cloze-Wahrscheinlichkeit ausgewählt und für alle Probanden und Aufgaben für ihre Cloze-Häufigkeit und die Buchstabenanzahl in jedem Stamm parallelisiert. Um mögliche konfundierende Faktoren, wie Komplexität oder Konkretheit, auszuschalten, wurden die Stimuli für alle Probanden randomisiert. Der einzige Unterschied zwischen den Bedingungen lag in der Aufgabe für das letzte Wort. Um Händigkeit und Geschlecht als potentielle Störfaktoren zu vermeiden (Dietrich et al. 2001), wurden nur eindeutig rechtshändige männliche Probanden eingeschlossen. Obwohl während der Bilderhebung mittels FMRT Geräusche entstehen, konnten wir die Äußerungen der Probanden aufzeichnen und dadurch objektive Maße für die Aufgabendurchführung erhalten.

Wie vorhergesehen gab es deutliche Signaländerungen im rechten Temporallappen sowohl während der GENERIERUNGS- wie auch der ENTSCHEIDUNGS-Bedingung. Die stärkere Beteiligung des rechten im Vergleich zum linken temporalen Kortex steht im Gegensatz zur klassischen Sicht einer linkshemisphärischen Sprachdominanz (Wernicke, Broca, Geschwind) und zu zahlreichen bildgebenden Studien, die wenige oder keine rechtshemisphärische Signaländerungen fanden. Die Mehrzahl dieser Studien untersuchte jedoch Aufgaben zum Verständnis (Helenius et al. 1998; Bavelier et al. 1997; Binder et al. 1997) oder der Produktion (Phelps et al. 1997) einzelner Wörter im Gegensatz zur Satzebene.

Unsere GENERIERUNGS-Bedingung war dem klassischen Wortflüssigkeits-Paradigma (verbal fluency) ähnlich, jedoch wurde die Antwort durch den Satzstamm statt durch ein einzelnes Wort oder einen einzelnen Buchstaben induziert. Die Wortflüssigkeit wird üblicherweise mit Signaländerungen im linken frontalen und parietalen Kortex, im anterioren Cingulum und der linken suplementär motorischen Area (Curtis et al. 1998; Baker et al. 1997; Phelps et al. 1997; Pujol et al. 1996) wie auch im linken mittleren/G. temp. sup. (Baker et al. 1997; Paulesu et al. 1997; Warburton et al. 1996) und Praecuneus (Paulesu et al.

1997; Warburton et al. 1996) in Verbindung gebracht. Die größere Signalintensität in diesen Regionen während unserer GENERIERUNGS-Bedingung (vs. LESEN) und der Konjunktionanalyse können folglich als Korrelate der Einzelwortproduktion interpretiert werden. Im Gegensatz zu einigen anderen Studien zur Wortflüssigkeit [z.B. (Curtis et al. 1998)] konnten wir keine Signaländerungen im linken inferioren temporalen und linken parietalen Kortex beobachten. Dies mag auf Unterschiede in der Beanspruchung des Arbeitsgedächtnisses zurückzuführen sein. Bei Wortflüssigkeitsaufgaben können die Probanden dasselbe Wort nicht zweimal produzieren und müssen also ihre früheren Antworten im Arbeitsgedächtnis speichern. Bei unseren Experimenten war jedoch die Belastung des Arbeitsgedächtnisses zwischen den unterschiedlichen Bedingungen konstant (s.u.).

Bei unserer ENTSCHEIDUNGS-Bedingung mußten sich die Probanden zwischen zwei semantisch passenden Wörtern entscheiden, um einen Satzstamm zu vervollständigen. Diese Aufgabe ist mit semantischen Entscheidungsexperimenten auf Einzelwortbasis vergleichbar, außer daß in diesen Studien den Probanden üblicherweise ein Wort dargeboten wird und sie entscheiden müssen, ob das Wort einer bestimmten semantischen Kategorie angehört. Zum Beispiel wird "cat"/"Katze" dargeboten und die Teilnehmer müssen entscheiden, ob es "lebendig" oder "nicht lebendig" ist (Leube et al. 2001; Kapur et al. 1994). Semantische Entscheidungen bezüglich einzelner Wörter sind verschiedentlich mit der Beurteilung von Tönen (Binder et al. 1997; Binder et al. 1995; Demonet et al. 1992), Phonemen (Demonet et al. 1992), Groß-/Kleinschreibung (Gabrieli, D.E. et al. 1996; Pugh et al. 1996) und lexikalischer Entscheidung (Kapur et al. 1994) verglichen worden. Sie gehen mit Signalveränderungen im linken inferioren frontalen und linken mittleren/superioren temporalen Kortex einher. Dies legt nahe, daß die von uns in diesen Arealen beobachtete größere Voxelintensität während der ENTSCHEIDUNG in Übereinstimmung mit der Literatur insbesondere auf die Entscheidung zwischen den zwei präsentierten Wörtern zurückzuführen ist.

Während wir einen linguistischen Ausdruck (mehrere zusammenhängende Wörter) verarbeiten, halten wir verschiedene aneinander angrenzende Wörter zur Verfügung, bis durch einen integrativen Prozeß die Gesamtbedeutung der Äußerung extrahiert wurde (Makropropositionen, siehe Kapitel 1.4). Unsere Studie war so entworfen, daß das Arbeitsgedächtnis während der verschiedenen Bedingungen gleichbleibend beansprucht wurde. Die Probanden hätten die LESE- und ENTSCHEIDUNGS-Bedingungen schlichtweg durch das Lesen eines der Stichwörter ausführen können, ohne auf die Stämme zu achten, was die Anforderungen an das Arbeitsgedächtnis bei diesen Bedingungen vermindert hätte. Daher wurden die Probanden ausdrücklich instruiert, die Satzstämme zu verstehen, um eine sinnvolle Ergänzung hervorzubringen. Hätten sie nur einfach die Stichwörter gelesen, so hätten wir keinen Unterschied in der Reaktionszeit zwischen der ENTSCHEIDUNG oder dem LESEN erwartet bzw. vergleichbare Reaktionszeiten zwischen der ENTSCHEIDUNG und der GENERIERUNG.

Außerdem geschieht die Verarbeitung von Sätzen automatisch (Mazoyer et al. 1993) und ein implizites Verarbeiten ist dann besonders wahrscheinlich, wenn wie in dieser Studie die Wörter eines nach dem anderen präsentiert und laut artikuliert werden. Sollte tatsächlich die unterschiedliche Beanspruchung des Arbeitsgedächtnisses für die Veränderungen in der Voxelintensität bei unseren Vergleichen verantwortlich sein, würden wir auf jeden Fall Reaktionen in jenen Arealen, die dem Arbeitsgedächtnis zugeschrieben werden, erwarten. In bildgebenden Studien zum Arbeitsgedächtnis bei Wörtern (im Gegensatz zu einzelnen Buchstaben oder anderen visuellen Stimuli) finden sich typischerweise deutliche Signaländerungen im linken dorsolateralen präfrontalen Kortex (Fletcher et al. 1998; Stevens et al. 1998) und größere Signaländerungen im linken temporalen Kortex als im rechten. Wir fanden jedoch größere rechtstemporale Voxelintensitäten bei allen unseren Experimenten und relativ geringe Signaländerungen im linken oder rechten dorsolateralen präfrontalen Kortex.

Nur wenige bildgebende Studien haben Sätze als Stimuli verwendet und dies für gewöhnlich, um die syntaktische Verarbeitung zu studieren. Just (Just et al. 1996), Caplan (Caplan et al. 1998) und Stromswold (Stromswold et al. 1996) benutzten visuell dargebotene Sätze unterschiedlicher syntaktischer Komplexität und baten die Probanden um Plausibilitätsbeurteilungen. Sie fanden alle mehr links- als rechtshemisphärische Veränderungen in der Signalintensität, insbesondere in den Broca- und Wernicke-Arealen. Die meisten bildgebenden Studien zur Sprachverarbeitung haben größere Signalveränderungen im linken temporalen Kortex als im rechten gefunden (Kircher et al. 2000). Diese zusätzlichen rechtshemisphärischen Antworten sind üblicherweise als Korrelate der phonologischen Analyse (Warburton et al. 1996), der relativ hohen Anforderungen an die semantische Verarbeitung (Pugh et al. 1996; Demonet et al. 1992; Wise et al. 1991) oder der Aufmerksamkeitsverlagerung (Kapur et al. 1995) interpretiert worden.

Das Verarbeiten des metaphorischen Aspekts eines langen Satzes führt zu Signalveränderungen in mehreren rechtshemisphärischen Arealen, einschließlich des mittleren temporalen Gyrus und des rechten Frontallappens (Bottini et al. 1994). Dies wurde als Hinweis darauf interpretiert, daß die rechte Hemisphäre eine besondere Rolle beim Verarbeiten von Metaphern spiele. In einem damit verwandten Experiment baten Nicelli et al (1995) die Probanden, sich auf die Moral einer Fabel von Äsop zu konzentrieren, im Gegensatz zu den semantischen Wesenszügen der Charaktere. Sie konnten ebenfalls deutliche Voxelintensitätsänderungen im rechten mittleren temporalen und inferioren frontalen Kortex beobachten. In einer Studie von St. George et al (1999) lasen die Teilnehmer Absätze Wort für Wort, mit oder ohne Titel. Die Aktivierung im rechten mittleren temporalen Sulcus beim Verarbeiten von Absätzen ohne Titel wurde als des "Lesers Versuch, ein einheitliches zusammenhängendes Diskursmodell zu konstruieren und die Intention des Produzenten zu entdecken", interpretiert. Zusammenfassend kann gesagt werden, daß die o.g. Studien die Mitarbeit des rechten temporalen Kortex bei der Extraktion der Gesamtbedeutung eines Satzes nahelegen. Wir interpretieren die rechten temporalen Signalveränderungen dahingehend, daß hier Schlußfolgerungen aus einfachen Sätzen gezogen werden (siehe dazu auch Kapitel 1.8), ein Prozeß, der implizit während der Vervollständigung des Stammes durchgeführt wird.

Wir möchten hier ein Modell vorschlagen, das die rechten temporalen Signalveränderungen während der Satzkomplettierung als Äquivalente der Kontextverarbeitung und der Wortproduktion erklären kann. Es gibt eine große Anzahl von Arbeiten, die zeigen, daß Sprachverarbeitung hochgradig inkremental ist, d.h. das Verarbeiten findet in kleinen Einheiten mit einer kurzen Verzögerung nach dem Input statt (Sedivy et al. 1999; Frazier 1987). Ein hoher Grad von Inkrementalität führt jedoch zu vorübergehenden Unklarheiten für Bedeutungen, die aufgelöst werden müssen. Äußerungen, die in ihrer Gesamtheit eindeutig sind, können zu einem bestimmten Zeitpunkt während des Inputs vorübergehend mehrdeutig sein. Zusätzlich zur Interpretation der Wortbedeutungen und der Analyse der syntaktischen Struktur muß das Verarbeitungssystem letztendlich eine sinnvolle Interpretation des linguistischen Ausdrucks liefern. Mit anderen Wörtern, am Anfang eines gehörten oder gelesenen Satzes ist seine Gesamtbedeutung noch nicht klar. Während sich der Satz entfaltet, wird seine letztendliche Bedeutung immer fokussierter, bis die während der Äußerung aufgetretenen Mehrdeutigkeiten aufgelöst werden. Solange ein Satz verarbeitet wird, müssen mehrere unterschiedliche Bedeutungen jedes Wortes zugänglich sein für den Fall, daß die ursprünglich aktivierte Wortbedeutung zugunsten einer besseren Interpretation der Phrase geändert werden muß. Um diesen Prozeß zu verstehen, ist die Art und Weise, wie semantische Wortfelder in beiden Hemisphären aktiviert und unterdrückt werden, von zentraler Bedeutung (siehe Kapitel 1.8). Eine Modellvorstellung hierfür ergibt sich aus Studien mit semantischer Einzelwortstichgabe (Beeman et al. 1994; Burgess und Simpson 1988) und Experimenten mit ereigniskorrelierten Potentialen (Hagoort et al. 1996), in denen die Stimuli einer Gesichtsfeldhälfte visuell dargeboten wurden, wodurch die semantische Verarbeitung in der kontralateralen Hemisphäre untersucht werden kann. Diese Studien legen nahe, daß die untergeordneten Wortbedeutungen in der linken Hemisphäre schneller unterdrückt werden als in der rechten (Faust und Gernsbacher 1996; Chiarello 1991), was die Schlußfolgerung zuläßt, daß die rechte Hemisphäre eine größere Kapazität für die Integration von Bedeutungen hat als die linke. Es wurde die Hypothese aufgestellt (Beeman et al. 1994), daß die Wörter in der rechten Hemisphäre über breite semantische Felder verbunden sind, im Gegensatz zu fokussierteren Feldern in der linken Hemisphäre. Indem sie diese Arbeiten auf die Satzebene erweiterten, schlußfolgerten Faust et al (1998; 1996), daß in der linken Hemisphäre unpassende Bedeutungen im Kontext zu einem sehr frühen Prozessierungszeitpunkt unterdrückt werden und nur Bedeutungen, die mit der eigentlichen Nachricht übereinstimmen, aktiviert bleiben. Im Gegensatz dazu bleiben in der rechten Hemisphäre vielfache Bedeutungen für einige Zeit aktiv, was im Falle einer

Revidierung der ursprünglichen Interpretation von Vorteil ist. Das Vorhandensein weiter semantischer Felder in der rechten Hemisphäre führt folglich zu einem größeren Potential an Überschneidungen unterschiedlicher, aber miteinander verwandter Begriffe.

Unsere Sätze waren so aufgebaut, daß sie mit einer Reihe verschiedener Wörter, die alle passend waren (relative geringe Cloze-Wahrscheinlichkeit), ergänzt werden konnten. Das bedeutet, daß die Gesamtbedeutung des Satzes bis zum Ende des Stammes unklar war. Daher mußten die Probanden weite semantische Felder aktiviert halten, während sie die Bedeutung des Stammes verarbeiteten (Beeman 1998). Um ein Wort zur Vervollständigung des Stammes zu produzieren oder auszuwählen, mußte auf eine ganze Auswahl verschiedener Bedeutungen für die möglichen Endungsworte zugegriffen und diese aktiviert gehalten werden. Da nach dem o.g. Modell in der linken Hemisphäre nichtdominante Bedeutungen sehr schnell unterdrückt werden, griffen die Probanden auf Bedeutungen der Stammwörter zu, die in der rechten Hemisphäre noch immer aktiviert waren, um die beste Auswahl zu treffen bzw. zu produzieren. Die Anforderungen an die rechte Hemisphäre waren größer, wenn die Probanden eine Vervollständigung generierten, statt sie lediglich auszuwählen, da das Generieren der passendsten Vervollständigung den Zugriff auf eine Reihe unterschiedlicher Wörter erfordert. Bei der ENTSCHEIDUNGS-Bedingung ist dieser Prozeß auf die 2 dargebotenen Wörter begrenzt, während bei der GENERIERUNGS-Bedingung auf die Bedeutungen einer großen Zahl möglicher Endungsworte zugegriffen werden muß.

Wir sind der Meinung, daß die Signalveränderungen im rechten G. temp. sup. ein Korrelat (1) des Prozessierens des Satzstammes wie auch (2) der Integration sinnvoller Endungswörter in den Satzkontext darstellt. Beide Prozeße erfordern die Aktivierung weiter semantischer Felder in der rechten Hemisphäre für einen relativ langen Zeitraum. Die Anforderungen beim Generieren eines Wortes sind größer als die beim Auswählen, da während des GENERIERENS vielfache mögliche Endungswörter aktiviert werden und mit dem Stamm für den besten Treffer abgeglichen werden.

4.2 Die Verarbeitung des Satzkontextes bei Patienten mit und ohne formale Denkstörungen

4.2.1 Einführung

Die klinische Erfahrung, Studien mit ereigniskorrelierten Potentialen und Diskursanalysen lassen vermuten, daß Patienten mit Schizophrenie Schwierigkeiten haben, die kontextuelle Information aus Sätzen zu extrahieren (Strandburg et al. 1997; Rochester und Martin 1979; Chapman und Chapman 1973). Diese Defizite werden insbesondere bei Patienten mit „positiven" formalen Denkstörungen (Kuperberg et al. 1998) deutlich. Läsionsstudien zeigen, daß die Interpretation von Phrasen (Kaplan et al. 1990) oder Geschichten (Weylman et al. 1989) und die Integration von Diskurselementen (Beeman 1993; Brownell et al. 1986; Moya et al. 1986) bei Patienten mit einer rechtsseitigen lateralen temporalen Läsion beeinträchtigt sind, während die funktionelle Bildgebung den rechten temporalen Kortex für das normale Verarbeiten von Sätzen (Muller et al. 1997), Metaphern (Bottini et al. 1994) und das Verständnis von Texten (St George et al. 1999) nahelegt.

Die vorliegende Studie untersuchte die Hirnaktivität bei Patienten mit und ohne formale Denkstörungen mittels FMRT, während sie zwei Satzvervollständigungsaufgaben durchführten, die das Verarbeiten des Kontextes verlangten. Es wurden Sätze verwendet, da Äußerungen die aus mehreren Wörtern bestehne, für gewöhnlich die Basis der verbalen Kommunikation darstellen. Eine der von uns durchgeführten Aufgaben verlangte von den Probanden die Generierung eines Wortes, das einen Satzstamm sinnvoll ergänzte, während sie in der anderen Aufgabe das Endungswort aus zwei möglichen Antworten auswählen mußten. Um eine Beziehung zwischen der zerebralen Aktivierung und dem Verhalten herstellen zu können, maßen wir Geschwindigkeit und Genauigkeit bei der Ausführung der Aufgaben und kovariirten die Daten der Bildgebung nach Kovariation mit den Verhaltensdaten. Wir gingen davon aus, daß diese Aufgaben bei gesunden Kontrollpersonen und Patienten ohne FDS mit einer Aktivierung des rechten lateralen temporalen Kortex einhergehen würden, jedoch Patienten mit FDS eine relativ abgeschwächte Aktivierung dieser Region aufweisen würden. Wir erwarteten, daß die unterschiedliche Aktivierung noch deutlicher werden würde, wenn die Patienten das letzte Wort de novo generieren mußten, da dies größere Anforderungen an die kontextuelle Verarbeitung stellt als die Auswahl der Antwort aus vorgegebenen Stichworten.

4.2.2 Methoden

4.2.2.1 Probanden

Sechs männliche Patienten mit der Diagnose Schizophrenie (DSM IV) wurden aus den Maudsley und Bethlem Krankenhäusern, der Tagesklinik Croydon und der Poliklinik des Maudsley Krankenhauses, London, rekrutiert. Patienten wurden ausgewählt, wenn sie ausgeprägte positive FDS und geringe oder keine Halluzinationen oder Wahn aufwiesen. Diese Gruppe ist identisch mit den Patienten der unter Kapitel 3.1 beschriebenen Studie. Zwei Kontrollgruppen, bestehend aus 6 Patienten mit Schizophrenie ohne FDS und 7 gesunden Freiwilligen wurden mit der FDS-Patientengruppe nach Alter, Geschlecht, kognitiven und soziodemographischen Variablen parallelisiert. Alle Probanden waren rechtshändig (Annett 1970). Rechtshändigkeit ist deshalb wichtig, da Sprache lateralisiert im Gehirn repräsentiert ist und bei Linkshändern die klassischen Sprachzentren (Broca, Wernicke) überzufällig häufig links vorliegen (Knecht et al. 2000). Frauen wurden nicht aufgenommen, da die zerebrale Durchblutung mit dem Regelzyklus schwankt (Dietrich et al. 2001; Reiman et al. 1996). Ausschlußkriterien waren akute oder chronische internistische oder neurologische Erkrankung, Substanzmißbrauch und allgemeine Ausschlußkriterien für die Kernspintomographie (z.B. Metallteile im Körper). Am Tag der Datenerhebung wurden der verbale IQ mit dem National Adult Reading Test (Nelson und Willison 1991), das Arbeitsgedächtnis (Wechsler 1981) und die Aufmerksamkeit mittels des Continiuous Performance Test (Weintraub und Mesulam 1985) getestet. Weder bezüglich dieser Maße noch der soziodemographischen Variablen unterschieden sich die Gruppen (siehe Tabelle 2). Alle Patienten nahmen typische Neuroleptika in stabiler Dosierung ein. Die klinischen Daten der Patienten wurden am Tag der Datenerhebung mittels des Schedule for Affective Disorder and Schizophrenia, Lifetime Version [SADSL-L, (Spitzer und Endicott 1979)], Scale for the Assessment of Positive Symptoms [SAPS (Andreasen 1984)] und dem Scale for the Assessment of Negative Symptoms [SANS (Andreasen 1982)] charakterisiert. Die Patienten mit FDS zeigten hohe Werte für „positive" formale Denkstörungen (Mittelwert SAPS 3.83, 0.75) und relativ niedrige Werte für Halluzinationen (0.33, SA 0.52), Wahn (0.83, 0.75) und negative Symptome (SANS Score gesamt 3.33, 2.34, SAPS Score gesamt 6.17, 0.75). Die Studie war von der örtlichen Ethikkommission genehmigt worden. Die Teilnehmer wurden über die Studie aufgeklärt und gaben ihre schriftliche Einwilligung.

Tabelle 2 Soziodemographische und klinische Charakteristika von Patienten- und Kontrollgruppen

	Patienten mit FDS	Patienten ohne FDS	Kontroll-personen	Unter-schied
	MW (SA)	MW (SA)	MW (SA)	p
Alter (Jahre)	34.3 (11.5)	31.2 (7.0)	34.0 (7.9)	0.23[a]
NART IQ	101.2 (10.7)	100.8 (7.7)	107.6 (9.6)	0.31[a]
Zahlenmerkfähigkeit (Arbeitsgedächtnis)	6.0 (1.9)	6.0 (2.1)	7.7 (1.9)	0.16[a]
Continuous Performance Test	3.3 (1.6)	4.3 (0.8)	1.9 (0.9)	0.01[a]
Jahre in Vollzeitausbildung	11.7 (1.7)	10.6 (1.1)	13.3 (2.7)	0.11 [a]
Schulabschluß [1]				0.06[b]
beste Arbeitsstelle[1]				0.26 [b]
Familienstand				0.86 [b]
Krankheitsdauer (Jahre)	13.3 (9.9)	12.2 (5.9)		0.82[c]
Chlorpromazin Äquivalente (mg/Tag)	1041 (738)	568 (303)		0.19[c]
SAPS total	6.2 (0.7)	0.5 (1.2)		0.002[d]
SAPS „positive" FDS	3.8 (0.7)	0.0 (0.0)		0.002[d]
SAPS Halluzinationen	0.3 (0.5)	0.3 (0.8)		0.8[d]
SAPS Wahn	0.8 (0.7)	0.1 (0.4)		0.1[d]
SANS total	3.3 (2.3)	5.0 (1.4)		0.2[d]

[1](Goldthorpe und Hope 1974); [a] One-Way ANOVA; [b]Kruskal-Wallis; [c]t-Test für unverbundene Stichproben; [d]Mann-Whitney-U

4.2.2.2 Sonstige Methodik

Die Stimuli, der Versuchsaufbau, die Auswertung der Verhaltens- und Bilderhebungsdaten war identisch mit dem unter 4.1.2 beschriebenen Vorgehen. Die Nicht-FDS Patienten führten nur den Versuch GENERIERUNG vs. LESEN durch.

Die Auswertung der Bilddaten erfolgte wie unter 4.1.2 beschrieben. Die Nullhypothese, daß kein Unterschied zwischen den Gruppen in der Aktivierungsstärke besteht, wurde für alle Voxel durchgeführt (p=0.03), die in der einen oder anderen Gruppe aktiviert waren (Bullmore et al. 1999; Edington 1980).

4.2.3 Ergebnisse

4.2.3.1 Verhaltensdaten

Für eine weitergehende Analyse der Daten, insbesondere der Reaktionszeiten und Fehlerrate, sowie eine Kovarianzanalyse der Verhaltensparameter mit der BOLD Antwort siehe Kircher et al (2001).

4.2.3.2 Aktivierungen

4.2.3.2.1 Aktivierungen innerhalb der Gruppen

Für die Vergleiche der zerebralen Aktivierung zwischen den Bedingungen wurde der Median des FPQ gegen die Nullhypothese über 21226 (SA 822) Voxel getestet mit einer Fehlerwahrscheinlichkeit für Typ I Fehler auf 0.001. Die Aktivierungsfoci der Kontrollgruppe sind in den Tabelle 11 bis Tabelle 14 und Abbildung 16 aufgelistet, die der Patienten mit FDS in Tabelle 15 (Abbildung 17 und Abbildung 19), die der Patienten ohne FDS in Tabelle 16 (Abbildung 17).

4.2.3.2.2 Unterschiede in der Aktivierung zwischen den Gruppen

Mit Hilfe einer ANOVA wurden Unterschiede zwischen den Gruppen in Phase mit der „Aktivierungsbedingung" auf Voxelebene mit p=0.03 berechnet. Die Ergebnisse für die GENERIERUNG vs. LESEN-Bedingung sind in Tabelle 17 und Abbildung 18 aufgezeigt. Während GENERIERUNG vs. ENTSCHEIDUNG aktivierten die Kontrollpersonen folgende Regionen stärker als die Patienten mit FDS: rechten Cortex cerebelli post. (BA 14; Tal x: 14, Tal y: -64, Tal z: -13; Anzahl der aktivierten Voxel: 18), Praecuneus (BA 7; 3, -39, 48; 8) G. fusiformis/lingualis (BA 18/19; 14,-67,-7; 7), Insula (29, -19, 9; 5), G. temp. med. (BA 21; 61,-28,-2; 5), G. cinguli (BA 23/24; 0,-11,26; 4). Während GENERIERUNG vs. ENTSCHEIDUNG aktivierten die Patienten mit FDS den linken G. praecentralis (BA 9; -52, 0, 20; 8) stärker als die Kontrollpersonen.

Während ENTSCHEIDUNG vs. LESEN aktivierten die gesunden Kontrollpersonen den linken G. front. inf. (BA 45; -46, 25, 9; 6) signifikant stärker als die Patienten mit FDS.

4.2.4 Diskussion

Wir untersuchten die funktionelle Anatomie der Wortgenerierung und -auswahl bei Patienten mit Schizophrenie im Kontext einer Satzvervollständigungsaufgabe mittels FMRT. Statt einzelner Wörter wurden Sätze als Stimuli benutzt, da Patienten mit Schizophrenie Probleme in der Verarbeitung von Diskurskontext haben (Nestor et al. 1997; Strandburg et al. 1997; Rochester und Martin 1979). Es wurden speziell Patienten mit FDS ausgewählt, da diese Defizite bei solchen

Patienten besonders deutlich sind (Kuperberg et al. 1998). Trotz kleiner Gruppengrößen konnte durch die Auswahl von Patienten mit ähnlichen Symptomen die Heterogenität zwischen den Patientengruppen reduziert werden. Die Aufgaben wurden laut verbalisiert, so daß wir die Geschwindigkeit und Genauigkeit der Antworten aufzeichnen und so überprüfen konnten, ob die Unterschiede in der Aufgabendurchführung im Vergleich zu den Kontrollpersonen zu unterschiedlichen Aktivierungen führten. Obwohl durch gesprochene Sprache Kopfbewegungen und auch Susceptibilitätsunterschiede Artefakte (Bullmore et al. 1999) im FMRT hervorrufen könnte, waren die während der Bildgewinnung gemessenen Kopfbewegungen in den Gruppen minimal und Susceptibilitätsartefakte lediglich medial inferior frontal nachweisbar. Die FMRT geht mit einem deutlichen Scannergeräusch einher, dennoch berichteten alle unsere Testpersonen, daß sie sich während der Aufgaben selbst sprechen hören konnten. Alle unsere Patienten nahmen Neuroleptika ein, die eventuell die BOLD-Antwort beeinträchtigt haben könnten. Es ist zwar nachgewiesen, daß dopaminerge Substanzen die Ruheaktivität im Striatum (List und Cleghorn 1993) und die Aktivierung im cingulären Kortex bei kognitiven Aufgaben (Fletcher et al. 1996) beeinflussen können, dennoch lagen die meisten der identifizierten Unterschiede zwischen den Gruppen außerhalb dieser Regionen.

Die Kontrollpersonen und Nicht-FDS-Patienten zeigten eine Aktivierung des rechten (mittleren und/oder oberen) temporalen Kortex während der GENERIERUNGS-Bedingung (und bei den Kontrollpersonen auch während ENTSCHEIDUNG). Läsionsstudien zeigen, daß die Nutzung des Kontextes bei der Interpretation von Phrasen (Kaplan et al. 1990) oder Geschichten (Weylman et al. 1989) bei Patienten mit rechten temporalen Läsionen beeinträchtigt ist und daß diese Schwierigkeiten haben, Diskurselemente zu integrieren (Beeman 1993; Brownell et al. 1986; Moya et al. 1986). Weiterhin weisen funktionell-bildgebende Studien auf eine Beteiligung des rechten temporalen Kortex beim Verarbeiten von Sätzen (Muller et al. 1997), komplexen Metaphern (Bottini et al. 1994) und Geschichten (St George et al. 1999) hin. Die Aktivität dieser Region während unserer Aufgaben könnte daher ein Korrelat des Schlußfolgerns aus dem linguistischen Kontext darstellen (Extraktion der Makropropositionen, siehe Kapitel 1.4), wobei eine größere Aktivierung während der GENERIERUNG als der ENTSCHEIDUNG zu sehen ist, was ein Korrelat der größeren Anforderungen an die Kontextverarbeitung sein könnte. Dieses Ergebnis kann außerdem einen Hinweis auf die Pathogenese des "Konkretismus" (Chapman und Chapman 1973) bei Patienten mit Schizophrenie geben, also dem inadäquaten Verhaften auf der wörtlichen Bedeutung in Metaphern oder Sprichwörtern (siehe Kapitel 1.7 und 1.8).

In Einklang mit unserer Hypothese zeigten die Patienten mit FDS im Vergleich zu den Patienten ohne FDS und den Kontrollpersonen eine verminderte Aktivierung im rechten temporalen Kortex während der GENERIERUNG, und dies sowohl bei Gegenüberstellung mit dem LESEN als auch dem ENTSCHEIDEN. Dies schien keine Funktion der Reaktionszeit oder Fehlerrate zu sein, da sie nach Einbeziehung dieser Variablen als Kovariablen in die Analyse noch immer vorhanden war. Bei der ENTSCHEIDUNG gab es keine Unterschiede in der rechten temporalen Aktivierung zwischen den Gruppen (im Vergleich zum LESEN), was nahelegt, daß die unterschiedliche Beteiligung des rechten temporalen Kortex während der GENERIERUNG aufgabenspezifisch war und nicht die Folge einer feststehenden Abnormität (trait marker), welche die Antworten dieser Region generell beeinträchtigt hätte. Ein Zusammenhang zwischen der Wortflüssigkeit (verbal fluency; Generieren nach Stichgabe von einzelnen Wörter oder Buchstaben bei fehlenden Satzstämmen) und einer abnormalen Aktivierung bei Schizophrenie wurde schon in anderen Studien gesehen, doch dies bezog sich hauptsächlich auf eine verminderte präfrontale Antwort (Curtis et al. 1998; Yurgelun Todd et al. 1996; Frith et al. 1995), welche in dieser Studie nicht nachweisbar war, und auf eine *stärkere* temporale Aktivierung bei Patienten im Vergleich zu Kontrollpersonen (Curtis et al. 1998; Yurgelun Todd et al. 1996; Frith et al. 1995). Dies läßt vermuten, daß die verminderte rechtshemisphärische temporale Antwort, die wir während der GENERIERUNG bei der FDS Gruppe beobachteten, mehr mit der intrinsischen Generierung im Satzkontext als mit der intrinsischen Produktion *per se* zu tun hat. Dies deckt sich auch mit neueren Arbeiten, die argumentieren, daß „Hypofrontalität“ kein festes Merkmal bei Schizophrenie ist, sondern von den kognitiven Anforderungen der gestellten Aufgaben abhängt (Curtis et al. 1998; Fletcher et al. 1998).

Während bei den Patienten die Unterschiede in der rechtsseitigen temporalen Aktivierung unabhängig von der schlechteren Ausführung der Aufgaben waren, war nach dem Kovariieren für Fehler bei der GENERIERUNG vs. LESEN keine stärkere Aktivierung des linken inferioren frontalen, inferioren temporalen und fusiformen/okzipitalen Kortex bei den FDS Patienten mehr erkennbar. Dies legt die Vermutung nahe, daß die verstärkte Beteiligung dieser Areale in Zusammenhang mit der Produktion linguistisch unpassender Antworten steht. Läsionsstudien, elektrophysiologische und bildgebende Studien lassen vermuten, daß diese Regionen einen Teil eines Netzwerks darstellen, das am semantischen Verarbeiten einzelner Wörter beteiligt ist (Damasio et al. 1996; Vandenberghe et al. 1996; Nobre und McCarthy 1995; Pietrini et al. 1988). Linke inferiore temporale Läsionen können zu Sprache mit semantischen Paraphasien führen (Alexander et al. 1989; Kertesz et al. 1982), die denen bei FDS ähneln (Kuperberg et al. 1998; Nestor et al. 1997; Strandburg et al. 1997). Die linke fusiforme Region wird aktiviert, wenn gesunde Kontrollpersonen linguistische Anomalien verarbeiten (Kuperberg et al. 2000; Nobre und McCarthy 1995) und wenn Patienten FDS produzieren (Daprati et al. 1997). Die stärkere Aktivierung in diesen Regionen könnte daher die Beteiligung von Arealen, die am semantischen Verarbeiten auf Einzelwortebene beteiligt sind, abbilden, während die Patienten um eine passende Antwort nach Analyse der Bedeutung einzelner Wörter (und nicht wie die Kontrollpersonen des ganzen Satzes) rangen. Ebenso könnte diese

Aktivierung auch eine neuronale Antwort auf die Artikulation eines inkongruenten Satzendes darstellen.

Da die Erzeugung eines Wortes zur Satzvervollständigung verlangt, daß aus dem Stamm extrahierte Informationen „on-line“ zur Verfügung gehalten werden, könnte die unterschiedliche Aktivierung im rechten temporalen Kortex auf ein beeinträchtigtes Arbeitsgedächtnis der Patienten mit FDS zurückzuführen sein. Obwohl das verbale Gedächtnis bei Schizophrenie beeinträchtigt sein kann (Saykin et al. 1994), scheint dies dennoch kein ausgeprägtes Merkmal bei Patienten mit FDS zu sein (Aloia et al. 1998; Goldberg et al. 1998). Außerdem scheinen Patienten mit Schizophrenie während Wortgedächtnisaufgaben eine *stärkere* Aktivierung des temporalen Kortex aufzuweisen als die Kontrollpersonen (Fletcher et al. 1998). Eine andere denkbare Erklärung könnte das FDS zugrundeliegende Selbst-Monitoring sein (Frith 1992), da das normale Selbst-Monitoring dem rechten temporalen Kortex zugeschrieben wird (McGuire et al. 1996).

Unser Ergebnis einer abnormen temporalen Aktivierung bei Patienten mit FDS stimmt mit den Daten früherer bildgebender Studien überein. Der Schweregrad von FDS war invers korreliert mit dem Blutfluß im linken G. temp. sup. während der Beschreibung mehrdeutiger Bilder (McGuire et al. 1998) und eine Reihe von strukturellen bildgebenden Studien berichten über eine umgekehrte Asymmetrie des Planum temporale [normalerweise links größer als rechts, (Petty et al. 1995; Vita et al. 1995; DeLisi et al. 1994; Rossi et al. 1994)] und über ein verringertes Volumen des linken G. temp. sup. bei Patienten mit Schizophrenie und FDS [(Shenton et al. 1992), Übersichten siehe (Shenton et al. 2001; Rajarethinam et al. 2000; Shapleske et al. 1999)]. Die Feststellung einer von der Symptomatik des Patienten und der Art der kognitiven Aufgabe abhängigen differentiellen Aktivierung des temporalen Kortex liefert weitere Beweise für die kürzlich vorgebrachten Modelle zur Informationsverarbeitung bei Schizophrenie, welche beeinträchtigte Verbindungen, insbesondere zwischen den Hemisphären, betonen (Crow 1998; Andreasen 1997; David 1994).

4.3 Mismatch-Antworten auf Gradientenschaltgeräusche im FMRT und Ganzkopf-MEG bei Gesunden und Patienten mit Schizophrenie

4.3.1 Einführung

In den bisherigen Kapiteln konnte unter anderem gezeigt werden, daß bei Patienten mit Schizophrenie eine seitenverkehrte Aktivierung des mentalen

Lexikons vorliegt, die symptomatisch durch positive FDS und Konkretismus wird. Beim Verständnis von Sätzen aktivieren Gesunde den rechten lateralen Temporallappen, Patienten den linken (Kapitel 4.1 und 4.2), bei der Produktion von flüssiger, zusammenhängender Sprache fanden sich bei Gesunden Signaländerungen im linken, bei Patienten im rechten G. temp. sup. (Kapitel 3.3). Diese Untersuchugen wurden mit FMRT durchgeführt, was den Vorteil hoher räumlicher, aber den Nachteil schlechter zeitlicher Auflösung hat. Sensorische Informationsverarbeitung und so auch Sprachverarbeitung vollzieht sich im Millisekundenbereich, was sich am besten mit elektrophysiologischen Methoden untersuchen läßt.

Zur Untersuchung früher Komponenten der Reizverarbeitung bieten sich akustisch evozierte Potentiale an. Diese werden typischerweise durch Mittelung von EEG-Abschnitten gewonnen, die mit einem bestimmten, mehrmals wiederholten Reiz zeitlich gekoppelt sind. Ist der Reiz ein kognitiv relevantes Ereignis, so spricht man von ereignsikorrelierten Potentialen. Die periodische, nicht ereignisgekoppelte Aktivität werden durch den Mittelungsprozeß aufgehoben, während die spezifische hirnelektrische Antwort bestehen bleibt. Übersichten zu evozierten Potentialen finden sich bei (Strik 1999; Maurer 1993; Olbrich 1989). Von den verschiedenen möglichen Paradigmen und Komponenten der evozierten Potentiale wollen wir auf die Mismatch-negativity (MMN) näher eingehen. Diese wird erzeugt, indem leichte Abweichungen der Dauer, Tonhöhe oder Intensität eines akustischen Reizes im Rahmen einer sonst gleichförmigen Reizserie zu einer Zunahme der Negativierung im Latenzbereich um 200 ms führt. Im Unterschied zum P300 Paradigma richtet der Proband seine Aufmerksamkeit nicht auf die Stimuli, sondern erhält eine ablenkende Aufgabe. Gedeutet wird die Komponente als Ausdruck automatischer Wahrnehmung und Diskrimination vor dem Hintergrund einer akustischen Gedächtnisleistung, d.h., der häufige Stimulus wird ohne Einfluß von top down Prozeßen mit dem seltenen Stimulus verglichen.

Sowohl bei behandelten wie auch bei unbehandelten Patienten mit Schizophrenie fand sich eine reduzierte Amplitude der MMN im EEG. Bei einer Kontrollgruppe mit bipolar affektiven Patienten war die Komponente dagegen normal (Catts et al. 1995). Es wurde die Hypothese aufgestellt, daß bei Patienten mit Schizophrenie ein generelles Defizit im auditorisch-sensorischen Gedächtnis vorliegt (Javitt et al. 2000), wobei hier die Befunde nicht eindeutig sind und es scheint, als ob Patientencharakteristika wie Negativsymptome (Rabinowicz et al. 2000; Catts et al. 1995) und Art der neuroleptischen Medikation (Michie et al. 2000; Todd et al. 2000) die Ergebnisse beeinflußt. Weiterhin wurde die verminderte Amplitudenreduktion auf die devianten Stimuli als gestörtes sensory gating interpretiert. Patienten können, auf einer vorbewußten Ebene, wesentliche nicht von unwesentlicher Information unterscheiden und werden daher von Reizen überflutet, so die Interpretation. Dies führt zu einer „Überlastung“ des „kognitiven Apparates“ und wurde mit psychotischen Zustandsbildern in Zusammenhang gebracht (Müller Spahn et al. 1996).

EEG Studien zur MMN haben den Nachteil einer geringen räumlichen Auflösung. In der hier beschriebenen Untersuchung wurde ein MMN Paradigma als Stimulus eingesetzt und die neuronale Antwort mittels FMRT aufgezeichnet. Ziel war die genaue Lokalisation der Aktivierung und ein Vergleich von Gesunden mit schizophrenen Patienten. Generell hat FMRT den Nachteil eines lauten Eigengeräusches durch die bildkodierende Gradientenschaltung (Talavage et al. 1999). Dieses kann zu einer Reduktion der Antwortamplituden (Hall et al. 1999) oder einer Maskierung der tonotopischen Organisation führen (Le et al. 2001). Um diese Störquelle zu umgehen, bietet es sich an, das Tomographengeräusch selbst als Schallquelle zur Stimulusapplikation zu nutzen. Diese hat mehrere Vorteile: (a) unerwünschte auditorische Interaktionen zwischen Stimulus (z.B. über Kopfhörer appliziert) und Tomographengeräusch bleiben aus, (b) die relativen Lautstärkelevel sind sehr gut kontrolliert und (c) es werden keine externen Komponenten wie Kopfhörer oder Lautsprecher benötigt, die selbst wieder zu Artefakten führen könnten.

Wir verwendeten eine Bildgebungssequenz im MR Tomographen als MMN Paradigma, wobei sich leisere (verminderte Amplitude) und kürzere (verminderte Dauer) Töne mit häufigen Tönen zufällig abwechselten. Alle Klänge wurden durch die Schaltung der Gradienten erzeugt, die gleichzeitig der Bildgewinnung dienten. Als externe Kontrolle des Paradigmas diente eine MEG Ganzkopfuntersuchung mit exakt denselben Stimuli, die im MR Tomographen digital aufgezeichnet und im MEG über Kopfhörer dargeboten wurden (Mathiak et al. 2002). Die Ergebnisse von Gesunden wurden im Rahmen einer Pilotstudie mit denen bei Patienten mit Schizophrenie verglichen.

4.3.2 Methoden

Zur ausführlichen Darstellung von Methodik und Ergebnissen siehe Kircher et al 2003.

4.3.2.1 Probanden

Elf rechtshändige gesunde Probanden nahmen am FMRT und zwölf am MEG Experiment teil. Sechs rechtshändige Patienten nahmen an den FMRT und den MEG Experimenten teil. Alle Teilnehmer hatten intaktes Gehör, keiner litt an neurologischen oder internistischen Erkrankungen.

4.3.2.2 FMRT Datenerhebung und -analyse

Zunächst wurde auf einem 1,5T MR Tomographen (Sonata, Siemens, Erlangen) ein T1 gewichtetes anatomisches Bild (FLASH-3D) angefertigt, anschließend erfolgte die funktionelle Bildgebung. Eine single-shot multi-echo EPI Sequenz wurde über einer 32 x 64 Matrix angewandt mit einer read-out Zeit von 19 ms per Echo (nicht-lineares Sampling auf sinusoidalen Gradienten ramps, Bandbreite = 50 kHz). Die häufigen Ereignisse wurden durch die Erhebung von acht Echos pro Schichtebene (Dauer = 152 ms) mit einer stimulus onset asynchrony (SOA) von 800 ms erzeugt. Für den Amplituden-mismatch wurde die Stärke der Gradientem um den Faktor 0,35 verringert (-9 dB Schalldruck). Der Ton, der durch das Auslesen von 4 anstelle von 8 Gradienten erzeugt wurde, lieferte den Stimulus für den Dauer-mismatch (siehe Abbildung 7). Der Schalldruckpegel des Gradientenschaltgeräusches belief sich auf 94,5 dB in der Nähe des Kopfes, mit circa -28 dB Dämpfung durch die verwendeten Kopfhörer. Während drei verschiedener Datenerhebungsblocks wurden ein, zwei und vier Schichten parallel zur Sylvischen Fissur erhoben, die das Planum temporale und den Heschelschen Gyrus umfaßten. Die Anzahl der Stimuli (= Anzahl der Schichtaufnahmen) belief sich auf 512, mit einer, zwei und vier Schichten (TR = 800, 1600, 3200 ms). Multi-Echo Sequenzen wurden verwendet, um erstens akkustische Stimuli von passender Dauer zu erzeugen und um zweitens die Sensitivität für den BOLD Effekt zu erhöhen (Posse et al. 1999).

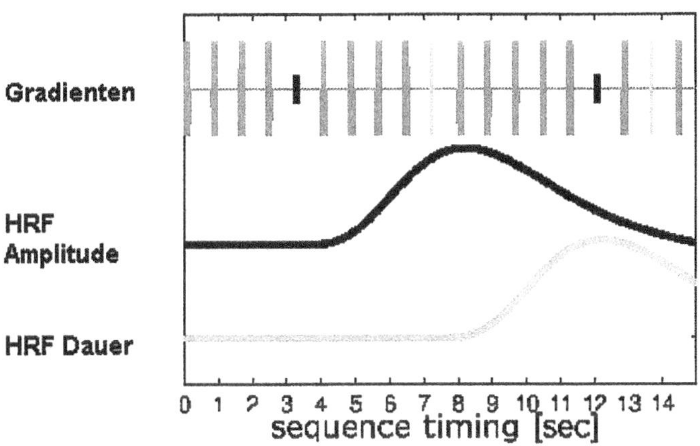

Abbildung 7 Schema der Gradientenschaltung mit dem Amplituden mismatch (grün) und dem Dauer mismatch (rot). Die Kurven geben die hämodynamische Antwortfunktion (HRF) wieder.

Die Auswertung der Multi-Echo MR Daten erforderte vor der Anwendung der Standardsoftware „Statistical Parametic Mapping“ [SPM (Javitt et al. 2000)] eine Vorverarbeitung. Durch die differentielle Wichtung der acht aufeinanderfolgenden Echos wurde das Signal-Rausch oder das Kontrast-Rausch Verhältnis optimiert. Um das Signal-Rausch Verhältnis zu maximieren, wurde jedes gemessene Echo (i = 1, ... , 8) mit $[\exp(-TE_i/80\ ms)]^2$ (TE = Echo-Zeit des i-ten Echos) vor der

Mittelung gewichtet. Diese Bilder werden als Signal-Rausch-Bilder bezeichnet. Für ein optimales Kontrast-Rausch Verhältnis (signal to noise ratio, SNR) des BOLD Effektes wurden die Echos mittels gewichteter Faktoren $[TE_i \cdot \exp(-TE_i/65ms)]^2$ summiert (contrast to noise ratio, CNR). Realignement und Normalisierung wurden anhand der SNR Bilder durchgeführt. Die Bewegungskorrektur wurde auf die Aquisitionsebene beschränkt (Mathiak und Posse 2001). Durch die Anwendung eines allgemeinen linearen Modells auf die Signalintensitäten der CNR Bilder wurden Statistical parametric maps (SPM) erzeugt. Als Referenzvektor für das Paradigma (d.h. die modellierte hämodynamische Antwortkurve, siehe Abbildung 7) diente die Konvolution der Bi-Gamma Funktion und die Indikator Funktion der seltenen Ereignisse. Im Fall der Aufnahme von vier Schichten wurde die Analyse für jede Schicht unter Einbeziehung der zeitlichen Verzögerung wiederholt. Anschließend wurden die berechneten statistical maps kombiniert (Mathiak et al. 2002).

4.3.2.3 MEG Datenerhebung und -analyse

Auditorisch evozierte Magnetfelder wurden mittels eines 151 Kanal Ganzkopf MEG Gerätes (CTF System Inc., Vancouver, Canada) in einem elektromagnetisch abgeschirmten Raum aufgezeichnet (Aufzeichnungsrate = 250 Hz, anti-aliasing Filterung = 80 Hz). Daten wurden in zwei Durchgängen mit je 450 sweeps (sweep Länge 600 ms, Prästimulus baseline = 148 ms, Inter-Stimulus-Intervall = 610 ms) mit 20% zufällig eingestreuten abweichenden Tönen erhoben (90 der 450 sweeps). Das im FMRT aufgezeichnete Gradientenschaltgeräusch wurde als Stimulusmaterial verwendet. Die MEG Datenanalyse wurde, wie in früheren Studien beschrieben, mittels standardisierter Protokolle durchgeführt (Mathiak et al. 2001).

4.3.3 Ergebnisse

4.3.3.1 MR Analoga der Mismatch-negativity

Für den Amplituden-Mismatch zeigte die Gruppenanalyse bei den Gesunden eine signifikante Aktivierung im Planum temporale bilateral (Abbildung 20). Für den Dauer-Mismatch fand sich eine signifikante Aktivierung in der rechten, aber nicht in der linken Hemisphäre. In einer region of interest Auswertung wurden die Antworten im primären (A1 = Talairach Koordinaten x, y, z: ±45, -16, 4 mm) und dorsalen sekundären auditorischen Kortex (A2 = ±56, -26, 7 mm) quantifiziert. Über die gesamte Gruppe waren die A2 größer als die A1 Aktivierungen. Die Signaländerungen für den Amplituden-Mismatch in A2 waren links größer als rechts, für den Dauer-Mismatch rechts größer als links ($p<0.001$; Abbildung 8).

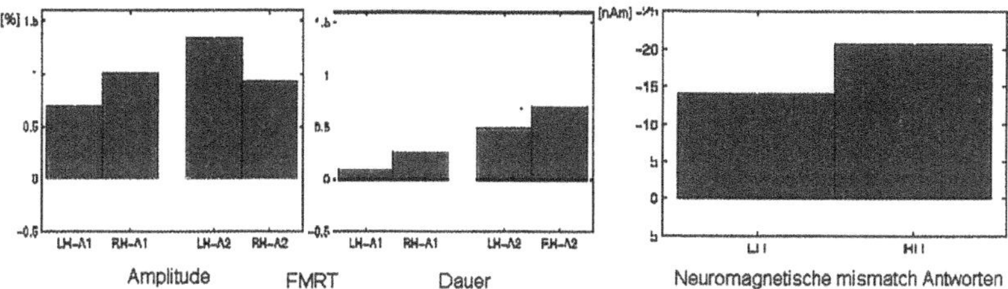

Abbildung 8 Relative Effektgrößen für Aktivierungen über die Gruppe der Gesunden in den a priori festgelegten Koordinaten für den primären (A1) und sekundären (A2) auditorischen Kortex in der rechten (RH) und linken (LH) Hemisphäre. Zum Vergleich links daneben die neuromagnetischen Amplituden der mismatch Felder, gemessen mit MEG über den RH und LH als Antworten auf die Gradientenschaltgeräusche des MR Tomographen.

Bei einer Auswertung der Pilotdaten in der Patientengruppe zeigten sich für den Amplituden-mismatch vergleichbare Aktivierungsmuster wie bei den Gesunden. Für den Dauer-mismatch fanden sich im Gegensatz zu den Gesunden in der rechten und linken Hemisphäre symmetrische Aktivierungen.

4.3.3.2 Mismatch Felder im MEG

In der Gruppe der Gesunden hatte die N1m (100-200 ms) eine mehr anteriore, laterale und superiore Quelle im Vergleich zur P50 (1,2 cm, $p<0.05$), im Einklang mit der Literatur (Pantev et al. 1995) (Abbildung 20). Eine signifikante MMNm mit einer Verzögerung von 160 - 200 ms nach Stimulus onset konnte bei acht der zwölf ($p<0.05$) und der Gesamtgruppe ($p<0.001$) ausgelöst werden. Rechshemisphärische Antworten waren größer im Vergleich zu linkshemisphärischen (LH=-42,0±9,2 nAm, RH=-53,1±15,3 nAm; t-Test für verbundene Stichproben: $p<0.05$; Abbildung 8).

Bei den Patienten als Gruppe fanden sich vergleichbare Aktivierungen wie bei den Gesunden, aber mit deutlich geringeren Amplituden. Eine Lateralisation konnte für die MMNn bei einer Verzögerung von 160-200 ms nach Stimulus onset im Gegensatz zur Gruppe der Gesunden nicht beobachtet werden.

4.3.4 Diskussion

In dieser Untersuchung konnte gezeigt werden, daß sich mit akkustischen Stimuli, erzeugt duch das Gradienten Schaltgeräusch aus dem MRT, robuste Mismatchfelder im MEG erzeugen lassen. Die Dipol-Quellenanalyse bei den

Gesunden ergab eine eher inferiore Lokalisation der Mismatch Generatoren verglichen mit der P50. Dies weist auf die Quelle der mismatch Antwort im Planum temporale hin. Die Lateralisation der Amplitudengröße mag auf die größere Sensibilität des rechten auditorischen Kortex für Umweltgeräusche hindeuten (Mathiak et al. 2000).

In der Pilotstudie mit schizophrenen Patienten zeigte sich, daß bei diesen die elektromagnetischen Amplituden deutlich kleiner sind und eine Lateralisation nicht mehr beobachtet werden konnte (Todd et al. 2000; Sauer et al. 1998; Hajek et al. 1997). Die Ergebnisse sollten aber als vorläufig betrachtet werden, da die Gruppengröße klein und die Gruppen bezüglich Alter und Geschlecht nicht parallelisiert waren.

Die BOLD Antwort auf die Stimuli repräsentiert eine neuronale Aktivität, die über mehrere Sekunden integriert ist. Abgrenzbare, elektrophysiologisch nachweisbare Antwortkomponenten können dabei nicht unterschieden werden. Amplitudenänderungen (Lautstärke) führen daher zu einem Adaptationsprozeß wie auch der Detektion des abweichenden Stimulus. Daher fanden sich hier Aktivierungsänderungen im primären wie auch sekundären auditorischen Kortex. Im Gegensatz dazu kommt es beim Dauer-mismatch zu keiner Veränderung der Adaptationsprozeße, weil die Lautstärke konstant bleibt. Daher zeigte sich kaum ein Effekt in den primären, sondern nur in den sekundären auditorischen Arealen. Auch deckt sich beim Dauer-mismatch die rechtshemisphärische Aktivierung mit der neuromagnetischen mismatch Antwort.

Bei den Patienten zeigte sich für den Amplituden mismatch dieselbe BOLD Antwort wie in der gesunden Kontrollgruppe. Dagegen zeigte sich für den Dauer mismatch, im Gegensatz zu der Kontrollgruppe, eine bilaterale Aktivierung. Dies könnte der Ausdruck einer gestörten hemisphärischen Lateralisation sein, wie er für Patienten mit Schizophrenie postuliert wird. Andere Arbeiten haben ebenfalls eine veränderte hemisphärische Lateralistation für frühe auditorische Reizverarbeitung festgestellt (Pekkonen et al. 1999), wobei sich interessanterweise eine Korrelation zwischen Alterationen von MEG Befunden mit einer Volumenminderung der grauen Substanz im G. temp. sup. fand (Sauer et al. 1998, Hajek et al. 1997). In einer anderen Studie zur MMN (Wible et al. 2001), wo über Kopfhörer auditorische Stimuli in einem FMRT Experiment appliziert wurden, fand sich bei Patienten mit Schizophrenie eine verminderte Aktivierung im Planum temporale beidseits in der Tonhöhen-mismatch, aber nicht in der Kontrollbedingung (gleichförmige Töne). Diese Studie allerdings verwendete keine elekrophysiologische oder magnetencephalographische Kontrollbedingung und das Tomographengeräusch stellte eine unkontrollierte Variable dar. Sollte sich unser Befund auch bei einer größeren Gruppe von Patienten als robust erweisen, würde er die Ergebnisse aus den Kapiteln 3.3 und 4.2 erweitern und darauf hinweisen, daß bereits in der frühen auditorischen Reizverarbeitung eine Störung vorliegt, die dann über weitere Mechanismen zu psychopathologischen Phänomenen führt. So konnten in einer Reihe von funktionellen bildgebenden Studien differentielle Aktivierungsmuster im G. temp. sup. bei Patienten insbesondere für sprachliche Phänomene nachgewiesen werden (Kircher et al. 2001; Ragland et al. 2001; Lennox et al. 2000; Spence et al. 2000; Woodruff et al. 1997; Frith et al. 1995) und seit längerem ist eine aufgehobene oder umgekehrte Asymmetrie des Planum temporale bei Patienten mit Schizophrenie bekannt (Shenton et al. 2001; Rajarethinam et al. 2000; Shapleske et al. 1999; Petty et al. 1995; Vita et al. 1995; DeLisi et al. 1994; Rossi et al. 1994). Unsere Ergebnisse können somit ein Bindeglied herstellen zwischen Ergebnissen aus Studien zur strukturellen Bildgebung (Anatomie) und Untersuchungen zu höheren kognitiven Funktionen, die dem lateralen temporalen Kortex zugeschrieben werden, indem wir bereits eine differentielle funktionelle Asymmetrie bei einfachsten akustischen Reizen, die keine Aufmerksamkeitsleistung und damit top down Prozeße erfordern, nachweisen konnten.

Die Implementierung des klassischen neurophysiologischen Paradigmas Mismatch-negativity mit Hilfe des Gradientenschaltgeräusches erlaubt eine relativ einfach durchzuführende Untersuchung des auditorischen Kortex mittels FMRT. Darüber hinaus können MEG, EEG und FMRT Experimente mit denselben Stimuli durchgeführt werden. Unterschiede in Topographie und Lateralisierung der Aktivierungsmuster in MEG und FMRT als Antwort auf den Amplituden-mismatch zeigen, daß die evozierten Magnetfelder und die BOLD Antwort spezifische neuronale Antworten abbilden, die sich aus den unterschiedlichen Zeitauflösungen und Kontrastmechanismen der verwendeten Methoden ergeben.

4.4 Kategorienbildung I: Die Klassifizierung von Lebendigem und Nicht-Lebendigem

4.4.1 Einführung

Patienten mit Schizophrenie haben Probleme, Kategorien zu erkennen (siehe Kapitel 1.7). Eine der grundlegenden biologischen Notwendigkeiten ist die Fähigkeit, zwischen Lebendigem und Totem zu unterscheiden. Kinder können bereits im Alter von 36 Wochen belebte von unbelebten Objekten unterscheiden (Mandler 1992; Bertenthal et al. 1985). Die Unterscheidung von Belebtem und Nicht-belebtem ist in erster Linie eine Kategorisierungsaufgabe. Neurokognitive Ansätze nehmen an, daß eine solche semantische Kategorisierung ausgeführt wird, indem vor-kategorielle Eigenschaften eines Objekts (wie Umriß, Bewegung, Musterung, Geruch etc.) miteinander verbunden werden (Caramazza und Shelton 1998; Warrington, K. und Shallice 1984). Auf diese Weise ist eine Kategorie wie Auto, Hund oder Möbel durch ein ganzes Bündel dieser vor-kategoriellen Eigenschaften charakterisiert. Ob ein Objekt in eine spezifische Kategorie paßt, hängt von der spezifischen Art der vor-kategoriellen Eigenschaften ab, die durch das Objekt aufgerufen werden. Kategorien sind als Muster neuronaler Aktivierung repräsentiert, die über mehrere Hirnregionen verteilt sein können und mit jeweils verschiedenen semantischen Eigenschaften korrespondieren (Tyler et al. 2000).

Belebtes mag durch Eigenschaften wie biologische Bewegung, Antwort auf äußere Reize, intelligentes Handeln, Ausdruck emotionaler Zustände und vieles andere charakterisiert sein. Je wichtiger eine Kategorie aus einer evolutionären Perspektive ist, wie die Kategorie des Lebendigen, desto eher werden die sie konstituierenden Eigenschaften im Gehirn fest untereinander vernetzt sein (Caramazza und Shelton 1998). Kategorisierung verlangt also die Unterstützung einer Reihe verschiedener und jeweils spezialisierter Hirnregionen, die vor-kategorielle Eigenschaften detektieren und auswerten. So sind z.B. occipito-temporale Hirnareale an der Analyse von Bewegung und orbitofrontale an derjenigen von emotionalem Gehalt beteiligt. Eine Störung der Fähigkeit, semantische Kategorisierungen durchzuführen wurde für Patienten mit Hirnläsionen beschrieben (Gainotti 2000). Hierbei fand sich ein Defizit in der Verarbeitung der Kategorie des Belebten bei Patienten mit bilateralen kortikalen Läsionen (Farah et al. 1991; Warrington, K. und Shallice 1984). Im Vergleich dazu zeigen Patienten, die Schwierigkeiten mit der Verarbeitung innerhalb der Kategorie des Nicht-belebten haben, linkshemisphärische Schädigungen (Damasio et al. 1996; Hillis und Caramazza 1991). Ausgehend von diesen Läsionsstudien wurde deutlich, daß die rechte Hemisphäre entscheidend an der Kategorisierung von Belebtem beteiligt sein muß (Gainotti 2000). Unklar ist, welche Hirnareale im einzelnen daran mitwirken.

In unserer Studie untersuchten wir den Unterschied der neuronalen Aktivierung für Belebtes und Nicht-belebtes mit Hilfe der fKST. Die Probanden mußten entscheiden, ob ein visuell präsentiertes Wort der Kategorie des Lebendigen oder Nicht-Lebendigen angehört. Wir nahmen an, daß linkshemisphärische Hirnareale, die am Lesen bzw. der Sprachverarbeitung beteiligt sind, unabhängig von der jeweiligen Kategorie aktiviert werden (Binder et al. 1997; Pugh et al. 1996; Price et al. 1994). Ausgehend von den Ergebnissen der Läsionsstudien erwarteten wir eine Aktivierung der rechten Hemisphäre nur für die Kategorie des Lebendigen (Gainotti 2000). Eigenschaften wie Emotionalität (Blair und Cipolotti 2000) und Verhalten im sozialen Kontext (Rolls 2000) charakterisieren die Kategorie des Lebendigen und sind bei Läsionen des Frontalhirns besonders betroffen (Grafman et al. 1996). Deshalb vermuteten wir, daß dieser Hirnteil an Urteilen, die die Kategorie des Lebendigen betreffen, beteiligt sein könnte.

4.4.2 Methoden

4.4.2.1 Probanden

Wir untersuchten 12 gesunde Versuchspersonen, je zur Hälfte Männer und Frauen, alle Rechtshänder, im Alter von 20-32 Jahren. Die Probanden gaben ihr Einverständnis zur Teilnahme an der Studie.

4.4.2.2 Aufgabe

Deutsche Hauptwörter, die jeweils entweder etwas Lebendiges (Pferd, Kind) oder etwas Nichtlebendiges (Zug, Papier) beschreiben, wurden den Versuchsteilnehmern visuell über einen Spiegel im Kernspintomographen präsentiert. Die Versuchspersonen mußten einen von zwei Knöpfen drücken, je nachdem welcher Kategorie das Wort angehörte. Wörter beider Klassen waren zufällig gemischt. Jedes Wort wurde 4 sec lang präsentiert, zwischen den Wörtern war während einer Pause von 1 sec nur der schwarze Hintergrund zu sehen. Die semantische Entscheidungsaufgabe wechselte mit einer „low-level baseline" alle 30 sec ab. Insgesamt wurden fünf Blocks jeder Sorte präsentiert. Während jedes Blocks wurden den Probanden 6 Items präsentiert, insgesamt 30 Wörter über den gesamten Versuch. Die Wörter wurden von einer Liste ausgewählt und die beiden Gruppen (Lebendiges und Nichtlebendiges) für Häufigkeit, Wortlänge und Bildhaftigkeit angeglichen (Baschek et al. 1977). Während der Baseline wurde ein Kreuz analog zur Wortpräsentation gezeigt. Die Versuchspersonen mußten auch darauf mit einem Tastendruck antworten.

4.4.2.3 Datenaufnahme

Die Aufnahme der T2* gewichteten, BOLD-sensitiven Bilder geschah auf einem 1.5 Tesla Gerät der Firma Siemens (VISION). Das Messvolumen umfaßte den ganzen Hirnschädel in 18 Schichten. Während des Experiments wurden 160 Volumina gemessen. Die ersten acht Volumina wurden verworfen, um eine ausgeglichene Magnetisierung zu erreichen. Ein Triggersignal vom Scanner, der Tastendruck der Versuchspersonen und der Onset der Stimuli wurden zusammen mit der Zeitachse in einem Protokoll auf einem getrennten Rechner aufgenommen.

4.4.2.4 Datenauswertung

Zur Bildverarbeitung und allen statistischen Analysen wurde SPM99 (Wellcome Department of Cognitive Neurology, London) verwendet. Die funktionellen Bilder jedes einzelnen Probanden wurden für Bewegung korrigiert und auf den ersten Scan der Messung räumlich angeglichen (Realignment). Anatomische T1 Messungen wurden zu den funktionellen Bildern koregistriert und auf das T1 Template im Talairach Raum abgebildet. Die hieraus errechnete nonlineare Transformation wurde auf alle funktionellen Bilder für die räumliche Normalisierung angewendet. Alle funktionellen Bilder wurden zuletzt mit einem

12 mm (FWMH) Gauss Filter geglättet. Die statistischen Kontraste wurden berechnet, indem die simulus onsets aus dem Protokoll als Ereignisse definiert wurden und mit der hämodynamischen Antwortfunktion konvolviert wurden, um die entsprechende Design Matrix zu definieren. Die Effekte wurden entsprechend dem allgemeinen linearen Modell in jedem Voxel des Gehirns gesondert berechnet. Globale Änderungen des BOLD Signals wurden durch proportionales Scaling entfernt. Ein Highpass-Filter von 120 sec und ein Lowpass-Filter von 4 sec wurden auf die Daten angewendet. Signifikante hämodynamische Veränderungen wurden mittels t-Statistik berechnet. Für die Gruppenanalyse wurden Einzelkontraste der Probanden in einem random effects Model ausgewertet. Der Vorteil eines solchen Ansatzes ist, daß Schlüsse nicht nur auf die untersuchte Gruppe sondern auf die gesamte Population gezogen werden können (Friston et al. 1999). Kontraste für die Bedingungen „Lebendig“ und „Nicht-Lebendig“ wurden generiert und mittels eines einfachen t-Test für jede Bedingung und eines gepaarten t-Tests für die Differenzkontraste berechnet. Für die Konjunktionsanalyse wurde ein neues Kontrastbild für jede Versuchsperson erzeugt, indem Voxel für Voxel der kleinere t-Wert aus beiden Quellbildern berechnet wurde. Aktivierungen werden berichtet, wenn sie $p<0.0001$ (unkorrigiert) auf dem Einzel-Voxel Niveau und $p<0.05$ korrigiert auf dem Cluster Niveau nicht übersteigen.

4.4.3 Ergebnisse

4.4.3.1 Verhaltensdaten

Die semantische Entscheidungsaufgabe wurde zu 100% richtig beantwortet. In einer Wiedererkennungsaufgabe 5 min nach dem Versuch wurden 90% der Wörter (SA 3%) richtig wiedererkannt.

4.4.3.2 Aktivierungen

Die Aktivierungen für Lebendiges vs. baseline und Nichtlebendiges vs. baseline werden in Tabelle 19 und Tabelle 20 aufgeführt.

Die Konjunktionsanalyse (siehe Tabelle 21) zeigt eine gemeinsame Aktivierung für beide Bedingungen (Aktivierung bei Lebendigem und Nicht-Lebendigem) im linken G. front. inf. (BA 44/45), dem linken G. parietalis inf. (BA 40), linken G. fusiformis (BA 37) und der bilateralen occipitalen Rinde (BA 17/18). In der Subtraktionsanalyse war eine überschwellige Aktivierung nur im Vergleich Lebendiges vs. Nichtlebendiges, jedoch nicht für Nichtlebendiges minus Lebendiges zu beobachten. Die Differenz Lebendiges minus Nichtlebendiges zeigte eine überschwellige Aktivierung im rechten G. front. inf. (BA 47, BA 11;

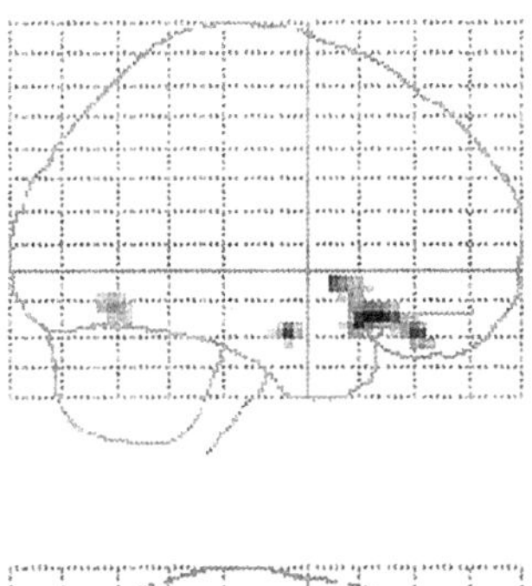
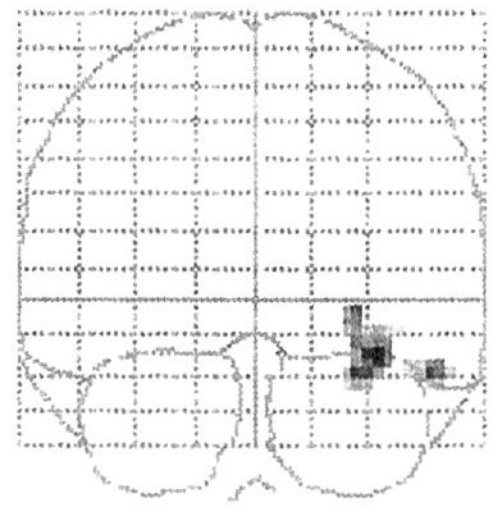
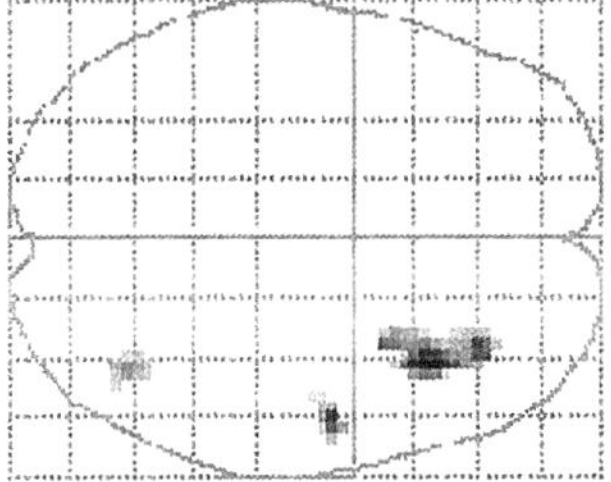

Abbildung 9 Maximum Intensity Projections des Differenzkontrastes „Lebendiges“ vs. „Nichtlebendiges“ bei 12 gesunden Probanden ($p<0.05$, korrigiert für multiple Vergleiche).

Tal[xyz] 36 20 –14; z=5.04) die Teile des unteren präfrontalen sowie Teile des orbitofrontalen Kortex umfaßt. Außerdem waren der rechte G. temp. medius (BA 21; Tal[xyz] 51 –7 –17; z= 4.66) und der rechte G. fusiformis (BA 19; Tal[xyz] 36 –64 –7; z=4.33) aktiviert.

4.4.4 Diskussion

Das Hauptergebnis der Untersuchung ist eine rechts praefrontale, lateral temporale und fusiforme Aktivierung, wenn Versuchspersonen Wörter als zur lebendigen Kategorie gehörig beurteilen.

Es gibt Patienten mit Hirnläsionen, die ein spezifisches semantisches Defizit entweder in der Kategorie des Lebendigen oder Nicht-Lebendigen zeigen. Eine Meta-Analyse, die über 50 Fälle umfaßte, zeigte Defizite in der Kategorie des Lebendigen bei Patienten mit bilateralen Hirnschädigungen, während bei einer spezifischen Störung für Gegenstände nur links-hemisphärische Schädigungen gefunden wurden (Gainotti 2000). In einer anderen Studie, die systematisch 116 Patienten mit einseitigen fokalen Läsionen untersuchte, zeigte sich, daß der gemeinsame Ort der Läsionen bei Patienten mit einem gestörten Wiedererkennen von Personen und Tieren im rechten unteren Temporallappen lag, bei Patienten mit gestörtem Wiedererkennen von Gegenständen hingegen an der linken temporo-occipitalen Grenze (Tranel et al. 1997). Läsionen des rechten unteren frontalen Kortex im Falle einer Störung in der Kategorie des Lebendigen wurde in mehreren Falldarstellungen beschrieben (Farah et al. 1991; Hillis und Caramazza 1991). Unsere Ergebnisse, die eine rechts-hemisphärische Beteiligung während der Beurteilung von Items als zur Kategorie des Lebendigen gehörig zeigen, decken sich mit Daten aus Läsionsstudien.

Die verschiedenen Hirnareale im rechten frontalen, temporalen und fusiformen Kortex, die in unserer Studie während der Verarbeitung von Lebendigem zusammenhängen, weisen auf die Existenz von mehreren vorkategoriellen Gegenstandseigenschaften hin, die die jeweilige kategorielle Klassifikation bestimmen [OUCH Hypothese (Caramazza und Shelton 1998)]. Danach ist nicht eine einzelne Hirnregion für den Kategorisierungsprozeß verantwortlich, sondern vor-kategorielle Eigenschaften der Kategorienmitglieder (wie Bewegung, Umriß, Muster, Farbe, Geruch und Emotion) sind unterschiedlich zwischen den Kategorien des Lebendigen und Nicht-Lebendigen verteilt. Wir weisen damit die frühere Annahme zurück (Warrington, K. und Shallice 1984), daß Objekte, die zur Kategorie des Lebendigen gehören, vor allem durch ihre äussere Gestalt definiert sein sollen. Wir konnten eine Aktivierung in Frontalhirnregionen zeigen, die sicherlich nicht zu primären Wahrnehmungsarealen gehören.

Die rechts frontale Aktivierung könnte mit dem evolutionären Aspekt der Unterscheidung zwischen Lebendigem und Nicht-Lebendigem zusammenhängen. Es ist möglich, daß sich diese Diskriminierungsfähigkeit früh in der Phylogenese entwickelte und eng mit der neuronalen Reaktion verbunden ist, die durch die Wahrnehmung von Tieren und Essensaufnahme hervorgerufen wird. Rolls (2000; 2000) konnte eine Beteiligung des orbitofrontalen Kortex bei sozialem Lernen zeigen. Der rechte orbitofrontale Kortex ist weiter an der Verarbeitung emotionaler Inhalte in sozialen Kontexten beteiligt. Patienten mit Frontalhirnschädigungen zeigen abweichendes soziales Verhalten (Grafman et al. 1996) und „Soziopathie“ wurde speziell mit rechts frontalen Schädigungen in Zusammenhang gebracht (Blair und Cipolotti 2000). Der rechte Frontallappen könnte also an der spezifischen emotionalen Antwort beteiligt sein, die für lebendige Objekte evoziert wird und die deren jeweilige Kategorisierung ermöglicht. Diese Interpretation wird dadurch unterstützt, daß Patienten mit Hirnläsionen, die eine Störung in der semantischen Verarbeitung innerhalb der Kategorie des Lebendigen zeigen, gleichzeitig eine Störung in der Kategorie des Eßbaren haben (Warrington, K. und Shallice 1984). Diese beiden Kategorien mögen gemeinsame vor-kategorielle Eigenschaften teilen, die beide im frontalen Kortex verarbeitet werden.

Der obere temporale Sulcus, der in der „Lebendiges“-Bedingung aktiviert war, ist eine Region die eng mit der Verarbeitung sozial bedeutsamer Stimuli verknüpft ist, hinsichtlich Blickrichtung, Gesten, und dem Verständnis komplexer Körperbewegungen (Grossman et al. 2000; Perrett et al. 1992). Der Sulcus temp. sup. ist aktiviert bei Stimuli, die Intentionen anderer Individuen signalisieren (Gallagher et al. 2000), also insgesamt für Eigenschaften, die wesentlich für die Bestimmung von Objekten als "Lebendig" sind.

Die Ergebnisse der Konjunktionsanalyse zeigen eine Aktivierung im linken unteren Frontallappen, dem linken fusiformen Gyrus und dem linken unteren Parietallappen. Dies bestätigt Resultate früherer PET und FMRT Studien, die die Hirnaktivierung während des Lesens oder semantischer Verarbeitung untersuchten (Binder et al. 1997; Pugh et al. 1996; Price et al. 1994).

Bildgebende Studien, die die kategoriellen Unterschiede zwischen Lebendigem und Nicht-Lebendigem untersuchten (Chao et al. 1999; Moore und Price 1999; Perani et al. 1999; Cappa et al. 1998; Mummery et al. 1998; Martin et al. 1996), verwendeten bisher entweder nur Aufgaben zur Aktivierung, die eine schwache semantische Verarbeitung erfordern (Wörter vergleichen), oder eine stark auf nur bestimmte Eigenschaften eingeschränkte semantische Aufgabe (Benennen, Eigenschaft auswählen). Der Unterschied zwischen den beiden Kategorien insgesamt (Lebendig vs. Nicht-Lebendig) wurde nie ins Bewußtsein der Versuchspersonen gebracht und war nur implizit gegeben. In unserer Studie machten wir gerade die Zugehörigkeit zu einer der beiden Kategorien zum expliziten Fokus der Urteile der Versuchspersonen. Der rechtshemisphärischen Aktivierung während der Verarbeitung der lebendigen Items in unserer Studie stehen Ergebnisse zweier früherer PET Studien entgegen, die eine hauptsächlich linkshemisphärische Aktivierung beim Vergleich von belebtem mit unbelebtem Stimulusmaterial fanden (Damasio et al. 1996; Martin et al. 1996). Beide Studien untersuchten lexikalisches Wiedererinnern von Tieren und Gegenständen, die als Bilder präsentiert wurden, in Form einer Benennungsaufgabe. Dieselbe Aufgabe wurde später in einer FMRT Studie wiederholt und eine bilaterale Aktivierung des fusiformen Gyrus gefunden, die mehr lateral für Tiere und mehr medial für Gegenstände liegt (Chao et al. 1999). Hier besteht Übereinstimmung mit unseren Daten, da auch wir eine laterale fusiforme Aktivierung im Fall der Kategorie des Lebendigen fanden. Chao et al. (1999) berichteten, daß Tierstimuli eine Region im Sulcus temp. sup. aktivieren, häufiger in der rechten Hemisphäre. Im Gegensatz dazu zeigte der mittlere temporale Sulcus eine stärkere Aktivierung auf der linken Seite bei Benennung von Gegenständen. Es ist möglich, daß die Benennung von Tieren und die Beantwortung von Fragen über ihre Merkmale in der kognitiven Verarbeitung von der Lebendig/Nicht-Lebendig-Unterscheidung differiert, die in unserer Aufgabe verwendet wurde. Diese bezieht sich sehr vielmehr auf Merkmale, die kritisch für die Unterscheidung zwischen den beiden Kategorien sind. In unserem Fall waren wir also mehr an der neuronalen Aktivierung bei Konzeptbildung als der unter lexikalischer Verarbeitung interessiert.

Andere Studien fanden widersprüchliche Resultate, was eine rechtshemisphärische oder frontale Aktivierung bei Bildern und Wörtern bezüglich der Verarbeitung von Lebendigem und Nicht-Lebendigem betrifft. Einige (Perani et al. 1999) fanden eine rechtshemisphärische Aktivierung im oberen Parietal- und unteren Temporallappen. Ein Fehlen frontaler Aktivierung kann durch eine nur schwache semantische Komponente in der Wortvergleichsaufgabe in dieser Studie erklärt werden. Andere (Moore und Price 1999) fanden eine rechtshemisphärische Aktivierung in der lebendigen Bedingung, die eine bilaterale vordere temporale und eine rechte hintere temporale Aktivierung umfaßte. Aber die Autoren der Studie weisen darauf hin, daß die rechtshemisphärische Aktivierung in ihrem Paradigma auch mit erhöhtem kognitiven Aufwand zur Objektidentifizierung im Falle der lebendigen Items verbunden gewesen sein könnte. Eine Studie, die Wörter als Stimuli in einer semantischen Aufgabe benutzte, fand eine frontale und medial temporale Aktivierung für die Kategorie des Lebendigen in der rechten Hemisphäre (Cappa et al. 1998).

Zusammenfassend kann gesagt werden, daß Hirnregionen, die in unserer Studie während des Urteilens über Lebendiges aktiviert wurden, ein Korrelat der Verarbeitung vor-kategorieller Eigenschaften von Lebendigem sein könnten. Regionen im Frontalhirn und Temporallappen könnten ein Netzwerk bilden, das sozialer Wahrnehmung und Kognition zugrunde liegt (Allison et al. 2000). Aktivierung dieser Regionen könnte wiederum die neuronale Basis sein, auf der eine Klassifizierung in die Kategorie des Lebendigen erfolgt. Patienten mit Schizophrenie haben Probleme bei der Bildung von Kategorien. Wir würden vermuten, daß sich bei ihnen insbesondere eine abgeschwächte oder aufgehobene rechts-frontale und temporale Aktivierung bei der gleichen Aufgabe, wie hier beschrieben, finden läßt.

4.5 Kategorienbildung II: Die intentionale und inzidentelle „Selbst“-Verarbeitung

4.5.1 Einführung

Seit langem schon wurde versucht, die große Vielfalt der Symptome bei der Schizophrenie auf eine Grundstörung zurückzuführen, die allen Patienten gemeinsam ist (siehe Kapitel 1.1). Kraepelin schreibt in der achten Auflage des Lehrbuches im ersten Satz zum Kapitel „Dementia praecox“ [(1913), Seite 668]: diese „setzte sich aus einer Reihe von Zustandsbildern zusammen, deren gemeinsames Kennzeichen eine *eigenartige Zerstörung des inneren Zusammenhanges der psychischen Persönlichkeit* mit vorwiegender Schädigung des Gemütslebens und des Willens bildet“ (Hervorhebung von Kraepelin). Bleuler sprach in diesem Zusammenhang u.a. von Störungen im „subjektiven Erleben der eigenen Persönlichkeit“ (Bleuler 1916). Insbesondere Josef Berze beschäftigte sich dabei mit der Störung des Willens. Seiner Ansicht nach speist sich die Intentionalität (Generierung von spontaner „Willensenergie“) aus dem Bewußtsein des Ich (Berze 1914). In neuerer Zeit gibt es immer wieder Hypothesen, die zumindest die Entstehung von Symptomen bei Untergruppen von Patienten auf ein gestörtes Selbstbewußtsein zurückführen. Hier sind nur als Beispiele die Arbeiten von Sass [Hyperreflexifity (1999)], Frith (1998) oder Feinberg [Self-Monitoring (1978)] oder Parnas [Self-Presence (Parnas et al. 1998)] zu nennen [Übersicht in (Kircher und David 2002)].

Das Selbst wird auch bei Gesunden wesentlich für die Erklärung menschlichen Verhaltens und Kognitionen gehalten (Banaji und Prentice 1994; Bleuler 1916; James 1890). Phänomenologisch kann es im weitesten Sinne als die eigene Erfahrung der Präsenz, Lebendigkeit, Selbstbestimmung der von anderen abgegrenzten und über die Zeit identischen Person mit einer Konsistenz und Kohärenz definiert werden. Die Vagheit der Definition des Begriffs hat folgenden Grund: Das Gefühl des „Selbst“ oder „Ich“ ist sowohl reflexiv als auch präreflexiv. Zu den präreflexiven Vorgängen gibt es normalerweise keinen Zugang. Es ist also wie eine Art ständig vorhandener Grundtonus, auf dem alle Kognitionen und Emotionen ablaufen. Vielleicht grob vergleichbar z.B. mit dem Vorgang von Verdauungstätigkeiten, von denen wir im Normalfall nichts spüren und die uns erst im Krankheitsfall peinigen. Die Konzeptualisierung dieser präreflexiven Ebene macht eine handfeste Definition schwierig. Eine Störung macht sich zum Beispiel als Depersonalisationserleben bemerkbar. Ende des 19. Jahrhunderts unterschied William James zwischen den zwei grundlegenden Aspekten des Selbst, dem "I" ("Selbst als Subjekt", "Wissender") und dem "Me" ("Selbst als Objekt, "Gewußtes"). Das "I" wurde als das subjektive (z.T. präreflexive) Gefühl des Selbst angesehen, das z.B. am Organisieren und Interpretieren der eigenen Erfahrungen beteiligt ist und sich über die Einzigartigkeit der Person und die eigene persönliche Kontinuität im Zeitverlauf klar ist. Das "Me" enthält all das Wissen, das man über sich selbst hat, die Ereignisse der Lebensgeschichte, Charakterzüge, das physische Erscheinungsbild, Beziehungen zu anderen Menschen, die Rolle in der Gesellschaft etc. Neuere kognitionspsychologische Untersuchungen über James' "Me" haben bestätigt, daß sich das Selbstkonzept von den Vorstellungen über andere Menschen in Inhalt (Rogers et al. 1977), Struktur (Klein und Kihlstrom 1986; Markus 1977), motivationalen (Ross und Nisbett 1991; Maddi 1989; Storms 1973) und affektiven Implikationen (Fiske und Taylor 1991) unterscheidet.

Überträgt man die Idee von James' "Me" auf die kognitiven Neurowissenschaften, wollen wir ein erstes Arbeitsmodell der Selbst(vs. Nicht-Selbst)Verarbeitung mit untereinander verbundenen Ebenen vorschlagen. Auf jeder Ebene können Informationen auf einem "Selbst" vs. "Nicht-Selbst"-Kontinuum verarbeitet werden (Kategorisierung, siehe Kapitel 1.7). Wir schlagen vor, daß die Selbst-

Verarbeitung domänenspezifisch (domainspecific) ist, d.h. ein Defizit einer bestimmten Funktion (z.B. „verbales Selbst“) bedeutet nicht gleichzeitig ein Defizit einer anderen Funktion (z.B. „visuelles Selbst“) auf der gleichen Verarbeitungsebene (McGlynn und Schacter 1989). Aus neuropsychologischen Studien ist bekannt, daß Läsionen in den posterioren parietalen und präfrontalen Regionen zu einem verminderten Bewußtsein der eigenen Defizite führen (Keefe 1998), d.h. die Fähigkeit, die eigenen Fähigkeiten zu reflektieren, ist beeinträchtigt. Daher vermuten wir, daß diese Areale einen wichtigen Teil eines Netzwerkes darstellen, das der Selbst-Verarbeitung dient. Die erste Ebene der Selbst-Verarbeitung ist gekennzeichnet durch sensorisch-integrative Funktionen der Art, wie sie von den Parietallappen ausgeführt werden. Läsionen in diesen Arealen führen zu Neglect-Phänomenen. Visuell-räumlicher Neglect wird auf rechtsseitige (Karnath et al. 2001), sprachbezogener Neglect auf linke parietale Läsionen zurückgeführt (Leicester et al. 1969). Auf dieser Ebene findet sich auch intern produzierte Information, wie mentale Bilder oder innere Sprache (internal speech), die mittels Efferenzkopie-Mechanismen als selbstproduziert erkannt werden [(Frith et al. 1998; Sperry 1950; von Holst und Mittelstaedt 1950) und Kapitel 1.4, 1.5]. Arbeitsschritte auf diesen Ebenen sind hochgradig überlernt und nicht unbedingt bewußt. Die zweite Ebene der Selbst-Verarbeitung wird mit den exekutiven Kontrollfunktionen des lateralen präfrontalen Kortex in Zusammenhang gebracht. Hier wird komplexes Verhalten geregelt, was aktive Entscheidungen und bewußte Prozeße verlangt. Die zwei Hauptsymptome bei fast allen Patienten mit einer präfrontalen Läsion (Luria 1969) einschließlich Leukotomie (Walsh und Darby 1999) sind: (1) eine gestörte kritische Einstellung zu sich selbst und eine inadäquate Beurteilung des eigenen Zustandes oder der eigener Defizite und (2) ein Verlust der Spontaneität. Daher vermuten wir, daß dies eine entscheidende Region für die Selbst-Verarbeitung ist.

Mehrere Studien haben untersucht, ob selbstbeschreibende Wörter besonderen Verarbeitungsschritten unterliegen. Bei einem typischen Experiment wird den Teilnehmern eine Liste von Wörtern, die Persönlichkeitszüge beschreiben, vorgelegt, welche sie danach beurteilen müssen, ob sie selbstbeschreibend oder nicht-selbstbeschreibend sind. Testet man anschließend die Erinnerung (für gewöhnlich 0-10 Minuten nach der Enkodierung), gibt es einen Vorteil für die Erinnerung für selbstbeschreibende Charakterzüge [Übersichtsartikel s. (Symons und Johnson 1997)]. Folglich erinnert sich eine Person besser an das Wort "freundlich" nach der Beantwortung der Frage „Beschreibt das Wort „freundlich“ Sie selbst?“ als nach der Frage "Beschreibt das Wort „freundlich“ Ihren Vater?" (Ferguson et al. 1983; Keenan und Baillet 1983; Lord 1980). Dies wurde der „Selbst-Referenz“ Effekt genannt (Rogers et al. 1977). Verwandte Arbeiten haben einen Reaktionsvorteil bei Entscheidungsaufgaben für selbstbeschreibende gegenüber nicht-selbstbeschreibende Persönlichkeitszüge gezeigt (Markus 1977).

Die am häufigsten gegebene Erklärung für den Selbst-Referenz-Effekt ist, daß er das *elaborative* Verarbeiten unterstützt (Keenan 1993; Rogers et al. 1977).

Elaboration ist die "Breite, Ausdehnung und Menge des Prozessierens, das auf jeder einzelnen Analysenebene geschieht" (Eysenck und Eysenck 1979). Während des elaborativen Prozessierens wird eine Vielzahl von Assoziationen zwischen dem Stimuluswort und anderem Material geknüpft (Klein und Loftus 1988; Anderson und Reder 1979). Weiterhin wurde argumentiert, daß diese Elaboration inzidentell (unabsichtlich) geschehen würde, also ohne den willentlichen Akt der selbst-referentiellen Verarbeitung (Symons und Johnson 1997; Markus 1977). Aus diesen Ergebnissen wurde gefolgert, daß die Selbst-Struktur im Gedächtnis hoch elaboriert und organisiert ist und vielfältige Assoziationen evoziert, kontinuierlich und inzidentell auf den neusten Stand gebracht wird, gut gelernt und oft benutzt wird (Symons und Johnson 1997; Kihlstrom 1993; Maki und Carlson 1993).

Erstaunlicherweise ist sehr wenig über die zerebralen Strukturen bei der Selbst- vs. Nicht-Selbst-Verarbeitung bekannt (Kircher et al. 2001). In einer PET Studie von Craik et al. (1999) mußten die Teilnehmer in jeweils einem Durchgang (run) beurteilen, ob Adjektive, die Charakterzüge abbilden, sie selbst beschreiben, eine bekannte öffentliche Person und die soziale Erwünschtheit dieses Zuges bewerten. Beim direkten Vergleich der drei Bedingungen untereinander wurde eine Zunahme der Aktivierung im anterioren cingulären Kortex (BA 24) für die Selbst- gegenüber der allgemeinen Bedingung gefunden. Jedoch wurde in der Studie nicht zwischen der Aktivierung für selbst- und nicht-selbstbeschreibende Charakterzüge unterschieden.

In der beschriebenen Studie bedienten wir uns der FMRT, um signifikante Änderungen in dem BOLD Kontrast als Hinweis auf Veränderungen der lokalen neuronalen Aktivität bei gesunden Freiwilligen darzustellen. Wir waren an den neuralen Korrelaten von James" "Me" interessiert. Unser Ziel war es, das o.g. Modell zu überprüfen und zu testen, ob es unterschiedliche zerebrale Aktivierungen für inzidentelle (1. Ebene) und intentionale (2. Ebene) Selbst-Verarbeitung gibt. In zwei auf jeden Probanden einzeln zugeschnittenen Experimenten maßen wir die MRT-Signalveränderungen, während die Probanden Wörter zu Persönlichkeitszügen und physischen Charakteristika beurteilten.

In einem Experiment (intentionale Selbst-Verarbeitung, 2. Ebene im Modell) verglichen wir die Aktivierungen während der Darbietung von persönlichkeitsbeschreibenden Wörtern, wobei die Probanden diese als zutreffende oder nicht zutreffende Selbstbeschreibungen ihrer eigenen Persönlichkeit kategorisieren mußten (z.B. "beschreibt mich" oder "beschreibt mich nicht"). Die Aktivierungen für die als selbstbeschreibend gegenüber nicht-selbstbeschreibend bewerteten Wörter wurden miteinander verglichen. In einem zweiten, inzidentellen Experiment (1. Ebene im Modell) wurden Persönlichkeits- und physische Merkmale beschreibende Worte (z.B. braunes Haar, lange Gliedmaßen) miteinander gemischt, jedoch in Selbst- und Nicht-Selbst-Blöcke gruppiert. Die Probanden, die der Selbst- bzw. Nicht-Selbst-Gruppierung nicht gewahr waren, wurden gebeten zu beschreiben, ob das Wort ein psychologisches oder physiologisches Merkmal beschreibt.

Mehrere bildgebende Studien haben die Unterschiede zwischen der intentionalen und inzidentellen Verarbeitung von Gesichtern oder Wörtern untersucht (Bischoff Grethe et al. 2000; Critchley et al. 2000; Gorno-Tempini et al. 1998). Sie wiesen je nach Aufgabe unterschiedliche Aktivierungen für die Verarbeitung derselben Stimuli nach. Wir würden daher von einer unterschiedlichen Aktivierung bei den beiden Experimenten ausgehen. Auf der Grundlage des o.g. Modells erwarteten wir hauptsächlich links-parietale Signalveränderungen für das inzidentelle und links-präfrontale Signaländerungen für das intentionale Experiment. In einer verwandten Studie mit Gesichtern als Stimuli fanden wir hauptsächlich eine rechtsseitige limbische Aktivierung während der Selbst-Bedingungen (Kircher et al. 2001). Weil unser intentionales Experiment Gedächtnisenkodierungs-Aufgaben ähnelt, würden wir eine Aktivierung jener Areale erwarten, die bereits in anderen Studien für die Gedächtnisverarbeitung nachgewiesen wurden. Sollte eine inzidentelle Verarbeitung in unserem zweiten Experiment auftreten, würden wir weiterhin eine Aktivierung jener Areale erwarten, die für die Integration von Informationen zu einem übergreifenden Thema zuständig sind ("Selbst").

4.5.2 Methoden

4.5.2.1 Probanden

Sechs gesunde, rechtshändige (Annett 1970) Männer mit der Muttersprache Englisch, Altersdurchschnitt 31,3 (SA 7,4), die medikamentenfrei waren und ohne neurologische oder psychiatrische Krankheitsvorgeschichte, nahmen an der Studie teil. Der mittlere geschätzte IQ (Nelson und Willison 1991) war 115 (SA 5). Entsprechend der Helsinki-Erklärung wurde ihr schriftliches Einverständnis nach Aufklärung eingeholt. Die Genehmigung der örtlichen Ethikkommission zur Durchführung der Studie lag vor.

4.5.2.2 Materialien

Auf einer 10er Skala (0 = "äußerst charakteristisch für mich"; 9 = "äußerst uncharakteristisch für mich") bewerteten die Probanden sechs Wochen vor der Bildgewinnung Persönlichkeitszüge beschreibende Adjektive aus einer Liste von 232 Wörtern hinsichtlich ihres Zutreffens auf sie selbst. Für diese Einschätzung wurden 200 „hoch sinnvolle“ Persönlichkeitszüge-Adjektive aus Andersons Liste gewählt (1968) und weitere 32 Wörter aus dem gesamten Sympathie-Spektrum der Liste hinzugefügt, z. B.: talentiert, selbstsicher, unehrlich, unverantwortlich etc. Die Anweisungen an die Probanden lautete: "Beschreibt dieses Adjektiv, wie Sie normalerweise sich selbst denken?" ("Does this adjective describe how you typically feel and think about yourself?"). Ein zweites Wortset mit physischen

Attributen wurde konstruiert. Beispiele waren: haarig, groß, dick, braungebrannt etc. Auch diese Liste wurde von den Probanden bzgl. der Selbstbeschreibung mit der gleichen 10-Punkte-Skala 6 Wochen vor dem Scannen bewertet.

4.5.2.3 Aufbau der Experimente

4.5.2.3.1 Allgemeine Bedingungen

Die Stimuli wurden in einem ABABABABAB-Design arrangiert, mit den selbstbeschreibenden Wörtern in der A-Bedingung. Die Reihenfolge der Präsentationen bei beiden Experimenten wurde für alle Probanden pseudorandomisiert. Für die Aufgaben wurden die Wörter, die bereits zuvor von den Probanden bewertet worden waren, in SA- und Nicht-SA-Kategorien unterteilt. Erreichte ein Wort einen Mittelwert von 4 oder 5 auf der Skala zwischen 0 und 9, wurde es verworfen. Jedes Wort wurde nur einmal dargeboten. Jedes Experiment wurde individuell auf jeden einzelnen Probanden zugeschnitten und bestand aus 30-sekundigen Präsentationsphasen, wobei sich die selbstbeschreibenden (Phase A) und nicht-selbstbeschreibenden (Phase B) Stimuli abwechselten. Jedes Wort wurde eines nach dem anderen zwei Sekunden lang dargeboten, gefolgt von 1 Sekunde leerem Bildschirm. Die Probanden gaben ihre Antworten, indem sie einen von zwei Knöpfen mit dem rechten Daumen drückten. Die Genauigkeit der Antwort sowie die Reaktionszeit wurden für jeden Probanden aufgezeichnet. Die Stimuli wurden in einem 3,5 m Abstand zu den Probanden auf einem Bildschirm präsentiert. Vor der Datengewinnung wurden die Aufgaben außer- und innerhalb des Scanners mit bis zu sechs einzelnen Stimuli pro Experiment geübt.

4.5.2.3.2 Experiment 1: "intentionale Selbst-Beschreibungen"

Die Stimuli umfaßten 8 selbstbeschreibende Adjektive, gefolgt von 8 nicht-selbstbeschreibenden-Adjektiven. Zwei Wörter der Gegenkategorie wurden beliebig in jeden Block zur Ablenkung eingebracht, um eine Antworthabituation zu vermeiden (d.h. insgesamt 10 Wörter pro Block). Die Wörter waren in beiden Blocks von vergleichbarer Häufigkeit (p=0,2, z=-1,3) (Kuchera und Francis 1967), aber unterschieden sich hinsichtlich der "Sympathie" (p=0,003, z=-2,2) und "Bedeutungshaftigkeit" (p=0,04, z=-2,1) (Anderson 1968). Es war nicht möglich, die Selbst- und Nicht-Selbst-Wörter für alle diese Parameter komplett anzugleichen, da sie die Auswahl der einzelnen Probanden darstellten. Die Probanden mußten mittels Knopfdruck anzeigen, ob ein Wort selbstseschreibend oder nicht-selbstbeschreibend war.

4.5.2.3.3 Experiment 2: "inzidentelle Selbst-Beschreibungen"

Fünf physische und 5 persönlichkeitsbeschreibende Wörter wurden gemischt, aber in Blocks angeordnet, je nachdem ob sie selbstbeschreibend oder nicht selbstbeschreibend waren. Zur Ablenkung wurden zwei Wörter vom entgegengesetzten Ende des Selbst vs. Nicht-Selbst-Spektrums zufällig in jeden Block eingestreut, um sicherzustellen, daß die Probanden nicht die "verborgene"

Anordnung der Stimuli entdecken würden (d.h. insgesamt 10 Wörter pro Block). Die Wörter waren in beiden Blocks von vergleichbarer Häufigkeit (p=0,3, z=1,2) (Kuchera und Francis 1967), "Sympathie" (p=0,09, z=1,6) und "Bedeutungshaftigkeit" (p=0,06, z=-1,9). Auch hier war es nicht möglich, die Selbst- und Nicht-Selbst-Wörter für alle diese Parameter komplett abzugleichen, da sie die persönliche Wahl der einzelnen Probanden darstellten. Die Probanden wurden gebeten, mittels Knopfdruck anzuzeigen, ob das Wort ein physisches oder psychologisches Merkmal beschrieb.

Die Worthäufigkeit wurde der Liste von Kuchera und Francis (Kuchera und Francis 1967), die "Sympathie"- und "Bedeutungshaftigkeit" Werte für die Persönlichkeitszüge-Adjektive aus der Liste von Anderson (1968) entnommen. Die Werte für "Sympathie" und "Bedeutungshaftigkeit" für die physischen Adjektive wurden durch 15 Freiwillige gewonnen, die nicht am Experiment teilnahmen, wobei wir den Anweisungen von Anderson (1968) folgten. Für die Sympathie-Beurteilungen wurden die Probanden angewiesen, an eine Person zu denken, die durch dieses Wort beschrieben wurde, und das Wort auf einer 7-Punkte-Skala einzuordnen, je nachdem, wie sehr sie diese Person mögen würden. Für die "Bedeutungshaftigkeit"-Bewertungen beurteilten die Probanden auf einer 4-Punkte-Skala, wie gut sie die Bedeutung dieser Wörter zur Beschreibung von Personen kannten.

4.5.2.3.4 Bilderhebung und -auswertung

Die Bilderhebung und -auswertung erfolgte nach derselben Methodik wie in Kapitel 4.1.2.4 und 4.1.2.5 beschrieben. Unterschiede in der Aktivierung zwischen den beiden Experimenten wurden mittels einer ANOVA berechnet.

4.5.3 Ergebnisse

4.5.3.1 Verhaltensdaten

Die Ergebnisse der Verhaltensdaten während der Bildgewinnung sind in Tabelle 3 dargestellt.

		Experiment			
		Selbst-beschreibende Wörter: intentional	Selbst-beschreibende Wörter: inzidentell		
			alle Wörter	Persönlich-keitszüge	physische Attribute
Reaktions-zeiten (ms); MW (SA)	Selbst	1218 (296)	1075 (195)	1142 (233)	1014 (169)
	Nicht-Selbst	1394 (317)	1157 (240)	1165 (271)	1149 (211)
	t-Wert	2.4	2.1	0.5	3.5
	p-Wert	.05	.09	.6	.02
Genauigkeit (MW, Spann-weite, SA)		85% (66%-97%, SA 13.3%)	97.3% (93%-99.5%, SA 2.2%)		

Tabelle 3 Reaktionszeiten und Fehlerrate während der Bildgewinnung. p-Werte geben das Signifikanzniveau für den Vergleich von Selbst vs. Nicht-Selbst Reaktionszeiten an.

4.5.3.2 Aktivierungen

4.5.3.2.1 Experiment 1: Intentionale Selbst-Beschreibung

In der Tabelle 18 sind die Aktivierungen zusammengefaßt, wie sie sich für den Kontrast der Bedingungen selbstbeschreibende vs. nicht-selbstbeschreibende Adjektive fanden. Dies sind die Korrelate der 2. Ebene unseres in Abschnitt 4.5.1 beschriebenen Modells (siehe Abbildung 21, Zeile A). Es fanden sich hauptsächlich linksseitige Aktivierungen im Precuneus (BA 7), dem Lobulus parietalis sup. (BA 7), G. cinguli ant. (BA 23), Cingulum (BA 31) und einer Region zwischen der linken anterioren Insula und dem G. front. inf. (BA 44). Darüber hinaus waren der linksseitige G. postcentralis (BA 40), Putamen und das C. geniculatum mediale aktiviert.

4.5.3.2.2 Experiment 2: Inzidentelle Selbst-Beschreibung

Die inzidentelle Verarbeitung selbstbeschreibender Adjektive (1. Ebene des Modells wie in Abschnitt 4.5.1 beschrieben) rief Aktivierungen hauptsächlich im rechten G. temp. medius (BA 21) und inferioren Parietellappen (BA 40) hervor, die in Tabelle 18 und Abbildung 21, Zeile B, detailliert aufgeführt sind. Wie schon im intentionalen Experiment war der linke G. frontalis inf. (BA 44) aktiviert, aber die Region lag etwas dorsal der Aktivierung in Experiment 1. Weiterhin waren signifikante Aktivierungen im linken G. temp. sup. (BA 22) und dem Okzipitallappen (BA 18) vorhanden.

4.5.3.2.3 Gemeinsame Aktivierungen

Wir führten eine Analyse der gemeinsamen Aktivierungen für die beiden Experimente durch als Korrelat von James' „Me" (intentionale Selbst vs. Nicht-Selbst-Verarbeitung und inzidentelle Selbst- vs. Nicht-Selbst-Verarbeitung). Die gemeinsam aktivierten Areale umfassen den linken G. fusiformis (BA 18; Talairach Koordinaten: x=-23, y=-75, z=-13; 8 Voxel) und den linken Lobulus parietalis sup. (BA 7; -32, -47, 48; 9 Voxel; siehe Abbildung 21, Zeile C).

4.5.3.2.4 Differentielle Aktivierungen

Weiterhin verglichen wir die 2 Experimente bezüglich der Unterschiede in den Aktivierungen. Die Areale, welche stärker im intentionalen Experiment aktiviert waren, umfassen den linken Precuneus (BA 7; Talairach Koordinaten: x=-6, y=-47, z=-31; 17 Voxel) und Putamen (-20, 8, -7; 10 Voxel). Das Areal, welches stärker im inzidentellen Experiment aktiviert war, lag im G. temp. med. (BA 21; 52, -31, -2; 8 Voxel).

4.5.4 Diskussion

Insgesamt zeigen die Resultate beider Experimente, daß selbstbeschreibende verglichen mit Nicht-selbstbeschreibenden Persönlichkeitszügen ein spezifisches neuronales Aktivierungsmuster hervorrufen. Verarbeiten die Probanden selbstbeschreibende Wörter (vgl. mit nicht-selbstbeschreibenden Wörtern), ob intentional oder inzidentell, so aktivierten sie den linken fusiformen und den superioren parietalen Kortex. Da die Aktivierung des G. fusiformis nicht *a priori* vorhergesehen worden und in den einzelnen Experimenten unterschwellig war, ist eine Interpretation hierfür schwierig. Andererseits zeigten sich deutliche Signaländerungen im linken G. front. inf. bei beiden Experimenten, doch diese Region erschien nicht in der Konjunktionsanalyse, da die Foci sich geringfügig in ihrer Lokalisation unterschieden. Das Resultat bestätigt unsere anhand des o.g. Modells getroffenen Vorhersagen. Wir meinen, daß Informationen auf einer Selbst- bzw. einer Nicht-Selbst-Dimension (James" "Me") in multimodalen Integrationsarealen prozessiert werden (links frontal und parietal). Der Grund für die Entwicklung eines solchen spezifischen „Selbst-Netzwerkes" mag vielleicht in der biologischen Notwendigkeit liegen, zwischen dem Selbst und dem anderen zu unterscheiden, oder in der großen subjektiven Bedeutung des Selbst.

Wir sind der Meinung, daß die Probanden ein elaboriertes und stabiles Selbstkonzept (James' "Me") besitzen. Dieses bahnt die Antwort auf die selbstbeschreibenden Wörter (Kihlstrom 1993; Maki und Carlson 1993) bahnt. Die Reaktionszeiten während des Scannens zeigten, daß die Probanden schneller auf die selbstbeschreibenden Wörter antworteten, was den in früheren experimental-psychologischen Arbeiten (Markus 1977) gezeigten Selbst-Referenz-Effekt bestätigt. Wir vermuten, daß die reichhaltigen Assoziationen [elaborative processing (Keenan 1993; Rogers et al. 1977)], die durch die selbstreferentielle Verarbeitung evoziert werden, im inferioren frontalen und superioren parietalen Kortex integriert werden (Markus 1977).

In einer verwandten PET-Studie von Craik et al (1999) wurden Adjektive, die Persönlichkeitszüge beschreiben, während verschiedener Scans präsentiert. Die Teilnehmer hatten auf einer 4-Punkte-Skala zu beurteilen, ob das Adjektiv sie selber beschrieb oder Brian Mulroney (früherer kanadischer Premierminister), sowie die allgemeine Erwünschtheit dieses Persönlichkeitszuges oder statt dessen die Anzahl der Wortsilben angeben. Craik et al fanden eine leicht erhöhte Aktivierung im rechten anterioren Cingulum nur für die Selbst- vgl. mit den allgemeinen Bedingungen, jedoch in keinem der anderen direkten Vergleiche. Vergleiche zwischen Selbst und Silben ergaben eine Aktivierung des linken G. front. inf., ähnlich wie die Signalveränderungen in unserem intentionalen Experiment. Craik et al hatten jedoch ihre Stimuli nicht auf die einzelnen Teilnehmer zugeschnitten, was erklären könnte, wieso keine differentielle Aktivierung gefunden wurde. In ihrer Selbst-Bedingung waren sowohl selbstbeschreibende wie auch nicht-selbstbeschreibende Effekte vorhanden, die somit die Auswirkungen des Selbst-Referenz Effektes „verwässern".

Trotz der geringen Gruppengröße in unserer Studie wurde durch die sorgfältige Auswahl von nur männlichen, gesunden, rechtshändigen Probanden die Heterogenität verringert und dadurch die Verwendung individuell zugeschnittener Stimuli erleichtert. Die Anweisungen für die Selbst- und Nicht-Selbst-Konditionen waren identisch und eine Befragung nach dem Scannen bestätigte, daß sich die Probanden der Gruppierung der Stimuli in Selbst- und Nicht-Selbst-Blocks nicht bewußt waren. Die Anforderungen an die kognitive Verarbeitung waren in beiden Bedingungen (Selbst und Nicht-Selbst) bei beiden Experimenten identisch. Es zeigte sich, daß die Stimuli bei der selbstbeschreibenden und bei der nicht-selbstbeschreibenden Bedingung hinsichtlich der Häufigkeit ihres Vorkommens in der Alltagssprache nicht differierten, jedoch etwas hinsichtlich der "Sympathie" (Anderson 1968). Ob die Aktivierungen davon beeinflußt wurden, erscheint eher unwahrscheinlich, da man eine Aktivierung der limbischen und paralimbischen Areale als Folge der Auslösung von Emotionen (Sympathie vs. Antipathie) hätte erwarten können (Blood et al. 1999; Phillips et al. 1998; Whalen et al. 1998; Lane et al. 1997), was in dieser Studie nicht der Fall war. Ursprünglich hatten wir stärkere parietale Signalveränderungen für das inzidentelle Experiment und stärkere frontale Signalveränderungen für das intentionale Experiment angenommen. Da sich eine linksseitige parietale und frontale Aktivierung in beiden Experimenten fand, gehen wir davon aus, daß intentionale Selbstverarbeitung auch bei unserer inzidentellen Aufgabe auftritt.

Die einzig bei unserer intentionalen Selbst-(minus Nicht-Selbst)Bedingung aktivierte Region schloß den Precuneus ein. Diese Struktur ist bereits früher im

Rahmen von Gedächtnisenkodierung und -zugriff (Heun et al. 1999; Krause et al. 1999; Wiggs et al. 1999; Fletcher et al. 1995; Shallice et al. 1994) in funktionell-bildgebenden Studien identifiziert worden. Bei dem Experiment 1 handelt es sich im Grunde um eine semantische Kategorisierungsaufgabe, dennoch möchten wir argumentieren, daß selbstrelevante Wörter automatisch Erinnerungen hervorrufen, daher werden Regionen, die am Gedächtniszugriff beteiligt sind, aktiviert. Wir sind der Ansicht, daß der Precuneus eine entscheidende Rolle bei Gedächtnisvorgängen spielt, die eine Selbst-Referenz Komponente haben, wie das episodische Gedächtnis, und daß die Komponente des „Selbst“ ein wichtiger Faktor für seine Beteiligung ist.

Im inzidentellen Experiment war der rechte G. temp. med. nur während der habituellen (inzidentellen) Selbst(vs. Nicht-Selbst)-Verarbeitung aktiviert. Aus Experimenten zum semantischen Priming mit Präsentation auf eine Gesichtsfeldhälfte (Burgess und Simpson 1988) konnte geschlossen werden, daß die linke Hemisphäre Selektionsprozeße durchführt, die unmittelbar nach der Aktivierung die untergeordneten Bedeutungen der Wörter in dieser Hemisphäre unterdrücken. Im Gegensatz dazu wird von der rechten Hemisphäre angenommen, daß sie eine Aktivierung sowohl dominanter wie auch untergeordneter Wortbedeutungen über einen längeren Zeitraum aufrechterhält (siehe Kapitel 1.8). Während die linke Hemisphäre also mit einer starken Aktivierung enger semantischer Felder in Verbindung gebracht wird, schreibt man der rechten Hemisphäre die Aktivierung breiter semantischer Felder einschließlich der Möglichkeit zu, vielfache Interpretationen oder Bedeutungen aufrechtzuerhalten (Rodel et al. 1992; Nakagawa 1991). Dies ermöglicht die für Schlußfolgerungen und das Erkennen von übergeordneten Themen notwendige Integration verwandter semantischer Informationen. Patienten mit Läsionen im rechten lateralen Temporallappen haben Schwierigkeiten mit Aufgaben, die eine feine semantische Unterscheidung verlangen (Joanette et al. 1983; Eisenson 1962), mit der Interpretation von Phrasen (Kaplan et al. 1990) oder Geschichten (Weylman et al. 1989) und der Integration von Diskurselementen (Beeman 1993; Brownell et al. 1986; Moya et al. 1986). Diese Ergebnisse werden durch Daten aus funktionellen bildgebenden Studien ergänzt, welche zeigen, daß die rechte Hemisphäre während der Verarbeitung von Textabschnitten (St George et al. 1999) und Metaphern (Bottini et al. 1994) aktiviert ist. Die Aktivierung des rechten G. temp. med. bei unserem Experiment könnte darauf hinweisen, daß die Probanden erfolgreich breite semantische Felder aktivierten, um ein gemeinsames Thema während der Selbst-Bedingung zu finden. Die Aktivierung dieser Areale während unserer „Selbst“-Bedingung (minus Nicht-Selbst) unterstützt folglich die Vorstellung einer automatischen (oder „inzidentellen“) semantischen Selbst-Verarbeitung (Markus 1977). Der rechte Temporallappen wird aktiviert, wenn (1) die Notwendigkeit besteht, semantische Informationen zu integrieren, und (2) diese Integration erfolgreich verläuft (Kircher et al. 2001). Bei unserem intentionalen Experiment fand sich keine Aktivierung der rechten Hemisphäre, weil eine Integration nicht vollzogen werden mußte. Das gemeinsame Thema, ob selbstbeschreibend oder nicht-selbstbeschreibend, lag bereits durch die Instruktion für die Aufgabe vor und wurde somit den Probanden nicht abverlangt.

Wir berichteten über anatomische Regionen, die am Verarbeiten von selbstbeschreibenden Wörtern beteiligt sind. Wir sind der Meinung, daß selbstbeschreibende Stimuli in mehreren kortikalen Arealen verarbeitet werden, was impliziert, daß es für selbst-relevantes Verarbeiten kein einzelnes Zentrum im Gehirn gibt. Selbstbeschreibende Wörter können als solche inzidentell verarbeitet werden, d.h. auch wenn keine Instruktionen zur selbstbezüglichen Verarbeitung gegeben werden. Obwohl unsere Studie auf das Verarbeiten einzelner Persönlichkeitszüge begrenzt war, vermuten wir, daß Selbstverarbeitung domänenspezifisch (domainspecific) ist und von der Art und Modalität der Informationen abhängt. Unsere eigenen Arbeiten zum Selbsterkennen des eigenen Gesichtes zeigen z.B. eine vorwiegende rechtshemisphärische Aktivierung für die Selbst-Bedingung (Kircher et al. 2001; Kircher et al. 1998). Auch wenn die Schlußfolgerungen aus dieser Studie notwendigerweise durch den experimentellen Ansatz und die kleine Probandengruppe begrenzt sind, so glauben wir doch, daß es ganz klar möglich ist, das Selbst und Selbst-Verarbeitung neurowissenschaftlich zu untersuchen.

5 Allgemeine Diskussion

Die Ergebnisse werden in den jeweiligen Kapiteln ausführlich diskutiert. Die Einbindung der vorliegenden Untersuchungen in einen größeren Kontext erfolgte bereits in der Einleitung. Hier soll lediglich noch einmal auf einige allgemeine Aspekte eingegangen werden.

5.1 Die Untersuchung kognitiver Phänomene mit FMRT

Mittels FMRT können die Korrelate kognitiver Phänomene indirekt durch die Messung des Blutoxygenierungsgrades gemessen werden. Diese Methodik beinhaltet einige Einschränkungen. Die FMRT ist keine direkte Darstellung neuronaler oder synaptischer Aktivierungen. Allerdings konnte in Untersuchungen die enge Koppelung dieser Vorgänge gezeigt werden (Logothetis et al. 2001). Da sich bei Aktivitätsänderung einer kortikalen Region der Blutoxygenierungsgrad lediglich um 2-5% ändert ist es notwendig, etwa 15 hypothetisch gleichartige kognitive Ereignisse zu integrieren, um ein akzeptables Signal-Rausch Verhältnis zu erhalten. Aktivierungen können nur dort gemessen werden, wo Somata von Neuronen in genügender Anzahl vorliegen. Die zeitliche Auflösung beträgt in etwa 1 sec, die räumliche ca. 2 mm. Mit der verwendeten Datenauswertemethode können isolierte Signalveränderungen dargestellt werden, wobei an „geistigen Phänomenen" immer eine Reihe von zerebralen Arealen beteiligt ist (Schneider et al. 1996). Der Zusammenhang von BOLD Aktivierungen in unterschiedlichen Regionen kann mit neuronalen Makro-Netzwerkanalysen untersucht werden, wobei auch diese Ergebnisse mit Vorbehalt betrachtet werden müssen und sich bisher nicht durchgesetzt haben. Da kognitive Prozeße im Millisekundenbereich ablaufen, müssen verschiedene Methoden zu deren Erforschung eingesetzt werden, um einen Synergismuseffekt bei der Interpretation der Ergebnisse auszunutzen. So können Reaktionszeitmessungen durchgeführt werden, wobei je nach Auswahl der Stimuli, Präsentationsdauer und Reaktionszeiten Aussagen über die zugrundeliegenden geistigen Prozeße gemacht werden können [z.B. (Kircher et al. 2001; Yoon 2001)]. Elektrophysiologische und magnetenzephalographische Verfahren können den genauen zeitlichen Ablauf geistiger Prozeße klären (Stevens und Kircher 1998; Kutas und Hillyard 1984). Funktionell bildgebende Methoden erlauben Aussagen dazu, wo im Gehirn ein Prozeß abläuft. Neuere Methoden wie das diffusion tensor imaging, womit lange Bahnen in vivo dargestellt werden können, und die Magnetresonanzspektroskopie sind sehr vielversprechende Methoden für die Erforschung psychiatrischer Erkrankungen. Psychotrope Substanzen lassen Rückschlüsse auf die beteiligten Neurotransmittersysteme und deren Modulation auf geistige Prozeße zu (Gouzoulis Mayfrank et al. 1998). In unseren Untersuchungen haben wir psychophysische Parameter, FMRT und magnetenzephalographische Untersuchungen integriert.

Im speziellen wurden in unseren Versuchsreihen vor allem höhere Sprachfunktionen untersucht. Es wurde dabei weltweit erstmals die Produktion von flüssiger, zusammenhängender Sprache mit FMRT analysiert und diese mit einem eigens entwickelten nicht-magnetischen Mikrophon aufgenommen. Artikulationsbedingt können im FMRT Artefakte durch Kopfbewegungen und durch Signalveränderungen im Bereich des Übergangs von Luft-Gewebe auftreten, insbesondere im orbitofrontalen Kortex. Wir konnten solche Artefakte kaum feststellen, da (1) Kopfbewegungen minimal waren, (2) unsere Aktivierungen weit entfernt vom orbitofrontalen Kortex lagen, und (3) bei 1,5 T und kontinuierlicher Sprache in der Gruppenanalyse diese Effekte gering sind. Eine FMRT-Studie von Barch et al (1999) zeigte, daß kontinuierliches Sprechen, wie in unseren Untersuchungen, interpretierbare Resultate lieferte, im Gegensatz zur Vokalisation vereinzelter Antworten auf einen intermittierend dargebotenen Stimulus.

Da die Schizophrenie phänomenologisch und vermutlich auch ätiologisch eine heterogene Störung darstellt, kann durch einen Vergleich von unterschiedlichen Patientengruppen oder Patienten und Kontrollpersonen ein systematischer Fehler auftreten. Wir versuchten, diese Schwierigkeit zu reduzieren, indem wir hinsichtlich Alter, Händigkeit, Erziehung und insbesondere Symptomatik homogene Patientengruppen wählten. In den meisten unserer Untersuchungen dienten die Patienten als ihre eigenen Kontrollpersonen (intra-subject Design), wodurch weitere potentielle konfundierende Effekte durch interindividuelle Unterschiede, wie Krankheitsdauer, Medikation oder IQ reduziert werden konnten.

5.2 Zur Pathogenese psychopathologischer Symptome

Es war ein Anliegen dieser Arbeit, beispielhaft aufzuzeigen, daß es möglich ist, eine Korrelation zwischen psychopathologischen Einzelsymptomen/Symptomkomplexen und dysfunktionalen Hirnsystemen herzustellen (siehe Kapitel 1.2, 1.6, 1.7, 1.8). Beispielhaft sollten in dieser Arbeit formale Denkstörungen bei Patienten mit Schizophrenie mittels FMRT untersucht werden. FDS als Untersuchungsobjekt bieten dabei verschiedene Vorteile: (1) Die Symptome sind objektivierbar. Die Äußerungen des Patienten können aufgezeichnet und mit der Hirnaktivierung korreliert werden, im Gegensatz z.B. zu akustischen Halluzinationen. (2) Die Symptome sind anhand vorhandener, validierter Skalen operationaliserbar. (3) Es liegt umfangreiches Datenmaterial auf neuropsychologischem, kognitionspsychologischem, linguistischem und elektrophysiologischem Gebiet zu Sprachproduktion und -perzeption bei Gesunden und Patienten mit hirnmorphologischen Schäden vor, in das neue Befunde von Patienten mit Schizophrenie integriert werden können. (4) Es handelt sich bei FDS um ein

Bleulersches Grundsymptom (Assoziationsstörung) und ist daher von besonderem diagnostischem Interesse.

Es kann von psychopathologischen Symptomen nicht auf deren Ätiologie und bisher auch kaum auf die beteiligten zerebralen Systeme geschlossen werden. Ein erster Schritt zur Pathogeneseforschung besteht in der Korrelation von Symptomen mit den dabei beteiligten Hirnsystemen auf morphologischer, (elektro-)physiologischer und biochemischer Ebene. Das Gehirn reagiert relativ gleichförmig auf unterschiedliche Noxen. Entscheidend für die Symptomatik ist beim erwachsenen Gehirn die Lokalisation der Veränderung bzw. das betroffene funktionelle System, daneben das Ausmaß der Schädigung (und nicht deren Ätiologie). Durch Veränderung neuronaler „Schaltkreise“ (Pathogenese) entstehen psychopathologische Symptome und kognitiven Defizite (Symptom-, Syndromebene). Einzelne Symptome und Symptomcluster lassen sich dabei nicht mit der Ätiologie, sondern nur mit dem dysfunktionalen System in Verbindung bringen. Ein direkter Rückschluß von der Symptom- auf die Ätiologieebene ist nicht möglich.

In unseren Untersuchungen konnte gezeigt werden, daß die neuronalen Korrelate einzelner psychopathologischer Symptome isoliert werden konnten. Während die Patienten eigenartige Wörter artikulierten (versus lexikalische Wörter), war der ventrale Teil des anterioren Cingulums und der rechte G. temp. med. aktiviert (siehe Kapitel 3.2). Während der Produktion devianter Sätze im Vergleich zu normalen Sätzen erwiesen sich die linken und rechten oberen temporalen Gyri als signifikant weniger aktiviert (siehe Kapitel 3.2). Weiterhin wurde gezeigt, daß das Ausmaß an positiven FDS, während Patienten flüssige Sprache generierten, negativ mit dem BOLD Effekt im linken G. temp. sup. korreliert (siehe Kapitel 3.1). Untersuchungen zur Pathogenese von Symptomen lagen bisher nur zu akustischen Halluzinationen bei Patienten mit Schizophrenie vor, diese sind allerdings inkonsistent (Shergill et al. 2000; Dierks et al. 1999; Silbersweig et al. 1995; McGuire et al. 1993). Der große Vorteil unseres Ansatzes besteht darin, daß die psychopathologischen Phänomene durch Aufzeichnung der Sprache erstmals objektiviert werden konnten.

5.3 Umgekehrte Lateralisation des mentalen Lexikons führt zu formalen Denkstörungen und Konkretismus

Es konnte in der Arbeit gezeigt werden, daß bei gesunden Versuchspersonen, während diese zusammenhängend im MR Tomographen sprachen, die Anzahl produzierter Wörter positiv mit der Aktivierung des linken G. temp. sup. korreliert. In funktionell-bildgebenden Studien zur Bildbenennung (picture naming) erwies sich dieses Areal als über viele Studien konsistent aktiviert (Indefrey und Levelt 2000). Der linke G. temp. sup. ist auch involviert, wenn Probanden Wörter generieren (Kircher et al. 2001; Damasio et al. 1996). Da unser

Paradigma den Probanden abforderte, auf einen mehrdeutigen Stimulus Sprache zu generieren und weiterzureden, gingen wir davon aus, daß diese Aufgabe besondere Anforderungen an die Wortfindung stellen würde. Folglich interpretieren wir die Signaländerungen im linken G. temp. sup. als Korrelat des „mentalen Lexikons“ (siehe Kapitel 1.8 und 3.3). Bei unseren Patienten mit positiven FDS fand sich eine Korrelation zwischen dem Ausmaß der Sprachproduktion und der Aktivierung im rechten temporalen Kortex im Gegensatz zum linken wie bei Gesunden (siehe Kapitel 3.3).

In einer anderen Untersuchung vervollständigten Gesunde und zwei Patientengruppen mit Schizophrenie, ohne und mit FDS, Sätze mit passenden Wörtern (siehe Kapitel 4.2). Die Kontrollpersonen und Nicht-FDS-Patienten zeigten eine Aktivierung des rechten lateralen temporalen Kortex. Patienten mit FDS aktivierten bei derselben Aufgabe den linken temporalen Kortex. Läsionsstudien zeigen, daß die Nutzung des Kontextes bei der Interpretation von Phrasen (Kaplan et al. 1990) oder Geschichten (Weylman et al. 1989) bei Patienten mit rechtsseitigen temporalen Läsionen beeinträchtigt ist und daß diese Schwierigkeiten haben, Diskurselemente zu integrieren (Beeman 1993; Brownell et al. 1986; Moya et al. 1986). Weiterhin weisen funktionell-bildgebende Studien auf eine Beteiligung des rechten temporalen Kortex beim Verarbeiten von Sätzen (Muller et al. 1997), komplexen Metaphern (Bottini et al. 1994) und Geschichten (St George et al. 1999) hin. Die Aktivität dieser Region während unserer Aufgaben könnte daher ein Korrelat des Schlußfolgerns aus dem linguistischen Kontext darstellen (Extraktion der Makropropositionen, siehe Kapitel 1.4). Patienten mit FDS haben Schwierigkeiten mit der Wortergänzungsaufgabe im Satzkontext, weil sie offenbar den rechten Temporallappen nicht aktivieren. Dieses Ergebnis gibt Hinweise auf die Pathogenese des "Konkretismus" (Chapman und Chapman 1973) bei Patienten mit Schizophrenie, also dem inadäquaten Verhaften auf der wörtlichen Bedeutung in Metaphern oder Sprichwörtern (siehe Kapitel 1.7 und 1.8).

Wie hängen die Aktivierung des rechten G. temp. sup., die Produktion von FDS und Konkretismus zusammen (siehe dazu insbesondere Kapitel 1.8)? Hemifelduntersuchungen mit Wörtern oder Sätzen als Stimuli (Beeman et al. 1994; Burgess und Simpson 1988) und Experimente mit ereigniskorrelierten Potentialen (Weisbrod et al. 1998; Hagoort et al. 1996) legen nahe, daß die semantischen Felder einzelner Wörter in beiden Hemisphären unterschiedlich aktiviert oder unterdrückt werden können. In diesen Experimenten werden einer Hemisphäre visuell Stimuli dargeboten, um die semantischen Prozeße in der kontralateralen Hemisphäre zu untersuchen. In der rechten Hemisphäre sind die Wörter mit großen, diffusen semantischen Feldern assoziiert, im Gegensatz zu den relativ fokussierten Feldern in der linken Hälfte (Beeman et al. 1994). In der linken Hemisphäre werden kontextuell unpassende Bedeutungen zu einem sehr frühen Zeitpunkt unterdrückt. Nur jene Inhalte, die zur eigentlichen Nachricht passen, bleiben für einen längeren Zeitraum aktiv. Hingegen bleiben in der rechten Hemisphäre vielfältige Bedeutungen für relativ lange Zeit aktiv (Faust und Chiarello 1998). Das Vorhandensein weiter semantischer Felder in der rechten Hemisphäre könnte zu einer besseren Überschneidung von entfernt miteinander verwandten Begriffen führen, was die Interpretation von Sätzen (Kircher et al. 2001), Geschichten (St George et al. 1999) oder Metaphern (Bottini et al. 1994) erleichtern könnte. Bei unseren gesunden Versuchspersonen war bei kontinuierlichem Sprechen der linke G. temp. sup. aktiviert, in welchem nach diesem Modell enge semantische Felder die präzise Wortfindung im mentalen Lexikon und die Aufrechterhaltung eines fokussierten, logischen Gedankenganges erleichtern. Bei den Patienten mit FDS fand sich ein Zusammenhang zwischen kontinuierlichem Sprechen und Signalveränderungen im *rechten* G. temp. sup., in welchem durch die dortigen diffusen semantischen Felder eine Anzahl semantisch und phonologisch verwandter Wörter aktiviert sind. Folglich ist die Wortfindung/der lexikalische Zugang bei Patienten mit FDS relativ unpräzise, wobei sich hierdurch die Wahrscheinlichkeit erhöht, daß (anstatt des eigentlichen Zielwortes) Wörter gefunden werden, die lediglich in engem semantischen/phonologischen Bezug zu dem „Zielwort" stehen. Diese Ungenauigkeit könnte zur Artikulation semantisch inkorrekter Wörter (Paraphasie, siehe Kapitel 1.8 und 3.2) und zur assoziativen Auflockerung führen. Wir fanden weiterhin eine negative Korrelation zwischen dem Ausmaß der positiven FDS (Kapitel 3.1), unabhängig von der Artikulationsgeschwindigkeit, und einer Aktivierung in der Wernicke Region, ein Areal, das für die Produktion zusammenhängender Sprache und das verbale Selbst-Monitoring (Kircher et al. 2001) wichtig ist (Kapitel 3.4). Wir schlagen vor, daß eine ungenaue Wortfindung (rechter G. temp. sup.) zusammen mit dem gestörten Selbst-Monitoring (linker posteriorer G. temp. sup.) viele der Charakteristika von FDS erklären könnten, nämlich semantische Paraphasien (Störung auf Wortebene), Inkohärenz (Störung der Beziehung zwischen mehreren Wörtern im Satzkontext) und Konkretismus. Was in unseren Untersuchungen nicht deutlich wurde, war eine verminderte Aktivierung des linken Frontallappens. Dieser sollte zumindest hypothetisch für eine Störung der exekutiven Funktionen verantwortlich sein und damit zu Störungen im planenden Handeln und Sprechen führen, was zu Weitschweifigkeit, Tangentialität etc. führen würde. Da diese psychopathologischen Phänomene sich aber über längere Zeit (d.h. länger als über die von uns untersuchten 20 sec Abschnitte) erstrecken, haben wir sie in unseren Analysen nicht mit einbeziehen können. Es könnte sich um eine „tonische" Unteraktivierung des frontalen Kortex handeln, so daß diese aufgrund der hohen Zeitauflösung von unserer Auswertung nicht erfaßt werden kann.

Unsere Studie führte von den bekannten morphologischen Änderungen im G. temp. sup. bei Schizophrenie zu einem kognitiven Model des gestörten mentalen Lexikons. Die gespiegelte Aktivierung des lateralen Temporallappens scheint bei Patienten mit FDS kein festes Merkmal, sondern von den kognitiven Anforderungen der ausgeführten Aufgabe abhängig zu sein (vergleiche die Ergebnisse der Kapitel 3.3 und 4.2, wo dieselben Patienten mit FDS teilnahmen). *Patienten mit FDS aktivieren den rechten temporalen Kortex, wenn sie frei sprechen, im Gegensatz zu Gesunden, die die homologe Area links aktivieren. Bei der*

Verarbeitung eines Satzkontextes allerdings, wo mehrere Wortbedeutungen integriert werden müssen, aktivieren Gesunde (neben dem linken) den rechten oberen Temporallappen, die Patienten dagegen nur den linken. Dies könnte erklären, warum die Sprache von Patienten mit FDS bei freiem Sprechen unzusammenhängend und unvorhersehbar sein kann, während die gleichen Patienten übertragene Aussagen wörtlicher interpretieren als Gesunde (Konkretismus).

Die Daten legen eine abnorme hemisphärische Lateralisierung der Aktivierung während flüssiger Sprachproduktion bei Patienten mit FDS nahe. Insbesondere scheint es so, daß allerdings nur Teile der Sprachfunktionen diese umgekehrte Lateralisation zeigen. Andere bildgebende Untersuchungen auf *Einzelwortbasis* zeigten zumeist gleiche Lateralisationsphänomene bei Patienten mit Schizophrenie wie bei Gesunden (Sommer et al. 2001). Allerdings wurden dabei die Patienten nicht wie in unserer Untersuchung nach Symptomatologie unterschieden. Unsere Studie zur MMN mit MEG und FMRT (Kapitel 4.3) zeigte ebenfalls eine differentielle Antwort des G. temp. sup. bei Patienten im Vergleich zu Gesunden. Wir schlagen daher vor, daß sich eine umgekehrte Lateralisation der Aktivierungsmuster bei Patienten mit Schizophrenie sowohl eine Funktion der Symptomatik als auch der kognitiven Aufgabe ist. Das Phänomen tritt (1) bei Patienten mit Störungen der Sprachverarbeitung und des Selbst-Monitoring, so bei FDS und Halluzinationen, und (2) im Rahmen von Aufgaben, die die Verarbeitung eines Kontextes erfordern, auf. Das würde auch mit Resultaten struktureller bildgebender Studien übereinstimmen, welche Volumenanomalien des linken und rechten G. temp. sup. mit der Schizophrenie und insbesondere mit FDS in Verbindung bringen (Rajarethinam et al. 2000; Hirayasu et al. 1998; Petty et al. 1995; Rossi et al. 1994; Shenton et al. 1992), wie auch mit den Berichten über eine abnormale Struktur des Corpus callosum (Chua et al. 2000; Highley et al. 1999) und einer gestörten hemisphärischen Interaktion bei Schizophrenie (Kircher et al. 2001; Gruzelier 1999; Friston 1998; Crow 1997; Flor-Henry 1969). Die Lateralisationsphänomene lassen sich auch auf biochemische Ebene zurückverfolgen. Es konnte gezeigt werden, daß der NMDA Rezeptor Antagonist Ketamin u.a. FDS (Adler et al. 1999) und Störungen in der Kontextverarbeitung (Umbricht et al. 2000) bei gesunden Kontrollpersonen hervorruft, weshalb dieses und das Dopamin Rezeptorsystem relevant für die Ätiologie von FDS sein könnte. In einer Studie (Grimwood et al. 1999) konnte gezeigt werden, daß die Expression der NR2B Untereinheit des NMDA Rezeptors im G. temp. sup. selektiv hochgeregelt ist. Genetisch veränderte Mäuse mit einer reduzierten NMDA Rezeptorexpression erfüllten die Kriterien eines Tiermodells für die Schizophrenie (Mohn et al. 1999). Unsere Beobachtungen sind weiterhin von potentieller Relevanz für ätiologische Modelle der Schizophrenie, da die normale Asymmetrie im G. temp. sup. Volumen um die 30. Woche der fötalen Entwicklung erkennbar wird. Folglich könnten die anatomischen und funktionellen Abnormalitäten in dieser Region eine Störung in einem neurologischen Entwicklungsprozeß, der für die hemisphärische Lateralisierung wichtig ist, widerspiegeln (Chi et al. 1977).

5.4 Kleiner Exkurs: Lyrik im rechten Temporallappen?

Formale Denkstörungen wie assoziative Auflockerung, Inkohärenz und Neologismen sind psychopathologische Symptome wie sie bei der Schizophrenie oder Manie auftreten. In leichterer Form kommen sprachliche Unschärfen auf semantischer und pragmatischer Ebene auch bei Gesunden vor und werden als "allusive thinking" bezeichnet (Tsuang und Faraone 1999; Catts et al. 1993; Ward et al. 1992; Tucker et al. 1982; McConaghy und Clancy 1968). Eine derartige Sprechweise scheint eine Charaktereigenschaft der betreffenden Person zu sein, der Einfluß von psychoaktiven Substanzen, z.B. Ketamin oder LSD, führt auch bei Gesunden zu formalen Denkstörungen. FDS scheinen demnach eine Extremform sprachlicher Ausdrucksform zu sein. In den bisherigen Ausführungen konnten wir zeigen, daß FDS bei Patienten mit Schizophrenie mit einer Unteraktivierung der Wernicke Area und einer Überaktivierung des rechtshemisphärischen mentalen Lexikons einhergehen. Man könnte also annehmen, daß bei Menschen mit "allusive thinking" das mentale Lexikon im rechten Temporallappen verstärkt herangezogen wird, vielleicht durch Disinhibition von Teilen der rechten Hemisphäre, insbesondere durch den frontalen Kortex.

Trifft nun in einer Person leicht aufgelockertes Denken mit künstlerisch-kreativer Begabung und außerordentlichem Sprachgefühl zusammen, und sind anderweitige Umstände günstig, so könnte die Voraussetzung für dichterische Fähigkeiten gegeben sein. Besonders kreative Menschen scheinen sich durch weite assoziativer Verbindungsmöglichkeiten auszuzeichnen (Mednick 1962). Wir postulieren, daß Lyriker, die mit Metaphern und weiten Assoziationsbrücken arbeiten, vermehrt ihren rechten Temporallappen mit den dort abgelegten weiten semantischen Wortfeldern einsetzen. Vielleicht ist bei solchen Menschen die Sprachlateralisation (normalerweise nach links) nicht besonders ausgeprägt. Empirische Untersuchungen hierzu fehlen allerdings. Als Beispiel für einen derartigen expressionistischen Sprachstil kann eines der bekanntesten deutschsprachigen Gedichte dienen:

Hälfte des Lebens[7]

Mit gelben Birnen hänget
Und voll mit wilden Rosen
Das Land in den See,
Ihr holden Schwäne,
Und trunken von Küssen
Tunkt ihr das Haupt
Ins heilignüchterne Wasser.

---

[7]Hölderlin "Gedichte" Hrsg. Jochen Schmidt, Insel Taschenbuch, 1984

Weh mir, wo nehm ich, wenn
Es Winter ist, die Blumen, und wo
Den Sonnenschein,
Und Schatten der Erde?
Die Mauern stehn
Sprachlos und kalt, im Winde
Klirren die Fahnen.

Festzuhalten ist, daß es sich bei dem metaphorischen Stil Hölderlins um etwas in der Literaturgeschichte Neues handelt, das dann erst wieder in der Moderne (Expressionismus, Dadaismus, Surrealismus) aufgegriffen und eingesetzt wurde. So etwa radikal bei dem Arzt für Haut- und Geschlechtskrankheiten Gottfried Benn, der auch kurze Zeit als Psychiater gearbeitet hat, aber dies aufgrund von einsetzendem Depersonalisationserleben während der Stationsarbeit[8] wieder aufgab.

Der Psychiater[9]

Meine Innenschläfe ist die Fresse,
Die mich anstinkt.
Tisch ist: Auge und Hand: Gesichts- und Tastempfindung:
Erbrechend: ICH. Die Sternblumen
Betiert mein Blick, den keuschen Strauß. -
Mein Hirn nächtigt mich
Einen kurzen Traum;
Doch aus dem Morgen
Weht Altersodem, unbeholfen,
Zerfallsgeruch. -

Der Jurist wird durch Paragraphen enthoben
Und vergewaltigt selbständig das Außenstehende.
Der Philologe ergießt sich in die Schluchten der Gebirge
Und in das Boot des Ferienmeers.
Mich überkommt das Asterbeet,
Und ich kann nicht vergehen: weggeblühtes Land,
Herbst und der Bäume stillgewordenes Blatt - -:
Lymphknoten schwellen auf und ab,
Vielleicht in meinem Ammonshorn;
Vielleicht färbt Phenylhydrazin

---

[8]Gottfried Benn "Epilog und Lyrisches Ich"

[9]Gottfried Benn "Gedichte. In der Fassung der Erstdrucke" Hrsg. Bruno Hillebrand, Fischer Taschenbuch Verlag. Dieses Gedicht ist charakteristisch für Benns Stil, es hätte auch eines mit anderem Inhalt herausgegriffen werden können.

Mein Wasser himmelbau. -

Der Laie greift sich an den Schädel.
Ich fasse an ein Staatsorgan
Und den Nachtwächter des Beischlafs: Grünes über den Unterleib,
Süße Saaten, Strauß und Reigen
Schleiern die sanften Bregenhänge,
Fromm im Auge
Den guten Lauf der Welt.

Bei oberflächlicher Betrachtung könnte man eine Nähe zu FDS bei den beiden Gedichten annehmen. Dies ist natürlich nicht der Fall, da sie sich von FDS durch ihre bildhafte Kraft, die Möglichkeit einer thematischen Auflösung bzw. Zusammenführung des Inhaltes (semantische Kohärenz) und natürlich der konstruierten Form unterscheiden. Nichtsdestotrotz ist die assoziative semantische ein gemeinsames Kennzeichen von FDS und diesen Gedichtbeispielen.

Bekanntlich erkrankte Friedrich Hölderlin 1802 an einer Schizophrenie (Frommer 1995; Lanczik 1995; Geraud und Bourgeois 1994; Zimmermann 1987; Peters 1981; Supprian 1974; Stierlin 1972) mit mehreren schweren Schüben, die in einen Residualzustand überging[10]. Einige Gedichte aus dem akuten Schub scheinen einen gewissen Sprachzerfall anzuzeigen, z.B. "Der Ister" oder "Mnemosyne", beide von 1803, oder einzelne Fragmente:

Wenn über dem Weinberg es flammt
Und schwarz wie Kohlen
Aussiehet um die Zeit
Des Herbstes der Weinberg, weil
Die Röhren des Lebens feuriger atmen
In den Schatten des Weinstocks. Aber
Schön ists, die Seele
Zu entfalten und das kurze Leben.[11]

Nach 1806 war Hölderlins Zustand gekennzeichnet von sozialem Rückzug, Apathie, Intresselosigkeit, insgesamt einer ausgeprägten Negativsymptomatik. Für uns dabei interessant sind die wiederholt dokumentierten, ausgeprägten formalen Denkstörungen, die eine Kommunikation mit dem Dichter offenbar fast unmöglich machten. Im Gegensatz zum Sprachzerfall in der direkten Kommunikation stehen die "späten" und "spätesten" Gedichte, die durch große Klarheit, Schlichtheit und Einfachheit geprägt sind, aber auch witzig sein können:

---

[10]Zu Hölderlin aus psychiatrischer Sicht siehe z.B. Leo Navratil "Schizophrene Dichter" Fischer Taschenbuch Verlag 1994

[11]Hölderlin "Gedichte" Hrsg. Jochen Schmidt, Insel Taschenbuch, 1984

Der Ruhm[12]

Es knüpft an Gott der Wohllaut, der geleitet
Ein sehr berühmtes Ohr, denn wunderbar
Ist ein berühmtes Leben groß und klar,
Es geht der Mensch zu Fuße oder reitet.

Der Erde Feuden, Freundlichkeit und Güter,
Der Garten, Baum, der Weinberg mit dem Hüter,
Sie scheinen mir ein Wiederglanz des Himmels,
Gewähret von dem Geist den Söhnen des Gewimmels. -

Wenn Einer ist mit Gütern reich beglücket,
Wenn Obst den Garten ihm, und Gold ausschücket
Die Wohnung und das Haus, was mag er haben
Noch mehr in dieser Welt, sein Herz zu laben?

Der erkrankte Hölderlin spricht also formal denkgestört und schreibt konkret. Ähnliches fällt auch im klinischen Alltag bei einigen Patienten mit FDS auf. Das selbst Geschriebene kann offenbar durch wiederholtes Lesen korrigiert werden, den Patienten fallen dann die eigenen Fehler auf. Die Lebens- und Werkgeschichte von Hölderlin ist also in zweierlei Hinsicht für unsere Themenstellung interessant. Zum Einen scheint es ein Mensch zu sein, der mit weiten Assoziationsfeldern arbeitet und so außergewöhnlich kreative Gedichte schreibt. Man könnte hier also die vermehrte Einbeziehung des mentalen Lexikons im rechten Temporallappen vermuten. Nach Ausbruch der Psychose verhält er sich wie viele Patienten mit formalen Denkstörungen, so auch die von uns in dieser Arbeit untersuchten (siehe Kapitel 3.1, 3.3), indem er schwer verständlich spricht (Aktivierung des rechten Temporallappens, "Unteraktivierung" der Wenicke Area) aber geschriebenes oder gesprochenes konkretistisch verarbeitet, daher der einfache, "schlichte", konkrete Sprachstil in den späten Gedichten.

---

[12]aus: Leo Navratil "Schizophrene Dichter", ibd.

6 Zusammenfassung

Formale Denkstörungen sind ein Kernsymptom der Schizophrenie. Daneben haben diese Patienten Schwierigkeiten im abstrakten Denken, z.B. übergeordnete Bedeutungszusammenhänge in Sätzen zu erfassen oder Kategorien zu bilden (Konkretismus). Beide Phänomene sind Beispiele für eine Störung im präverbalen Denken und der Sprache. Die neuronalen Korrelate dieser Störungen sind bisher nicht bekannt und wurden in der vorliegenden Studie mit Hilfe funktioneller Magnetresonanztomographie (FMRT) und Magnetenzephalographie (MEG) untersucht.

Die Ausgangshypothesen der vorliegenden Untersuchung lauteten:

1. Die neuronalen Korrelate (Pathogenese) psychopathologischer Symptome und Symptomkomplexe lassen sich mit funktioneller Kernspintomographie abbilden.

2. Einem Teil der Symptome bei formalen Denkstörungen und Konkretismus liegt eine Störung im „mentalen Lexikon" zugrunde. Kognitive Aufgaben, die einen lexikalischen Zugriff erfordern, ziehen differentielle Aktivierungen im lateralen Temporallappen in Abhängigkeit von der klinischen Symptomatologie nach sich.

3. Die Bildung von semantischen Kategorien (z. B. „Möbel", „Lebendiges") bei Gesunden erfolgt in höheren Assoziationsarealen und nicht ausschließlich in der Broca und Wernicke Area.

4. Bereits in der frühen auditorischen Reizverarbeitung zeigt sich eine Lateralisationsstörung bei Patienten mit Schizophrenie.

Zur Überprüfung der Hypothesen waren verschiedene Untersuchungen nötig.

Im ersten Teil der Untersuchung wurden Patienten mit Schizophrenie und ausgeprägten formalen Denkstörungen sowie gesunde Kontrollpersonen mit FMRT untersucht, während sie kontinuierlich, in natürlicher Geschwindigkeit über 7 Rorschach Tintenkleckse (á 3 Minuten lang) während der Bilderhebung sprachen. Die Sprache wurde aufgezeichnet, transkribiert und verschiedene sprach- und psychopathologische Variablen mit dem BOLD Kontrast korreliert. (1) Die Anzahl der gesprochenen Wörter pro Zeiteinheit korreliert bei den Gesunden positiv mit einer Aktivierung im linken, bei den Patienten im rechten G. temp. sup. Wie interpretierten dies als eine gespiegelte Lateralisation des mentalen Lexikons bei den Patienten. In Einklang mit psychophysiologischen Befunden, die weite semantische Felder in der rechten und enge in der linken Hemisphäre nahelegen, kann dieses Ergebnis einen gestörten semantischen Zugriff auf die Wortbedeutungen als Teilursache von FDS erklären. Dieser Befund steht in Einklang mit Ergebnissen aus strukturell bildgebenden Studien, wo sich eine Abhängigkeit des Volumens der grauen Substanz des G. temp. sup. (normalerweise links > rechts) vom Ausmaß der FDS. (2) Das Ausmaß an positiven FDS korreliert negativ mit der Aktivierung im posterioren G. temp. sup., einem Teil der Wernicke Area. Patienten mit Läsionen in diesem Gebiet produzieren ähnliche Spontansprache wie Patienten mit ausgeprägten formalen Denkstörungen. (3) Die Verbalisation von semantischen Paraphasien (incl. Neologismen) gehen mit einer Aktivierung im rechten G. temp. med. und linken anteriorem Cingulum einher. Semantische Paraphasien entstammen dem „rechtshemisphärischen Lexikon“ mit seinen weiten semantischen Feldern, die Aktivierung im Cingulum könnte als Reaktion auf den Sprechfehler gewertet werden. (4) Die Verbalisation von inkohärenten Sätzen korreliert mit einer Minderaktivierung der Gg. temp. sup. und Gg. cingulae beidseits, der linken Gg. med. prä- und postcentrales und des Lobulus parietalis inf. Diese Areale sind bei Gesunden normalerweise an der Sprachproduktion beteiligt. Insbesondere die Minderaktivierung in den Gg. temp. sup. könnte als Grund für die Bildung unzusammenhängender Sätze gewertet werden. (5) Kurze Sprechpausen (500-2000 ms), während derer das zu Sagende geplant wird, korrelieren bei Gesunden mit einer Aktivierung des linken Sulcus temp. sup, einem Gebiet zwischen den parietalen Assoziationsarealen und den temporalen Spracharealen. Wir interpretieren diesen Befund als Ausdruck der Planung von Phrasen und der Überführung von präverbalen Gedanken in Sprache. Die erste Hypothese konnte also bestätigt werden.

Im zweiten Teil wurden zwei Patientengruppen mit Schizophrenie (mit und ohne FDS) und Gesunde mit FMRT untersucht, während sie verschiedene Satzergänzungsaufgaben durchführten. Stimuli auf Satzebene wurden gewählt, weil bei Patienten Störungen im Verständnis von Zusammenhängen vorliegen (Konkretismus). Den Probanden wurden visuell Satzstämme präsentiert und sie mußten (1) das letzte Wort sinnvoll ergänzen, (2) aus zwei vorgegebenen das richtige auswählen oder (3) das letzte Wort ablesen. Diese drei Bedingungen wurden in 3 Experimenten miteinander verglichen. Bei den Gesunden und den Patienten ohne formale Denkstörungen fand sich eine Aktivierung im rechten, bei den Patienten mit FDS im linken oberen/mittleren lateralen Temporallappen. Der rechte temporale Kortex ist normalerweise an der Integration von Einzelwortbedeutungen zu einem übergeordneten Sinn des Satzkontextes beteiligt. Patienten mit FDS aktivieren statt des rechten den linken Temporallappen und haben Probleme mit der Sinnerfassung des Satzes. Zusammen mit den Befunden aus den Untersuchungen zur Sprachproduktion zeigt sich also eine gestörte Lateralisation im lateralen Temporallappen bei Patienten mit Schizophrenie in Abhängigkeit von der Symptomatologie (mit oder ohne FDS) und der kognitiven Aufgabe (Sprachproduktion oder -verständnis). Die zweite Hypothese konnte bestätigt werden.

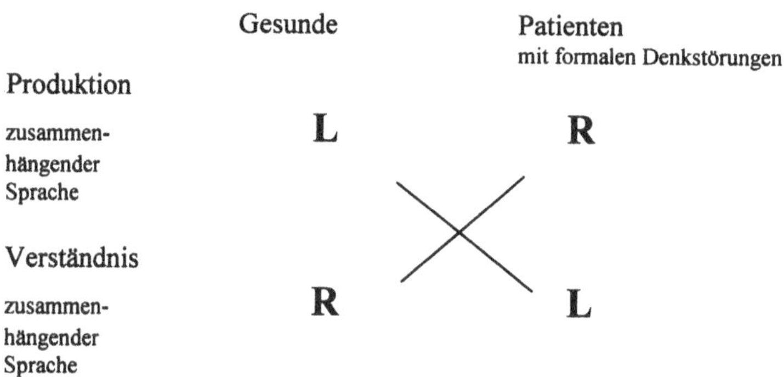

Abbildung 10 Zusammenhang zwischen Lateralisation der Aktivierung (L = linker G. temp. sup./med. vs. R = rechter G. temp. sup./med.), kognitiver Leistung (Produktion vs. Verständnis von zusammenhängender Sprache) und untersuchter Gruppe (Gesunde vs. Patienten mit Schizophrenie und FDS). Gesunde aktivieren den linken temporalen Kortex, wenn sie frei sprechen, im Gegensatz zu Patienten mit FDS, die homologe Area rechts aktivieren. Bei der Verarbeitung eines Satzkontextes allerdings, wo mehrere Wortbedeutungen integriert werden müssen, aktivieren Gesunde (neben dem linken) den rechten oberen Temporallappen, die Patienten dagegen nur den linken. Dies könnte erklären, warum die Sprache von Patienten mit FDS bei freiem Sprechen unzusammenhängend und unvorhersehbar sein kann, während die gleichen Patienten übertragene Aussagen wörtlicher interpretieren als Gesunde (Konkretismus).

Im dritten Teil wurden die neuronalen Korrelate der Bildung von Kategorien bei Gesunden mit FMRT untersucht. In der ersten Untersuchung wurden den Probanden Hauptwörter, die jeweils entweder etwas Lebendiges (Pferd, Kind) oder etwas Nichtlebendiges (Zug, Papier) beschreiben, visuell präsentiert. Die Versuchspersonen mußten einen von zwei Knöpfen drücken, je nachdem welcher Kategorie das Wort angehörte. Die Differenz „Lebendiges" minus „Nichtlebendiges" zeigte eine Aktivierung im rechten G. front. inf., G. temp. medius und G. fusiformis. Diese Ergebnisse stimmen mit Studien überein, die zeigen, daß Patienten mit Läsionen in der rechten Hemisphäre Schwierigkeiten bei der Unterscheidung zwischen Lebendigem und Nichtlebendigem haben. In einer zweiten Untersuchungsreihe sollten die Probanden im ersten Experiment Persönlichkeitszüge danach einschätzen, ob diese sie selbst beschreiben. Der Kontrast „selbstbeschreibende" vs. „nicht-selbstbeschreibende" Wörter erbrachte linksseitige Aktivierungen hauptsächlich im Precuneus, dem Lobulus parietalis sup., G. cinguli ant. und dem G. front. inf. In einem zweiten Experiment wurden physische und persönlichkeitsbeschreibende Wörter gemischt, aber in Blocks angeordnet, je nachdem ob sie selbstbeschreibend oder nicht selbstbeschreibend waren. Die Probanden sollten angeben, ob das Wort ein physisches oder psychologisches Merkmal beschrieb. Der Kontrast „selbstbeschreibende“ vs. „nicht-selbstbeschreibende“ Wörter ergab Aktivierungen hauptsächlich im rechten G. temp. medius und inferioren Parietellappen, dem linken G. frontalis inf., G. temp. sup. und dem Okzipitallappen. An gemeinsamen Aktivierungen für die „Selbst“ Bedingungen in beiden Experimenten fanden sich der linke untere Parietallappen und der linke dorsale präfrontale Kortex. Patienten mit Läsionen in diesen Arealen nehmen oft ihre eigenen Defizite nicht wahr, diese scheinen also an selbstreferentiellen Prozeßen beteiligt zu sein. An der Bildung von Kategorien sind also eine Vielzahl von kortikalen Regionen beteiligt, die dritte Hypothese konnte bestätigt werden.

Im vierten Teil verglichen wir die Aktivierungen auf ein mismatch-Paradigma hin, gemessen mit FMRT und MEG, auf dieselben Stimuli hin, wobei als Stimulus das Gradientenschaltgeräusch des MR Tomographen diente. Eine Stimulusapplikation mit Kopfhörer mußte also nur im MEG erfolgen. Erste Ergebnisse bei Patienten mit Schizophrenie wurden mit denen bei Gesunden verglichen. Für den Amplituden-Mismatch zeigte die Gruppenanalyse der FMRT Daten bei den Gesunden eine signifikante Aktivierung im Planum temporale bilateral. Für den Dauer-Mismatch fand sich eine signifikante Aktivierung in der rechten, aber nicht in der linken Hemisphäre. Bei einer Auswertung der Pilotdaten in der Patientengruppe zeigten sich für den Amplituden-Mismatch vergleichbare Aktivierungsmuster wie bei den Gesunden, für den Dauer-Mismatch fanden sich im Gegensatz zu den Gesunden in der rechten und linken Hemisphäre gleich starke Aktivierungen. Bei den MEG Untersuchungen konnte in der Gruppe der Gesunden eine signifikante MMNm mit einer Verzögerung von 160-200 ms nach Stimulus onset ausgelöst werden, wobei rechtshemisphärische Antworten größer im Vergleich zu links waren. Für die Pilotuntersuchungen bei den Patienten fanden sich Aktivierungen mit deutlich geringeren Amplituden. Eine Lateralisation konnte für die MMNn im Gegensatz zur Gruppe der Gesunden nicht beobachtet werden. Die vierte Hypothese konnte bestätigt werden.

Durch die hier beschriebenen Ergebnisse konnten mehrere Erkenntnisebenen, nämlich psychopathologische Phänomene die klinisch erhoben werden, kognitionspsychologische Modellvorstellungen und strukurell-anatomische Befunde zu einem neuen Modell, unter Einbeziehung der Hirnfunktion, integriert werden. Wir können jetzt einen Zusammenhang zwischen transienten Sprach- und Denkstörungen bei Patienten mit Schizophrenie und den dabei beteiligten zerebralen Arealen herstellen. Dies bedeutet einen entscheidenden Fortschritt verglichen mit unseren bisherigen Verständnis, als wir "geistige" Phänomene "irgendwie" mit dem Gehirn in Verbindung brachten. Wir befinden uns am Beginn einer neuen Ära in der Psychiatrie (und Neuropsychologie), in der wir erstmals in der Geschichte mentale Prozesse (psychopathologische Symptome) und ihr Substrat (Hirnfunktion) integrieren können. Dies wird auf längere Sicht unser Verständnis von und generell die Einstellung zu psychiatrischen Erkrankungen grundlegend verändern.

7 Abbildungen

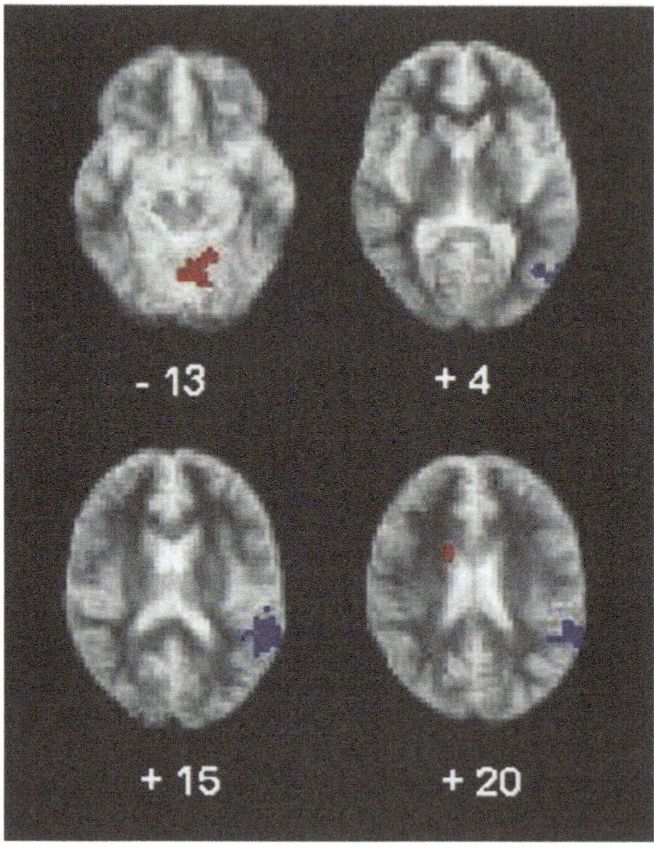

Abbildung 11 (Kapitel 3.1 Neuronale Korrelate positiver formaler Denkstörungen)

Zerebrale Areale, wo Signaländerungen bei einer Gruppe von Patienten mit Schizophrenie mit dem Ausmaß an positiven formalen Denkstörungen korrelierte. Rote Voxel zeigen eine positive (Zerebellum, C. caudatum), blaue Voxel eine negative Korrelation an (G. temp. sup. und med.; $p<0.003$). Die linke Seite auf der Abbildung korrespondiert mit der rechten Gehirnseite. Talairach (1988) z Koordinaten sind unterhalb der Schnitte angegeben.

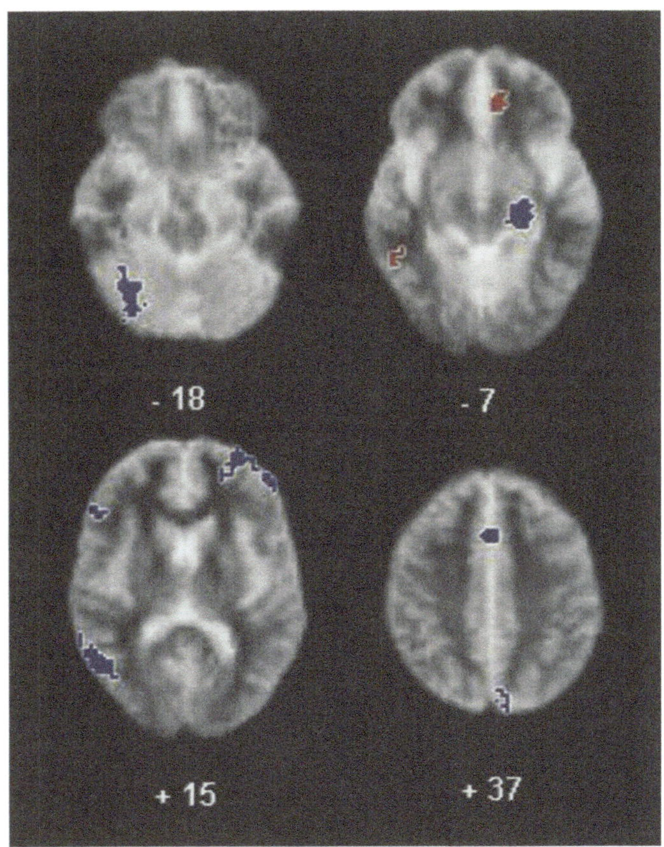

Abbildung 12 (Kapitel 3.2 Neuronale Korrelate psychopathologischer Einzel-phänomene: semantische Paraphasien und inkohärente Sätze)

Zerebrale Aktivierungen während 6 Patienten mit Schizophrenie und ausgeprägten FDS über Rorschach Tintenkleckse sprechen. Korrelate der Artikulation von „eigenartigen Wörtern“ ist in Rot dargestellt (rechter G. temp. med. und linkes Cingulum ant.). Während flüssiger Sprache sind die in Blau dargestellten Areale aktiviert. Die linke Seite auf der Abbildung korrespondiert mit der rechten Gehirnseite. Talairach (1988) z Koordinaten sind unterhalb der Schnitte angegeben.

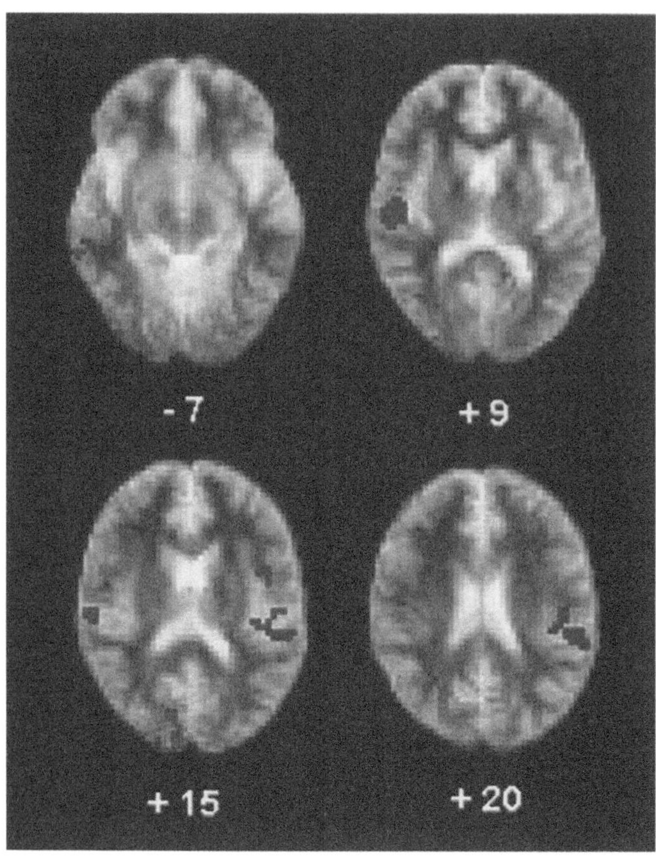

Abbildung 13 (Kapitel 3.2 Neuronale Korrelate psychopathologischer Einzel-phänomene: semantische Paraphasien und inkohärente Sätze)

Aktivierungen während der Produktion zusammenhängender, kontinuierlicher Sprache (in Blau, insbesondere G. temp. sup. bilateral) und „eigenartige Sätze“ (in Rot; $p<0.001$) bei Patienten mit Schizophrenie und ausgeprägten FDS. Talairach Koordinaten (Talairach und Tournoux 1988) werden unterhalb der Schnitte aufgeführt. Die linke Seite der Hirnschnitte repräsentiert die rechte Gehirnseite.

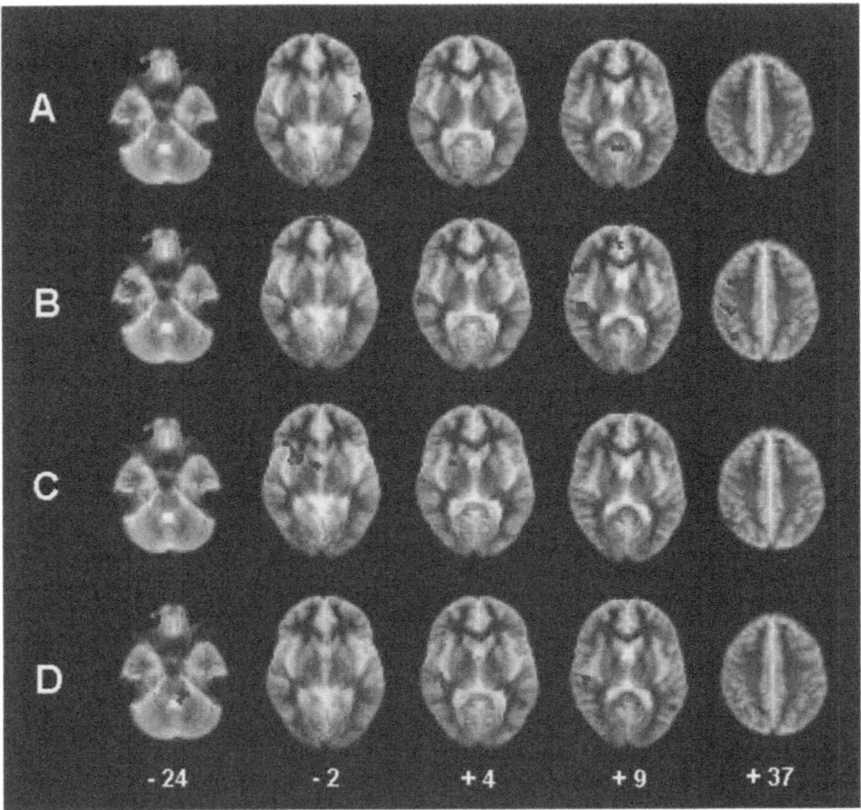

Abbildung 14 (Kapitel 3.3 Umgekehrte Lateralisation des mentalen Lexikons bei Patienten mit Schizophrenie und formalen Denkstörungen)

Zerebrale Aktivierungen bei einer Gruppe von gesunden Kontrollpersonen und einer Gruppe von Patienten mit Schizophrenie und ausgeprägten FDS. Signaländerungen wurden mit der Anzahl der artikulierten Wörter pro Zeiteinheit (20 sec) als Maß für den lexikalischen Zugriff korreliert.
Zeile (A) Kontrollgruppe ($p<.001$). Rote Voxel zeigen eine positive, blaue eine negative Korrelation an.
Zeile (B) Gruppe der Patienten mit Schizophrenie ($p<.001$). Rote Voxel zeigen eine positive, blaue eine negative Korrelation an
Zeile (C) Gruppe der Patienten mit Schizophrenie ($p<.001$). Rote Voxel zeigen eine positive, blaue eine negative Korrelation an. Hier wurde in der Analyse die Anzahl der gesprochen Worte mit dem Ausmaß der FDS kovariiert
Zeile (D) Differenzkontrast zwischen Kontroll- und Patientengruppe. Rote Voxel haben größere Power in der Kontrollgruppe, blaue in der Patientengruppe ($p<0.03$).

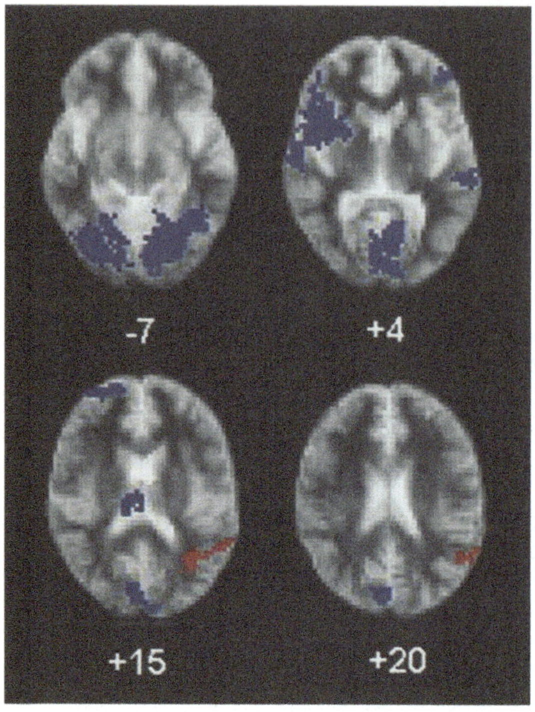

Abbildung 15 (Kapitel 3.4 Die Überführung von präverbalen Denkinhalten in Sprache: Planung während kurzer Sprachpausen)

Kurze Sprachpausen während flüssiger Sprachproduktion korrelieren mit Aktivierung im Sulcus temp. sup. (in Rot), eine Region zwischen dem G. temp. sup./med. und dem Lobulus parietalis ($p<0.001$). Aktivierte Voxel während der Sprachproduktion sind in Blau kodiert. Talairach Koordinaten (Talairach und Tournoux 1988) sind angegeben, die linke Seite im Bild repräsentiert die rechte Hirnseite.

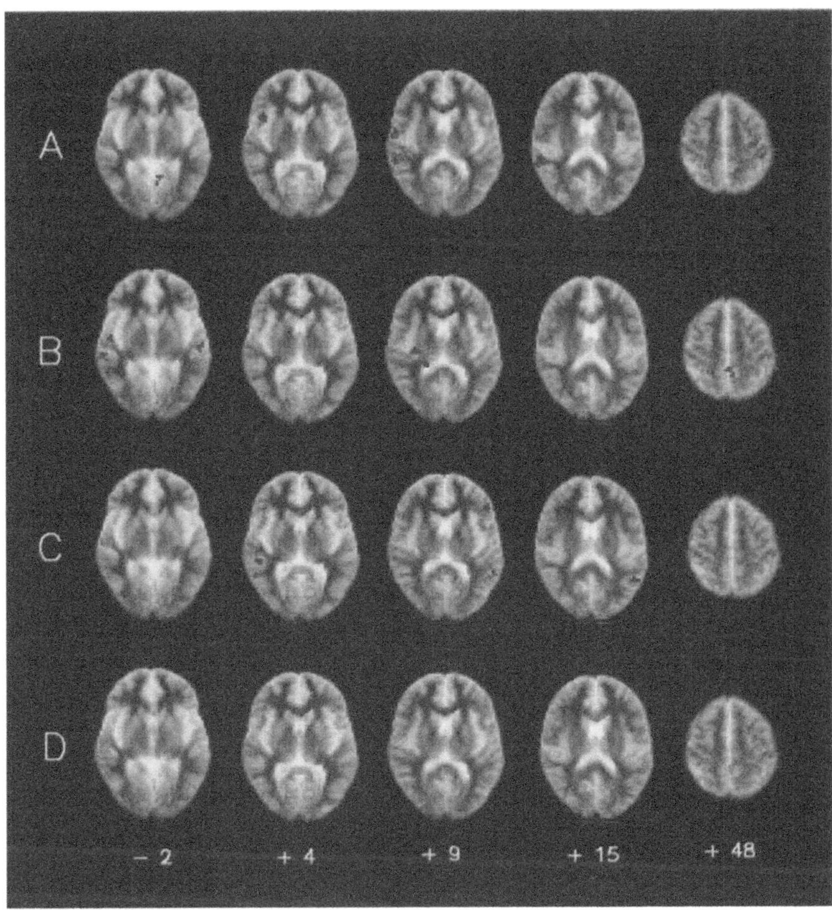

Abbildung 16 (Kapitel 4.1 Die Verarbeitung des Satzkontextes bei Gesunden)

Zerebrale Aktivierungen während der drei Experimente. Rote Voxel zeigen signifikante Signaländerungen während der ersten, blaue während der zweiten Bedingung an. Talairach z Koordinaten (Talairach und Tournoux 1988) sind angegeben, die linke Seite im Bild repräsentiert die rechte Gehirnseite.
(A) Aktivierungen während des Experimentes GENERIERUNG (rot) vs. LESEN (blau).
(B) Aktivierungen während des Experimentes GENERIERUNG (rot) vs. ENTSCHEIDUNG (blau).
(C) Aktivierungen während des Experimentes ENTSCHEIDUNG (rot) vs. LESEN (blau).
(D) Konjunktionsanalyse für die beiden Experimente GENERIERUNG vs. LESEN und GENERIERUNG vs. ENTSCHEIDUNG, welche die Änderungen in der Voxelintensität zeigen, die der Bedingung GENERIERUNG in beiden Experimenten gemeinsam ist (grün).

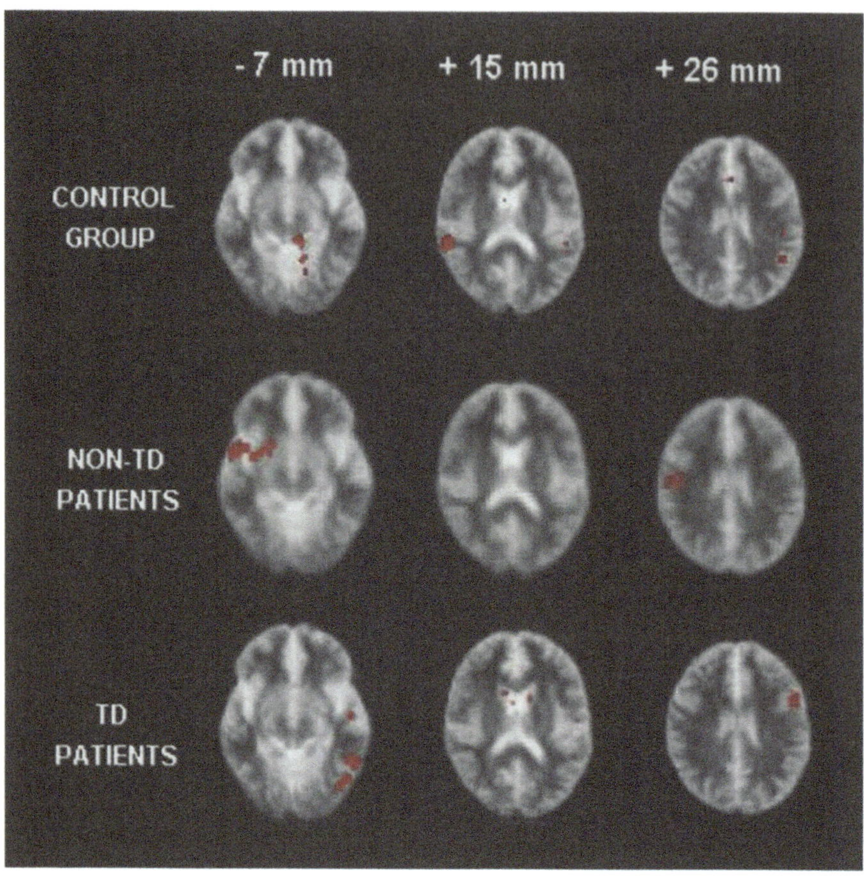

Abbildung 17 (Kapitel 4.2 Die Verarbeitung des Satzkontextes bei Patienten mit und ohne formale Denkstörungen)

Signaländerungen bei zwei verschiedenen Gruppen von Patienten mit Schizophrenie (eine Gruppe mit ausgeprägten FDS, eine Gruppe ohne FDS) und einer gesunden Kontrollgruppe während einer Satzvervollständignungsaufgabe (GENERIERUNG vs. LESEN). Rote Voxel zeigen signifikante Aktivierungen während der GENERIERUNGS-Bedingung an (p=0.001). Man beachte die verminderte Signalantwort im rechten G. temp. sup. bei den Patienten mit FDS. Talairach z Koordinaten (1988) sind angegeben, die linke Seite im Bild repräsentiert die rechte Gehirnseite.

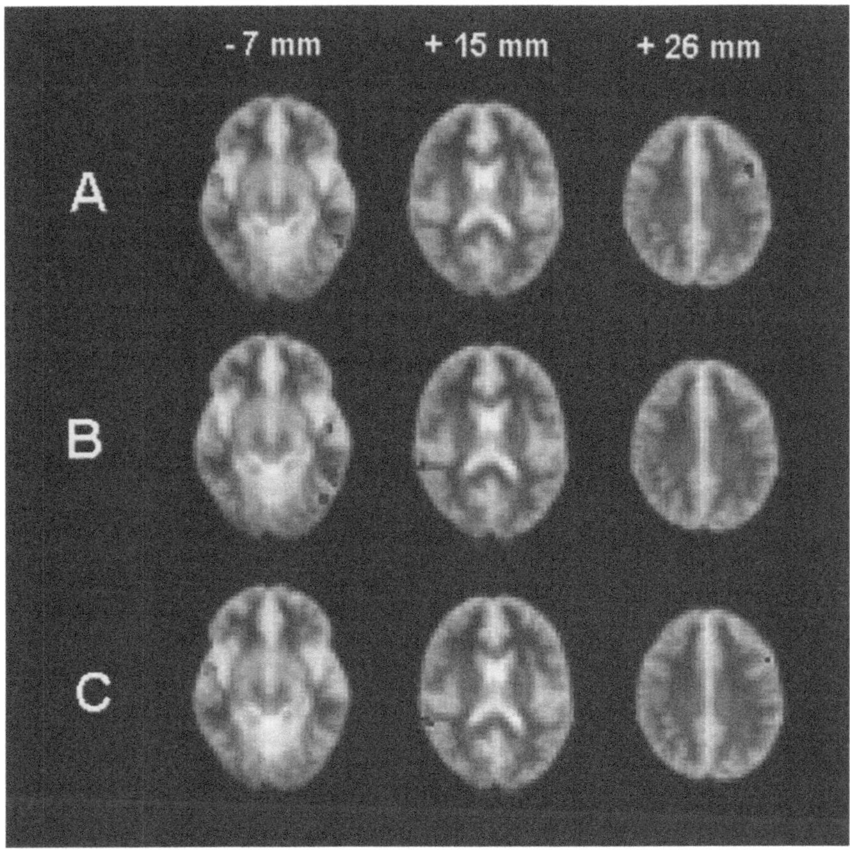

Abbildung 18 (Kapitel 4.2 Die Verarbeitung des Satzkontextes bei Patienten mit und ohne formale Denkstörungen)

Differentielle Signaländerungen zwischen den verschiedenen Gruppen (ANOVA, p=0.03) während GENERIERUNG vs. LESEN. Talairach z Koordinaten (1988) sind angegeben, die linke Seite im Bild repräsentiert die rechte Gehirnseite.
(A) FDS (rot) vs. NICHT-FDS (grün) Patienten mit Schizophrenie
(B) FDS Patienten mit Schizophrenie (rot) vs. Gesunde (blau)
(C) NICHT-FDS Patienten mit Schizophrenie (grün) vs. Gesunde (blau)

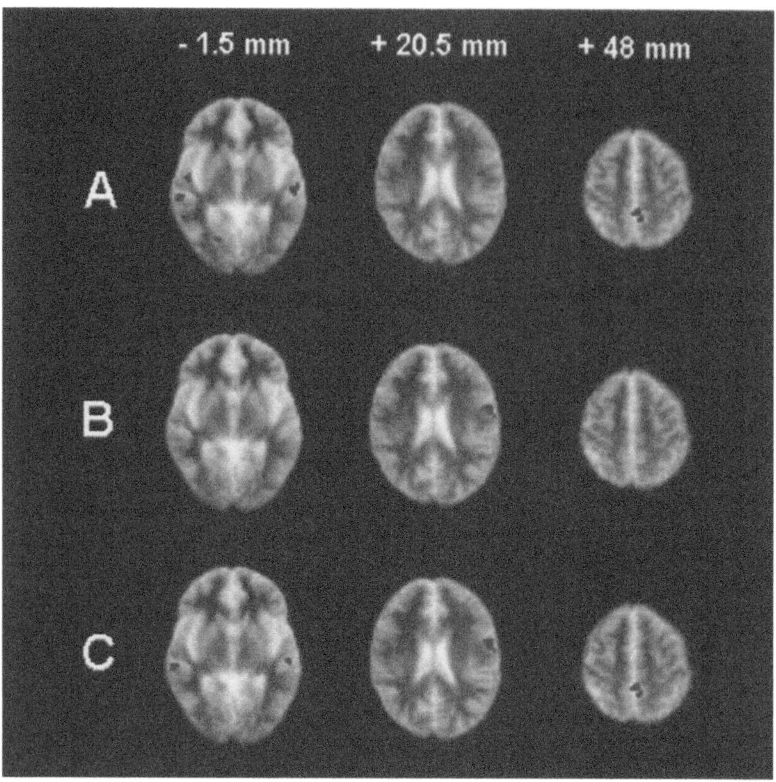

Abbildung 19 (Kapitel 4.1 und 4.2)

Signaländerungen für (A) die gesunde Kontrollgruppe, (B) eine Gruppe von Patienten mit Schizphrenie und FDS und (C) signifikante Unterschiede zwischen den Gruppen (blau: stärkere Signaländerungen bei den Gesunden, rot: stärkere Signaländerungen bei den Patienten, $p<0.05$) während einer Satzergänzungsaufgabe (GENERIERUNG vs. ENTSCHEIDUNG). Farbige Voxel zeigen eine Aktivierung während GENERIERUNG an. Talairach z Koordinaten (1988) sind angegeben, die linke Seite im Bild repräsentiert die rechte Gehirnseite.

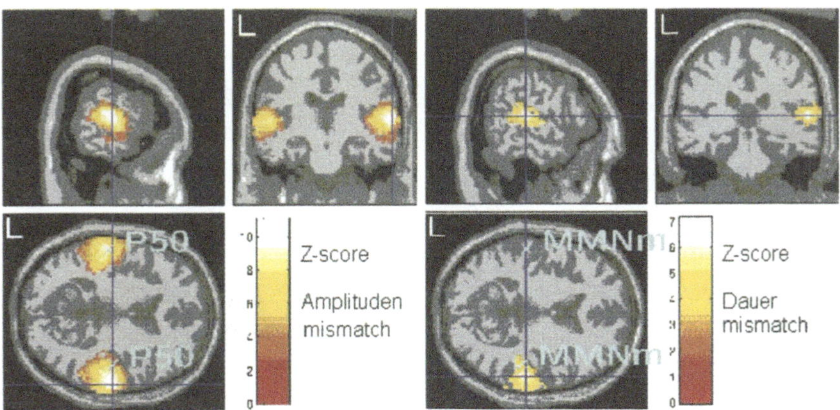

Abbildung 20 (Kapitel 4.3 Mismatch-Antworten auf Gradientenschaltgeräusche im FMRT und Ganzkopf-MEG bei Gesunden und Patienten mit Schizophrenie)

Signifikante BOLD Aktivierungen ($p<0.05$, korrigiert) bei der Gruppe der Gesunden als Antworten auf verminderte Amplituden oder Dauer des Gradientenschaltgeräusches. Amplitudenänderungen erzeugen Signaländerungen in beiden Hemisphären im primären und sekundären auditorischen Kortex. Daueränderungen führten zu Aktivierungsänderungen nur im rechten sekundären auditorischen Kortex. Die blauen Kreuze geben die mittels MEG erhobenen Dipollokalisationen an.

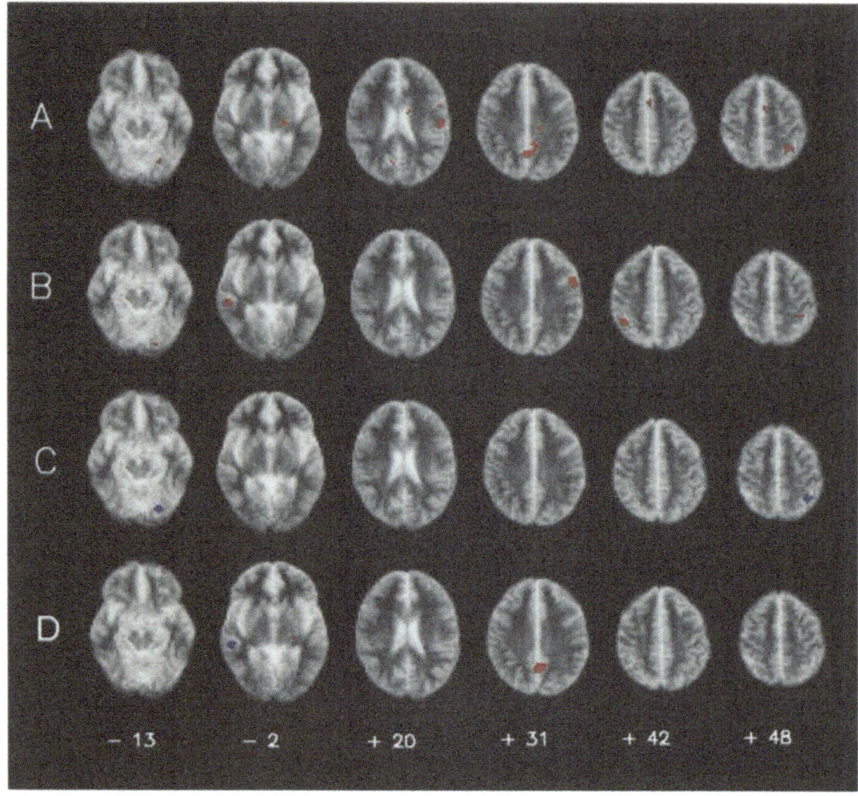

Abbildung 21 (Kapitel 4.5, Kategorienbildung II: Die intentionale und inzidentelle „Selbst"-Verarbeitung)

Aktivierungs-Maps für die zwei Experimente bei sechs rechtshändigen Gesunden. Die reche Seite im Bild korrespondiert mit der linken Seite am Probanden. Im ersten Experiment wurden die Aktivierungen, während Probanden Persönlichkeitszüge als selbstbeschreibend einschätzten, von denen, die sie als nicht-selbstbeschriebend einschätzten, abgezogen und in Reihe A dargestellt ($p<0.001$). Im zweiten Experiment wurden Persönlichkeitszüge und physische Eigenschaften gemixt, aber in Gruppen von selbst- und nicht-selbstbeschreibend gruppiert. Die Probanden waren sich der Gruppierung nicht bewußt und wurden gebeten, die Wörter danach einzuschätzen, ob sie Persönlichkeitszüge oder physische Eigenschaften besitzen. Aktivierungen für die Selbst-Bedingung minus Nicht-Selbst Bedingung werden in Reihe B dargestellt ($p<0.001$). Reihe C zeigt eine Konjunktionsanalyse der Regionen, die in beiden Experimenten bei der Selbst-Bedingung aktiviert waren ($p<0.001$). Reihe D zeigt die differentiellen Aktivierungen für Experiment 1 (intentional, rote Voxel) und Experiment 2 (inzidentell, blaue Voxel: $p<0.03$). Die Zahlen unter den Schnittbildern geben Talairach z Koodinaten an (Talairach und Tournoux 1988).

8 Tabellen

Tabelle 4

Zerebrale Areale bei 6 Patienten mit Schizophrenie die mit dem Ausmaß an positiven FDS während flüssiger Sprachproduktion korrelieren (P<0.001). BA: Brodmannn Area; Tal: Talairach Koordinaten nach dem Atlas von Talairach und Tourneaux (1988)

Hirnregion	BA	Hemis-phäre	Tal x (mm)	Tal y (mm)	Tal z (mm)	p-Wert	Anzahl Voxel
Positive Korrelationen							
Vermis cerebelli		L	-3	-61	-13	.00003	33
Korpus caudatum		R	20	6	26	.0001	8
			20	3	20	.00001	7
G. praecentralis	6	R	46	-6	37	.0001	6
Negative Korrelationen							
G. temp. sup.	22	L	-55	-33	15	.001	30
			-52	-36	20	.0003	19
G. temp. med.	37	L	-52	-61	4	.0009	12

Tabelle 5

Zerebrale Areale, die mit der Artikulationsrate bei Patienten mit Schizophrenie und ausgeprägten FDS korrelieren (p<0.001). BA: Brodmannn Area; Tal: Talairach Koordinaten nach dem Atlas von Talairach und Tourneaux (1988)

Hirnregion	BA	Hemisphäre	Tal x mm	Tal y mm	Tal z mm	p-Wert	Anzahl Voxel
			Positive Korrelationen				
Kortex cerebelli ant.		R	17	-36	-18	.0001	18
Kortex cerebelli post.		R	9	-69	-13	.000005	17
		L	-26	-61	-13	.0001	7
G. temp. sup.	42	R	46	-25	9	.000005	17
	22		58	-25	4	.00001	11
G. temp. inf.	20	R	40	-6	-24	.000005	17
		L	-43	-3	-13	.000005	15
			Negative Korrelationen				
G. postcentralis	3	R	49	-19	42	.0004	19
G. frontalis medialis	10	L	-14	42	-7	.001	18
G. frontalis inf.	44/45	R	46	19	9	.0008	15
		L	-40	31	20	.0006	7
G. cinguli	24	R	9	6	48	.001	12
	32	R	9	47	9	.0003	9
G. supramarginalis	39	R	43	-47	37	.001	10
G. frontalis sup.	10	L	-6	61	-2	.0007	9
G. frontalis med.	9	R	38	6	37	.0006	9
		L	37	40	26	.0006	8

Tabelle 6

Zerebrale Areale bei Patienten mit Schizophrenie und FDS, die mit der Artikulation von eigenartigen Wörtern während kontinuierlichen Sprechens korrelieren ($p<0.001$). BA: Brodmannn Area; Tal: Talairach Koordinaten nach dem Atlas von Talairach und Tourneaux (1988)

Hirnregion	BA	Hemi-sphäre	Tal x (mm)	Tal y (mm)	Tal z (mm)	Anzahl Voxel	p Wert
Stärkere BOLD Antwort bei eigenartigen Wörtern							
G. cinguli ant.	32	L	-6	36	-7	9	.00003
G. temp. med.	21	R	49	-44	-7	7	.00001
Stärkere BOLD Antwort während baseline (kontinuierliches Sprechen)							
Cortex cerebelli		R	35	-50	-18	32	.0001
Insula		R	29	-8	20	30	.0004
G. temp. sup.	22	R	61	-42	9	28	.0004
Formatio hippocampalis		L	-23	-17	-7	24	.001
G. frontalis med.	46	L	-38	44	15	21	.001
	46	L	-46	45	9	16	.001
G. praecentralis	6	R	58	-6	26	20	.0008
N. lenticularis		L	-23	-8	4	17	.000004
G. frontalis inf.	44/46	R	49	25	26	14	.0007
	45	L	-52	17	4	12	.0006
	45	R	52	25	9	8	.0006
Precuneus	7	L	-3	-67	37	10	.0004
G. cinguli ant.	32		0	17	37	10	.0006
Lobulus parietalis inf.	40	R	32	-39	26	9	.001

Tabelle 7

Zerebrale Areale bei Patienten mit Schizophrenie und ausgeprägten FDS, die stärker während der Artikulation von inkohärenten Sätzen aktiviert sind (Ereignis) im Vergleich zu Sprache. BA: Brodmannn Area; Tal: Talairach Koordinaten nach dem Atlas von Talairach und Tourneaux (1988)

Hirnregion	BA	Hemisphäre	Tal x (mm)	Tal y (mm)	Tal z (mm)	Anzahl Voxel	p-Wert
Stärkere BOLD Antwort während der baseline (zusammenhängende Sprache)							
G. temp. sup.	22/42	R	49	-11	9	23	0.0007
	22/42	L	-49	-19	15	20	0.0001
	42	L	-52	-28	20	14	0.0001
	22/42	R	55	-19	15	8	0.0004
	22	R	49	-14	4	8	0.00006
G. frontalis medialis	6	L	-3	-3	48	23	0.0004
G. cinguli	24	R	3	-17	42	18	0.001
	24	R	12	-17	37	15	0.00008
	32	L	-3	-36	42	10	0.0001
	31	R	17	-14	42	9	0.0007
G. postcentralis	43	L	-43	-17	20	10	0.0006
G. temp. med.	21	R	55	-33	-7	9	0.00003
Lobulus parietalis inf.	40	L	-46	-28	42	9	0.00004
G. praecentralis	6	L	-40	3	15	8	0.0005
G. frontalis inf.	45	R	35	25	4	8	0.00008
Stärkere BOLD Antwort in Verbindung mit inkohärenten Sätzen							
Cuneus	18	R	12	-78	15	12	0.00008

Tabelle 8

Differenzkontrast zwischen einer Gruppe von Kontrollprobanden vs. Patienten mit Schizophrenie: Areale die in der einen oder anderen Gruppe signifikant stärker während der Produktion kontinuierlicher Sprache aktiviert waren (p>0.03). Der BOLD Kontrast wurde mit der Anzahl der gesprochenen Wörter pro Zeiteinheit korreliert. BA: Brodmannn Area; Tal: Talairach Koordinaten nach dem Atlas von Talairach und Tourneaux (1988)

Hirnregion	BA	Hemisphäre	Tal x (mm)	Tal y (mm)	Tal z (mm)	Anzahl Voxel
Kontrollgruppe						
G. temp. med.	37	L	-43	-56	4	7
	37		-43	-56	9	5
Patienten mit Schizophrenie und FDS						
Cerebellum		R	6	-50	-18	68
Cortex cerebelli post.		R	26	-72	-18	22
Cerebellar core		L	-6	-50	-24	16
G. fusiformis	18/19	L	-14	-83	-13	40
	19	L	-20	-67	-7	16
		R	17	-75	-13	15
Precuneus	7	R	6	-64	48	12
G. temp. med.	21	R	58	-14	-13	12
		R	40	-39	4	11
G. temp. sup.	42	R	52	-28	9	8

Tabelle 9

Areale, die bei 6 Kontrollpersonen während kurzer Pausen (MW 1261± 301 ms) und während flüssiger Sprache aktiviert waren (p<0.001). BA: Brodmannn Area; Tal: Talairach Koordinaten nach dem Atlas von Talairach und Tourneaux (1988)

Hirnregion	BA	Hemisphäre	Tal x (mm)	Tal y (mm)	Tal z (mm)	Anzahl Voxel
			Pausen			
Sulcus temp. sup.	39	L	-33	-64	15	27
	22		-46	-56	20	10
			Sprache			
G. lingualis/fusiformis	18/19	L	-6	-89	-7	135
			-9	-92	-2	109
			-6	-89	4	75
			-9	-81	-13	73
			-3	-69	-2	21
		R	14	-86	-7	107
			29	-81	-13	75
G. frontalis inf./Insula/ Sulcus temp. med.	22/45	R	55	-22	4	118
			35	-3	-2	59
Cuneus	18/31	L	-6	-94	9	78
			-3	-89	15	23
			-3	-67	31	14
		R	9	-81	20	15
Precuneus	7	R	20	-75	37	74
			3	-61	42	23
		L	-14	-69	42	12
Cerebellum		L	-9	-64	-18	44
		R	28	-81	-18	27
G. frontalis med.	8	L	-23	28	42	37
	46	R	29	44	15	20
G. frontalis inf.	44/45	R	49	3	9	34
		L	-35	33	4	13
			-52	14	9	12

Fortsetzung siehe nächste Seite

Fortsetzung von Seite 142

G. praecentralis	6	L	-46	-6	42	28
Corpus geniculatum lat.		R	20	-22	-2	26
		L	-20	-25	-2	18
G. cinguli	24	R	3	-14	42	25
			0	-3	37	12
Thalamus		R	12	-31	9	21
			14	-15	15	20
Sulcus temp. med.	22	L	-58	-33	4	17

Tabelle 10

Areale, die bei Gesunden Kontrollpersonen während Sprechpausen zwischen grammatikalischen Einheiten und innerhalb von Sätzen aktiviert waren (p<0.001). BA: Brodmannn Area; Tal: Talairach Koordinaten nach dem Atlas von Talairach und Tourneaux (1988)

Hirnregion	BA	Hemisphäre	Tal x (mm)	Tal y (mm)	Tal z (mm)	Anzahl aktivierter Voxel
Pausen zwischen grammatikalischen Einheiten						
G. frontalis inf.	44/45	R	-52	18	15	7
Pausen innerhalb von Sätzen						
G. temp. med.	21	R	55	-56	4	10
		L	-40	-31	-2	8
G. frontalis med.	10	L	-14	58	9	9
	46	R	46	39	15	7
Lobulus parietalis sup.	7	L	-52	-31	48	9
			-32	-53	48	6
G. frontalis sup.	10	L	-25	50	4	8
G. temp. sup.	22	L	-46	-33	4	6
			-40	-39	15	5
G. postcentralis	40	L	64	-14	15	6
G. occipitalis med.	19	L	-32	-72	9	5
G. cinguli ant.	32	L	-17	28	20	4

Tabelle 11

Aktivierungen während des GENERIERUNG vs. LESEN Experimentes bei Gesunden. BA: Brodmannn Area; Tal: Talairach Koordinaten nach dem Atlas von Talairach und Tourneaux (1988)

Region	BA	Hemisphäre	Tal x (mm)	Tal y (mm)	Tal z (mm)	Anzahl der Voxel	Max. FPQ
			GENERIERUNG				
Cortex cerebelli post.	18	L	-17	-75	-13	16	1.8
G. temp. sup.	22	R	58	-39	15	12	1.9
	22/42	R	58	-8	9	9	1.8
		R	58	-36	9	6	1.8
		L	-43	-39	20	4	1.7
Operculum frontalis		R	43	8	4	9	1.7
Precuneus	7	L	-14	-44	48	8	1.7
Superior colliculus		L	-9	-33	-7	8	1.7
G. praecentralis	4	L	-26	-19	48	7	1.7
G. cinguli ant.	32	R	9	0	42	6	1.7
G. frontalis med.	9	L	-46	6	37	4	1.6
Lobulus pariet. inf.	40	L	-43	-47	26	4	1.6
			LESEN				
Insula		L	-35	0	15	9	1.8
G. frontalis medialis	9	L	-14	39	20	4	1.6

Tabelle 12

Aktivierungen während des GENERIERUNG vs. ENTSCHEIDUNG Experimentes bei Gesunden. BA: Brodmann Area; Tal: Talairach Koordinaten nach dem Atlas von Talairach und Tourneaux (1988)

Region	BA	Hemis-phäre	Tal x (mm)	Tal y (mm)	Tal z (mm)	Anzahl Voxel	Max. FPQ
GENERIERUNG							
Cortex cerebelli post.		R	12	-67	-13	22	1.9
G. lingualis/G. fusiformis	18/19	R	20	-69	-7	12	1.7
Precuneus	7	R	3	-39	48	8	1.8
G. temp. med.	21	R	58	-28	-2	5	1.9
G. temp. sup./med.	21/22	R	49	-11	-2	4	1.8
Inferior/post. G. temp. med.	37/21	R	52	-47	-2	3	1.6
G. temp. sup./med.	21/22	L	-52	-22	-2	7	1.9
post. insula		R	35	-19	9	7	1.7
Ant./post. G. cinguli	24/23		0	-14	26	5	1.8
ENTSCHEIDUNG							
G. fusiformis	37	L	-40	-56	-13	6	1.7

Tabelle 13

Aktivierungen während des ENTSCHEIDUNG vs LESEN Experimentes bei Gesunden. Während der LESEN-Bedingung war keine signifikante Signaländerung feststellbar. BA: Brodmann Area; Tal: Talairach Koordinaten nach dem Atlas von Talairach und Tourneaux (1988)

Region	BA	Hemisphäre	Tal x (mm)	Tal y (mm)	Tal z (mm)	Anzahl der Voxel	Max. FPQ
			ENTSCHEIDUNG				
G. frontalis inf.	45	L	-46	22	9	8	1.9
Globus pallidus		R	20	-8	-7	5	1.7
G. temp. med.	22	R	49	-36	4	5	1.7
G. temp. sup./med.	21/22	L	-49	-53	15	5	1.7
		L	-55	-47	9	4	1.6

Tabelle 14: Gemeinsame Signaländerungen während der GENERIERUNG Bedingungen in den zwei Experimenten GENERIERUNG vs. LESEN und GENERIERUNG vs. ENTSCHEIDUNG bei Gesunden. BA: Brodmann Area; Tal: Talairach Koordinaten nach dem Atlas von Talairach und Tourneaux (1988)

Region	BA	Hemisphäre	Tal x (mm)	Tal y (mm)	Tal z (mm)	Anzahl aktivierter Voxel	Max. FPQ
G. temp. med.	21	R	58	-25	-2	16	1.7
G. praecentralis	4	L	-35	-14	48	11	1.6
G. cinguli	24	R	3	0	42	8	1.6
Precuneus	7		0	-39	48	7	1.6
G. frontalis med.	6/8	L	-26	0	48	5	1.5

Tabelle 15

Signaländerungen während der drei Experimente zur Satzergänzung bei Patienten mit formalen Denkstörungen. Es werden nur Aktivierungen in Phase mit GENERIERUNG (in GENERIERUNG vs. LESEN und GENERIERUNG vs. ENTSCHEIDUNG), beziehungsweise ENTSCHEIDUNG (ENTSCHEIDUNG vs. LESEN) gezeigt. BA: Brodmann Area; Tal: Talairach Koordinaten nach dem Atlas von Talairach und Tourneaux (1988)

Hirnregion	BA	Hemisphäre	Tal x (mm)	Tal y (mm)	Tal z (mm)	Anzahl Voxel
GENERIERUNG vs. LESEN						
Cortex cerebelli post./ G. fusiformis		L	-26	-61	-13	49
Cortex cerebelli		R	6	-78	-13	21
G. fusiformis	19/37	L	-43	-67	-7	20
Inferior/G. temp. med.	37	L	-52	-50	-7	16
G. cinguli ant.	24		0	-3	42	17
G. frontalis med.	9/6	L	-40	3	37	14
G. frontalis inf.	44	L	-46	6	26	11
		L	-46	6	31	4
N. caudatus		R	14	11	9	6
Insula/G. frontalis inf.		L	-46	14	4	6
GENERIERUNG vs. ENTSCHEIDUNG						
G. frontalis inf./G. praecentralis	6/44	L	-49	-3	20	12
ENTSCHEIDUNG vs. LESEN						
G. frontalis inf.	44	L	-40	8	26	11
		L	-43	8	20	7
G. frontalis medialis	10	R	6	53	4	4
G. temp. med.	21	R	52	-31	-2	4
		R	58	-17	-7	4

Tabelle 16

Signaländerungen während des Experiments GENERIERUNG vs. LESEN bei Patienten ohne formalen Denkstörungen. Es werden nur Aktivierungen in Phase mit GENERIERUNG gezeigt. Man beachte die Aktivierung während LESEN im rechten G. temp. sup. (BA 22/42; Tal. 40, -25, 15; Anzahl aktivierter Voxel: 20; nicht in Tabelle). BA: Brodmann Area; Tal: Talairach Koordinaten nach dem Atlas von Talairach und Tourneaux (1988)

Hirnregion	BA	Hemi-sphäre	Tal x (mm)	Tal y (mm)	Tal z (mm)	Anzahl Voxel
			GENERIERUNG vs. LESEN			
G. frontalis inf./G. subcallosus	11/26	R	6	19	-13	27
G. temp. sup.	22/42	R	40	-3	-7	26
G. postcentralis	2	R	40	-17	26	15
Lobus temp. medialis	34	R	17	-3	-13	12
	35	R	29	-22	-18	5
Hippocampus		R	29	11	-18	11
Cerebellum		L	-14	-47	-24	4
G. frontalis inf.	47	R	29	14	-13	4

Tabelle 17

Differentiell aktivierte Regionen bei Kontrollpersonen oder Patienten während der GENERIERUNG vs. LESEN Experimente im Rahmen von Satzergänzungsaufgaben. BA: Brodmann Area; Tal: Talairach Koordinaten nach dem Atlas von Talairach und Tourneaux (1988)

Hirnregion	BA	Hemisphäre	Tal x (mm)	Tal y (mm)	Tal z (mm)	Anzahl aktivierter Voxel
FDS vs. NICHT-FDS Patienten mit Schizophrenie						
FDS-Patienten mit Schizophrenie						
Precuneus	7	L	-12	-56	42	12
Cortex cerebelli		R	6	-67	-13	10
Insula		L	-35	8	4	6
G. frontalis inf.	44	L	-35	3	31	5
G. temp. med.	21/37	L	-40	-42	-7	4
NICHT-FDS Patienten mit Schizophrenie						
G. frontalis inf.	11	R	5	32	-13	11
G. postcentralis	2	R	45	-18	26	8
G. temp. sup.	22	R	46	-3	-7	7
Cerebellum		L	-23	-52	-24	4

Fortsetzung siehe nächste Seite

Fortsetzung Tabelle 17

Gesunde Kontrollpersonen vs. FDS Patienten mit Schizophrenie

Gesunde Kontrollpersonen

G. temp. sup.	22	R	58	-3	9	6

FDS Patienten mit Schizophrenie

Post. Cortex cerebelli		R	3	-72	-13	13
G. frontalis inf.	44	L	-49	11	26	9
G. fusiformis	37	L	-35	-53	-13	8
G. temp. inf.	37	L	-49	-44	-7	7
G. fusiformis/G. occipitalis. med.	19	L	-46	-64	-7	6
N. caudatus		R	12	11	9	4

Gesunde Kontrollpersonen vs. NICHT-FDS Patienten mit Schizophrenie

Gesunde Kontrollpersonen

Precuneus	7	L	-12	-56	42	12
G. temp. sup.	22	R	55	-42	15	4

NICHT-FDS Patienten mit Schizophrenie

G. postcentralis	2	R	45	-19	26	10
G. frontalis inf.	11	R	7	32	-13	8
G. temp. sup.	22	R	46	-7	-7	6
Cerebellum		L	-19	-49	-24	5

Tabelle 18

Aktivierte Regionen während der Experimente bezüglich intentionaler und inzidenteller Selbst-Verarbeitung ($p<0.001$). BA: Brodmann Area; Tal: Talairach Koordinaten nach dem Atlas von Talairach und Tourneaux (1988)

Hirnregion	BA	Hemi-sphäre	Tal x	Tal y	Tal z	Anzahl aktivierter Voxel
Experiment 1: intentionale Einschätzung von selbstbeschreibenden Persönlichkeitsmerkmalen						
Precuneus	7	L	-6	-53	31	51
		R	6	-53	37	15
Lobulus pariet. sup.	7	L	-26	-47	48	13
Putamen	-	L	-20	0	-7	13
	-	L	-17	0	4	13
G. postcentralis	40	L	-49	-17	20	12
C. geniculatum med.	-	L	-17	-25	-2	10
Cingulum	31	L	-23	-67	9	10
G. cinguli	23	L	-12	-22	31	7
G. frontalis inf.	44	L	-38	0	20	5
Experiment 2: intentionale Einschätzung von selbstbeschreibenden Persönlichkeitsmerkmalen						
G. frontalis inf.	44	L	-46	3	31	17
Lobulus parietalis inf.	40	R	40	-44	42	16
G. temp. sup.	22	L	-43	-50	15	9
G. temp. med.	21	R	55	-31	-2	8
G. lingualis	18	L	-12	-83	4	7
Lobulus parietalis sup.	7	L	-30	-50	48	5

Tabelle 19

Regionen mit signifikanten Signaländerungen, während gesunde Kontrollpersonen über „lebendige“ Stimuli entscheiden vs. baseline (Kreuz). p<0.05, korrigiert für multiple Testungen. BA: Brodmann Area; Tal: Talairach Koordinaten nach dem Atlas von Talairach und Tourneaux (1988)

Region	BA	Hemisphäre	Tal x, Tal y, Tal z	z-Wert
G. occipitalis inf.	17/18	L	-18 -88 -1	6.45
Cuneus	18	R	27 -69 17	4.55
G. frontalis inf.	47	L	-51 31 -17 -33 20 -9	4.73 4.32
	47	R	33 23 -11	4.55
	44/45	L	-42 13 22	5.62
	44	R	39 19 27 36 7 27	4.64 4.15
Lobulus parietalis inf.	40	L	-36 -48 38	6.01
Cerebellum		R	36 -45 -23	6.01

Tabelle 20

Regionen mit signifikanten Signaländerungen, während gesunde Kontrollpersonen über „nicht-lebendige“ Stimuli entscheiden vs. baseline (Kreuz). p<0.05, korrigiert für multiple Testungen. BA: Brodmann Area; Tal: Talairach Koordinaten nach dem Atlas von Talairach und Tourneaux (1988)

Region	BA	Hemisphäre	Tal x, Tal y, Tal z	z-Wert
G. occipitalis inf.	17/18	L	18 87 1	5.40
	17/18	R	21 -93 0	5.69
G. frontalis inf.	44/45	L	-54 22 27	5.40
Insula		L	-27 -20 12	4.51
Formatio hippocampalis	28	L	-12 -30 -11 -21 -7 -22	4.54 4.66
Lobulus parietalis inf.	40	L	-45 -35 54	4.34
Cerebellum		R	33 -75 -37	4.53

Tabelle 21

Regionen mit signifikanten Signaländerungen für die Konjunktion beider Bedingungen, d.h. Entscheidungen für „lebendige" und „nicht-lebendige" Stimuli. p<0.05, korrigiert für multiple Testungen. BA: Brodmann Area; Tal: Talairach Koordinaten nach dem Atlas von Talairach und Tourneaux (1988)

Region	Brodmannn Area	Hemisphäre	Tal x, Tal y, Tal z	z-Wert
G. occipitalis inf.	17/18	L	-18 -87 2	5.61
G. occipitalis inf.	17/18	R	24 -93 0	5.41
G. fusiformis	37	L	-39 -56 -7	5.91
G. frontalis inf.	44/45	L	-48 10 22	4.78
Lobulus parietalis inf.	40	L	-45 –35 54	4.64

9 Literatur

Adler C.M., Malhotra A.K., Elman I., Goldberg T., Egan M., Pickar D., Breier A. (1999) Comparison of ketamine-induced thought disorder in healthy volunteers and thought disorder in schizophrenia. Am. J. Psychiatry 156, 1646-1649.

Adler L.E., Patchman E., Franks R.D., Pechevich M., Waldo M.C., Freedman R. (1982) Neurophysiological evidence for a defect in neural mechanisms involved in sensory gating in schizophrenia. Biol. Psychiatry 17, 639-654.

Alexander M.P., Hiltbrunner B., Fischer R.S. (1989) Distributed anatomy of transcrotical sensory aphasia. Arch. Neurol. 46, 885-892.

Allison T., Puce A., McCarthy G. (2000) Social percetion from visual cues: role of the STS region. Trends. Cog. Sci. 4, 267-278.

Aloia M.S., Gourovitch M.L., Missar D., Pickar D., Weinberger D.R., Goldberg T.E. (1998) Cognitive substrates of thought disorder, II: specifying a candidate cognitive mechanism. Am. J. Psychiatry 155, 1677-1684.

Anderson J.R. (1996) Kognitive Psychologie. 2. Aufl. Spektrum Akademischer Verlag, Heidelberg.

Anderson J.R., Reder L.M. (1979) An elaborative processing explanation of depth of processing. In: Levels of processing in human memory. Hrsg.: L.S. Cermak und F.I.M. Craik. Erlbaum, Hillsdale, USA. 385-403.

Anderson N. (1968) Likableness ratings of 555 personality-trait words. J. Pers. Soc. Psychol. 9, 272-279.

Andreasen N. (1997) Linking mind and brain in the study of mental illnesses: a project for a scientific psychopathology. Science 275, 1586-1593.

Andreasen N., Grove W. (1986) Thought, language and communication in schizophrenia: Diagnosis and prognosis. Schizophr. Bull. 12, 348-359.

Andreasen N.C. (1982) Negative symptoms in schizophrenia: definition and reliability. Arch. Gen. Psychiatry 39, 784-788.

Andreasen N.C. (1984) Scale for the Assessment of Positive Symptoms (SAPS). University of Iowa, Iowa City.

Andreasen N.C. (1987) The diagnosis of schizophrenia. Schizophrenia. Bulletin. 13, 9-22.

Andreasen N.C. (1999) A unitary model of schizophrenia. Arch. Gen. Psychiatry 56, 781-787.

Andreasen N.C., Nopoulos P., O'Leary D.S., Miller D.D., Wassink T., Flaum M. (1999) Defining the phenotype of schizophrenia: cognitive dysmetria and its neural mechanisms. Biol. Psychiatry 46, 908-920.

Andreasen N.C., Swayze V.W., 2nd, Flaum M., Yates W.R., Arndt S., McChesney C. (1990) Ventricular enlargement in schizophrenia evaluated with computed tomographic scanning. Effects of gender, age, and stage of illness. Arch. Gen. Psychiatry 47, 1008-1015.

Angrist B., Rotrosen J., Gershon S. (1980) Differential effects of neuroloptics on negative versus positive symptoms in schizophrenia. Psychopharmacology 72, 17-19.

Annott M. (1970) Classification of hand preference by association analysis. Br. J. Psychol. 61, 303-321.

Arora A., Avasthi A., Kulhara P. (1997) Subsyndromes of chronic schizophrenia: a phenomenological study. Acta Psychiatr. Scand. Suppl. 96, 225-229.

Asberg M., Montgomery S.A., Perris C., Schalling D., Sedvall G. (1978) A comprehensive psychopathological rating scale. Acta Psychiatr. Scand. Suppl. 271, 5-28.

Ash P. (1949) The reliabilitiy of psychiatric diagnosis. Journal of Abnormal and Social Psychology 44, 272-276.

Baker S.C., Frith C.D., Dolan R.J. (1997) The interaction between mood and cognitive function studied with PET. Psychol. Med. 27, 565-578.

Banaji M.R., Prentice D.A. (1994) The self in social contexts. Annual Review of Psychology 45, 297-332.

Barch D.M., Sabb F.W., Carter C.S., Braver T.S., Noll D.C., Cohen J.D. (1999) Overt verbal responding during fMRI scanning: empirical investigations of problems and potential solutions. Neuroimage. 10, 642-657.

Barr W.B., Bilder R.M., Goldberg E., Kaplan E., Mukherjee S. (1989) The neuropsychology of schizophrenic speech. J. Commun. Disord. 22, 327-349.

Barrelet L., Piguet D., Corradini S. (1993) Schizophrenie et troubles du langage. Encephale. 19, 533-540.

Baschek I.L., Bredenkamp J., Oehrle B., Wippich W. (1977) Bestimmung der Bildhaftigkeit, Konkretheit und der Bedeutungshaltigkeit von 800 Substantiven. Z. Exp. Angewandte. Psychologie 24, 353-396.

Bates A., NcNew S., MacWhinney B., Devesocvi A., Smith S. (1982) Functional constraints on sentence processing. Cognition 11, 245-299.

Bavelier D., Corina D., Jezzard P., Padmanabhan S., Clark V.-P., Karni A., Prinster A., Braun A., Lalwani A., Rauschecker J.-P., Turner R., Neville H. (1997) Sentence reading: A functional MRI study at 4 Tesla. J. Cogn. Neurosci. 9, 664-686.

Bazin, Perruchet, Hardy Bayle, Feline (2000) Context-dependent information processing in patients with schizophrenia. Schizophr. Res. 45, 93-101.

Beeman M. (1993) Semantic processing in the right hemisphere may contribute to drawing inferences from discourse. Brain. Lang. 44, 80-120.

Beeman M. (1998) Coarse semantic coding and discourse comprehension. In: Right Hemisphere Language Comprehension. Hrsg.: M. Beeman und C. Chiarello. Lawrence Erlbaum, Mahwah, NJ, USA. 255-285.

Beeman M., Chiarello C. (1998) Right hemisphere language comprehension: Perspectives from cognitive neuroscience. Lawrence Erlbaum Associates, Mahwah, NJ, USA.

Beeman M., Friedman R.B., Grafman J., Perez E., Diamond S., Lindsay M.B. (1994) Summation priming and coarse semantic coding in the right hemisphere. J. Cogn. Neurosci. 6, 26-45.

Benes F.M. (1993) Neurobiological investigations in cingulate cortex of schizophrenic brain. Schizophr. Bull. 19, 537-549.

Berner P. (1982) Psychiatrische Systematik. 3. Aufl. Hans Huber, Bern, Stuttgart, Wien.

Berrios (1993) Phenomenology and psychopathology: was there ever a relationship? Compr. Psychiatry 34, 213-220.

Berrios G.E., Beer D. (1995) Unitary Psychosis Concept. In: A history of clinical Psychiatry. Hrsg.: G.E. Berrios und R. Porter. Athlone, London. 313-335.

Bertenthal B.I., Proffitt D.R., Spetner N.B., Thomas M.A. (1985) The development of infant sensitivity to biomechanical motions. Child Dev. 56, 531-543.

Berze J. (1914) Die primäre Insuffizienz der psychischen Aktivität. Franz Deuticke, Leipzig, Wien.

Best J.B. (1995) Cognitive Psychology. 4. Aufl. West Publishing Company, Minneapolis.

Binder J.R., Frost J.A., Hammeke T.A., Cox R.W., Rao S.M., Prieto T. (1997) Human brain language areas identified by functional magnetic resonance imaging. J. Neurosci. 17, 353-362.

Binder J.R., Rao S.M., Hammeke T.A., Frost J.A., Bandettini P.A., Jesmanowicz A., Hyde J.S. (1995) Lateralized human brain language systems demonstrated by task subtraction functional magnetic resonance imaging. Archives of Neurology 52, 593-601.

Binswanger L. (1907) Diagnostische Assoziationsstudien. XI. Über das Verhalten des psychogalvanischen Phänomens beim Assoziationsexperiment. Journal für Psychologie und Neurologie 10, 149-181.

Binswanger L. (1908) Diagnostische Assoziationsstudien. XI. Über das Verhalten des psychogalvanischen Phänomens beim Assoziationsexperiment (Fortsetzung und Schluss). Journal für Psychologie und Neurologie 11, 65-95,-133-153.

Binswanger L. (1965) Wahn. Neske, Pfullingen.

Bischoff Grethe A., Proper S.M., Mao H., Daniels K.A., Berns G.S. (2000) Conscious and unconscious processing of nonverbal predictability in Wernicke's area. J. Neurosci. 20, 1975-1981.

Blair R.J., Cipolotti L. (2000) Impaired social response reversal. A case of 'acquired sociopathy'. Brain 123,

Blakemore S.J., Wolpert D.M., Frith C.D. (1998) Central cancellation of self-produced tickle sensation. Nature Neuroscience 1, 635-640.

Blankenburg W. (1971) Der Verlust der natürlichen Selbstverständlichkeit. Enke, Stuttgart.

Bleuler E. (1904) Diagnostische Assoziationsstudien. Vorwort. Über die Bedeutung von Assoziationsversuchen. Journal für Psychologie und Neurologie 3, 49-54.

Bleuler E. (1905) Diagnostische Assoziationsstudien. V. Beitrag. Bewusstsein und Assoziation. Journal für Psychologie und Neurologie 6, 126-154.

Bleuler E. (1911) Dementia praecox oder Gruppe der Schizophrenien. Verlag Franz Deuticke, Leipzig, Wien.

Bleuler E. (1916) Lehrbuch der Psychiatrie (1983). 15. Aufl. Springer, Berlin, Heidelberg, New York.

Block N., Flanagan O., Güzeldere G. (1997) The Nature of Consciousness. Bradford Book, MIT Press, Cambridge, MA, London.

Blood A.J., Zatorre R.J., Bermudez P., Evans A.C. (1999) Emotional responses to pleasant and unpleasant music correlate with activity in paralimbic brain regions. Nature Neuroscience 2, 382-387.

Bloom P.A., Fischler I. (1980) Completion norms for 329 sentence contexts. Mem. Cog. 8, 631-642.

Bonhoeffer K. (1910) Die symptomatischen Psychosen im Gefolge von akuten Infektionen und inneren Erkrankungen. Deuticke, Leipzig, Wien.

Bonhoeffer K. (1917) Die exogenen Reaktionstypen. Archiv für Psychiatrie und Nervenkrankheiten 58, 58-70.

Bottini G., Corcoran R., Sterzi R., Paulesu E., Schenone P., Scarpa P., Frackowiak R.S., Frith C.D. (1994) The role of the right hemisphere in the interpretation of figurative aspects of language. A positron emission tomography activation study. Brain 117, 1241-1253.

Brammer M., Bullmore E.T. (1999) BAMM. http://www.iop.kcl.ac.uk/IoP/Departments/BioComp/BIAU/BAMM.stm

Brammer M.J., Bullmore E.T., Simmons A., Williams S.C., Grasby P.M., Howard R.J., Woodruff P.W., Rabe Hesketh S. (1997) Generic brain activation mapping in functional magnetic resonance imaging: a nonparametric approach. Magnetic Resonance Imaging 15, 763-770.

Brownell H.H., Potter H.H., Bihrle A.M. (1986) Inference deficits in right brain-damaged patients. Brain. Lang. 27, 310-321.

Bullmore E.T., Brammer M.J., Rabe Hesketh S., Curtis V.A., Morris R.G., Williams S.C.R., Sharma T., McGuire P.K. (1999) Methods for diagnosis and treatment of stimulus-correlated motion in generic brain activation studies using fMRI. Hum. Brain. Map. 7, 38-48.

Bullmore E.T., Brammer M.J., Williams S.C.R., Rabe-Hesketh S., Janot N., David A.S., Mellers J., Howard R., Sham P. (1996) Statistical methods of estimation and inference for functional MR image analysis. Magn. Reson. Med. 35, 261-277.

Bullmore E.T., Rabe Hesketh S., Morris R.G., Williams S.C., Gregory L., Gray J.A., Brammer M.J. (1996) Functional magnetic resonance image analysis of a large-scale neurocognitive network. Neuroimage. 4, 16-33.

Burgess C., Simpson G. (1988) Cerebral hemispheric mechanisms in the retrieval of ambiguous word meanings. Brain. Lang. 33, 86-103.

Butterworth B. (1980) Evidence from pauses in speech. In: Language Production. Volume 1. Speech and Talk. Hrsg.: B. Butterworth. Academic Press, London, New York. 155-176.

Butterworth B. (1980) Some constraints on models of language production. In: Language production. Speech and talk. Hrsg.: B. Butterworth. Academic Press, London. 423-459.

Cabeza R., Nyberg L. (2000) Imaging cognition II: An empirical review of 275 PET and fMRI studies. J. Cogn. Neurosci. 12, 1-47.

Cannon T.D., Mednick S.A., Parnas J., Schulsinger F., Praestholm J., Vestergaard A. (1993) Developmental brain abnormalities in the offspring of schizophrenic mothers. I. Contributions of genetic and perinatal factors. Arch. Gen. Psychiatry 50, 551-564.

Cannon T.D., Rosso I.M., Hollister J.M., Bearden C.E., Sanchez L.E., Hadley T. (2000) A prospective cohort study of genetic and perinatal influences in the etiology of schizophrenia. Schizophr. Bull. 26, 351-366.

Caplan D., Alpert N., Waters G. (1998) Effects of syntactic structure and propositional number on patterns of regional cerebral blood flow. J. Cogn. Neurosci. 10, 541-552.

Cappa S.F., Perani D., Schnur T., Tettamanti M., Fazio F. (1998) The effects of semantic category and knowledge type on lexical-semantic access: a PET study. Neuroimage. 8, 350-359.

Caramazza A., Shelton J.R. (1998) Domain-specific knowledge systems in the brain the animate-inanimate distinction. J. Cogn. Neurosci. 10, 1-34.

Cardno A.G., Jones L.A., Murphy K.C., Asherson P., Scott L.C., Williams J., Owen M.J., McGuffin P. (1996) Factor analysis of schizophrenic symptoms using the OPCRIT checklist. Schizophr. Res. 22, 233-239.

Carnap R. (1928) Scheinprobleme in der Philosophie. Das Fremdpsychische und der Realismusstreit. Berlin.

Carpenter P.A., Just M.A., Keller T.A., Eddy W.F., Thulborn K.R. (1999) Time course of fMRI-activation in language and spatial networks during sentence comprehension. Neuroimage. 10, 216-224.

Carpenter W.T., Strauss J.S., Muleh S. (1973) Are there pathognomic symptoms of schizophrenia? An empiric investigation of Schneider's first-rank symptoms. Arch. Gen. Psychiatry 28, 847-852.

Carroll D.W. (1994) Psychology of Language. 2. Aufl. Brooks/Cole, Pacific Grove.

Carter C.S., Braver T.S., Barch D.M., Botvinick M.M., Noll D., Cohen J.D. (1998) Anterior cingulate cortex, error detection, and the online monitoring of performance. Science 280, 747-749.

Catts S.V., McConaghy N., Ward P.B., Fox A.M., Hadzi Pavlovic D. (1993) Allusive thinking in parents of schizophrenics. Meta-analysis. J. Nerv. Ment. Dis. 181, 298-302.

Catts S.V., Shelley A.M., Ward P.B., Liebert B., McConaghy N., Andrews S., Michie P.T. (1995) Brain potential evidence for an auditory sensory memory deficit in schizophrenia. Am. J. Psychiatry 152, 213-219.

Chaika E.O. (1990) Understanding Psychotic Speech: Beyond Freud and Chomsky. Thomas, Springfiel, IL.

Chao L.L., Haxby J.V., Martin A. (1999) Attribute-based neural substrates in temporal cortex for perceiving and knowing about objects. Nat. Neurosci. 2, 913-919.

Chapin K., Vann L.E., Lycaki H., Josef N., Meyendorff E. (1989) Investigation of the associative network in schizophrenia using the semantic priming paradigm. Schizophr. Res. 2, 350-360.

Chapman L.J., Chapman J.P. (1973) Disordered thought in schizophrenia. Prentice-Hall, Englewood Cliffs, N.J.

Cheek F.E., Amarel M. (1968) Studies in the sources of variation in cloze scores: II. The verbal passages. J. Abnorm. Psychol. 73, 424-430.

Chen E.Y.H., Wilkins A.J., McKenna P.J. (1994) Semantic memory is both impaired and anomalous in schizophrenia. Psychol. Med. 24, 193-202.

Chi J.G., Dooling E.C., Gilles F.H. (1977) Gyral development of the human brain. Ann. Neurol. 1, 86-93.

Chiarello C. (1991) Interpretation of word meanings by the cerebral hemispheres: One is not enough. In: The psychology of word meanings. Hrsg.: P. Schawanenflugel. Lawrence Erlbaum, Hillsdale, NJ. 251-278.

Chomsky N. (1965) Aspects of the theory of syntax. MIT, Cambridge, MA.

Chua S.E., Sharma T., Takei N., Murray R.M., Woodruff P.W. (2000) A magnetic resonance imaging study of corpus callosum size in familial schizophrenic subjects, their relatives, and normal controls. Schizophr. Res. 41, 397-403.

Cienfuegos A., March L., Shelley A.M., Javitt D.C. (1999) Impaired categorical perception of synthetic speech sounds in schizophrenia. Biol. Psychiatry 45, 82-88.

Clark H.H. (1974) Semantics and comprehension. In: Current trends in linguistics (Bd.12). Hrsg.: R.A. Sebeok. Mouton, Den Haag.

Clark H.H. (1978) On infering what is meant. In: Studies on the perception of language. Hrsg.: W.J.M. Levelt und G.B. Flores d'Arcais. Wiley, New York. 295-322.

Clark H.H., Wasow T. (1998) Repeating words in spontanous speech. Cog. Psychol. 37, 201-242.

Cohen J.D., Barch D.M., Carter C., Servan Schreiber D. (1999) Context-processing deficits in schizophrenia: converging evidence from three theoretically motivated cognitive tasks. J. Abnorm. Psychol. 108, 120-133.

Collins A.M., Loftus E.F. (1975) A spreading of activation theory of semantic processing. Psychological Review 82, 407-428.

Collins A.M., Quillian M.R. (1969) Retrieval time from semantic memory. Journal of Verbal Learning and Verbal Behavior 8, 240-247.

Condray R., Steinhauer S.R., van Kammen D.P., Kasparek A. (1996) Working memory capacity predicts language comprehension in schizophrenic patients. Schizophr. Res. 20, 1-13.

Cozolino L.J. (1983) The oral and written productions of schizophrenic patients. Progress in Experimental Research 12, 101-152.

Craik F.I.M., Moroz T.M., Moscovitch M., Stuss D., Winocur G., Tulving E., Kapur S. (1999) In Search of the Self: A Positron Emission Tomography Study. Psychological Science 10, 26-34.

Critchley H., Daly E., Phillips M., Brammer M., Bullmore E., Williams S., Van Amelsvoort T., Robertson D., David A., Murphy D. (2000) Explicit and implicit neural mechanisms for processing of social information from facial expressions: a functional magnetic resonance imaging study. Hum. Brain. Map. 9, 93-105.

Crow T.J. (1980) Molecular pathology of schizophrenia: More than one disease process? Br. Med. J. 280, 66-68.

Crow T.J. (1985) The two-syndrome concept: origins and current status. Schizophr. Bull. 11, 471-486.

Crow T.J. (1986) The continuum of psychosis and its implication for the structure of the gene. Br. J. Psychiatry 149, 419-429.

Crow T.J. (1989) A current view of the type II syndrome: Age of onset, intellectual impairment, and the meaning of strucutral changes in the brain. Br. J. Psychiatry 155, 15-20.

Crow T.J. (1997) Is schizophrenia the price that Homo sapiens pays for language? Schizophr. Res. 28, 127-141.

Crow T.J. (1998) Nuclear schizophrenic symptoms as a window on the relationship between thought and speech. Br. J. Psychiatry 173, 303-309.

Crozier S., Sirigu A., Lehericy S., van de Moortele P.F., Pillon B., Grafman J., Agid Y., Dubois B., LeBihan D. (1999) Distinct prefrontal activations in processing sequence at the sentence and script level: an fMRI study. Neuropsychologia. 37, 1469-1476.

Curtis V.A., Bullmore E.T., Brammer M.J., Wright I., Williams S.C.R., Morris R.G., Sharma T.S., Murray R.M., McGuire P.K., Wright I.C., Williams S.C. (1998) Attenuated frontal activation during a verbal fluency task in patients with schizophrenia. Am. J. Psychiatry 155, 1056-1063.

Damasio H., Grabowski T.J., Tranel D., Hichwa R.D., Damasio A.R. (1996) A neural basis for lexical retrieval. Nature 380, 499-505.

Daprati E., Franck N., Georgieff N., Proust J., Pacherie E., Dalery J., Jeannerod M. (1997) Looking for the agent: an investigation into consciousness of action and self-consciousness in schizophrenic patients. Cognition 65, 71-86.

David A.S. (1994) Dysmodularity: a neurocognitive model for schizophrenia. Schizophr. Bull. 20, 249-255.

Deister A., Marneros A. (1993) Subtypes in schizophrenic disorders: frequencies in long-term course and premorbid features. Soc. Psychiatry Psychiatr. Epidemiol. 28, 164-171.

DeLisi L.E., Hoff A.L., Neale C., Kushner M. (1994) Asymmetries in the superior temporal lobe in male and female first- episode schizophrenic patients: Measures of the planum temporale and superior temporal gyrus by MRI. Schizophr. Res. 12, 19-28.

Demonet J., Chollet F., Ramsay S., Cardebat D., Nespoulous J., Wise R., Rascol A., Frackowiak R. (1992) The anatomy of phonological and semantic processing in normal subjects. Brain 115, 1753-1768

Dierks T., Linden D.E., Jandl M., Formisano E., Goebel R., Lanfermann H., Singer W. (1999) Activation of Heschl's gyrus during auditory hallucinations. Neuron 22, 615-621.

Dietrich T., Krings T., Neulen J., Willmes K., Erberich S., Thron A., Sturm W. (2001) Effects of blood estrogen level on cortical activation patterns during cognitive activation as measured by functional MRI. Neuroimage. 13, 425-432.

Dilling H. (1999) Psychiatrische Klassifikation. In: Psychiatrie der Gegenwart, Bd 2. 4. Aufl. Hrsg.: H. Helmchen, F. Henn, H. Lauter und N. Sartorius. Springer, Berlin, Heidelberg, New York. 60-88.

Docherty N.M., DeRosa M., Andreasen N.C. (1996) Communication disturbances in schizophrenia and mania. Arch. Gen. Psychiatry 53, 358-364.

Docherty N.M., Evans I.M., Sledge W.H., Seibyl J.P., Krystal J.H. (1994) Affective reactivity of language in schizophrenia. J. Nerv. Ment. Dis. 182, 98-102.

Docherty N.M., Gordinier S.W. (1999) Immediate memory, attention and communication disturbances in schizophrenia patients and their relatives. Psychol. Med. 29, 189-197.

Docherty N.M., Hall M.J., Gordinier S.W., Cutting L.P. (2000) Conceptual sequencing and disordered speech in schizophrenia. Schizophr. Bull. 26, 723-735.

Docherty N.M., Rhinewine J.P., Nienow T.M., Cohen A.S. (2001) Affective reactivity of language symptoms, startle responding, and inhibition in schizophrenia. J. Abnorm. Psychol. 110, 194-198.

Dörner K., Plog U. (1987) Irren ist menschlich. Lehrbuch der Psychiatrie/Psychotherapie. Psychiatrie Verlag, Bonn.

Dronkers N.F. (1996) A new brain region for coordinating speech articulation. Nature 384, 159-161.

Duffy S.A., Henderson J.M., Morris R.K. (1989) Semantic facilitation of lexical access during sentence processing. J. Exp. Psychol. Learn. Mem. Cogn. 15, 791-801.

Earle Boyer E.A., Levinson J.C., Grant R., Harvey P.D. (1986) The consistency of thought disorder in mania and schizophrenia. II. An assessment at consecutive admissions. J. Nerv. Ment. Dis. 174, 443-447.

Ebert D. (1991) Formale Denkstorungen und Sprachstorungen bei Schizophrenien. Neue Erkenntnisse aus empirischen Untersuchungen? Fortschr. Neurol. Psychiatr. 59, 397-403.

Ebmeier K.P., Blackwood D.H., Murray C., Souza V., Walker M., Dougall N., Moffoot A.P., O'Carroll R.E., Goodwin G.M. (1993) Single-photon emission computed tomography with 99mTc-exametazime in unmedicated schizophrenic patients. Biol. Psychiatry 33, 487-495.

Edington E.S. (1980) Randomization Tests. Marcel Dekker, New York.

Eisenson J. (1962) Language and intellectual modifications associated with right cerebral damage. Language and Speech 5, 49-53.

Ellis A.W., Young A.W. (1991) Einführung in die kongnitve Neuropsychologie. Hans Huber, Bern.

Evarts E.V. (1962) A neurophysiologic theory of halluciantions. In: Hallucinations. Hrsg.: L.J. West. Grune & Stratton, New York. 1-14.

Eysenck M.W., Eysenck M.C. (1979) Processing depth, elaboration of encoding, memory stores, and expended processing capacity. Journal of Experimental Psychology: Human Learning and Memory 5, 472-484.

Farah M.J., McMullen P.A., Meyer M.M. (1991) Can recognition of living things be selectively impaired? Neuropsychologia. 29, 185-193.

Faust M., Chiarello C. (1998) Sentence context and lexical ambiguity resolution by the two hemispheres. Neuropsychologia. 36, 827-835.

Faust M.E., Gernsbacher M.A. (1996) Cerebral mechanisms for suppression of inappropriate information during sentence comprehension. Brain Lang. 53, 234-259.

Federmeier K.D., Kutas M. (1999) Right words and left words: electrophysiological evidence for hemispheric differences in meaning processing. Brain Res. Cogn. Brain Res. 8, 373-392.

Feinberg I. (1978) Efference copy and corollary discharge: implications for thinking and its disorders. Schizophr. Bull. 4, 636-640.

Feinberg I., Guazzelli M. (1999) Schizophrenia - a disorder of the corollary discharge systems that integrate the motor systems of thought with the sensory systems of consciousness. Br. J. Psychiatry 174, 196-204.

Ferguson T.J., Rule G.R., Carlson D. (1983) Memory for personally relevant information. J. Pers. Soc. Psychol. 44, 251-261.

Fey E.T. (1951) The performance of young schizophrenics and young normals on the Wisconsin Card Sorting Test. J. Consult. Psychol. 15, 311-319.

Fish F. (1967) Clinical psychopathology. Wright, Bristol.

Fiske S.T., Taylor S.E. (1991) Social Cognition. 2. Aufl. McGraw-Hill, New York.

Fletcher P.C., Frith C.D., Grasby P.M., Friston K.J., Dolan R.J. (1996) Local and distributed effects of apomorphine on fronto-temporal function in acute unmedicated schizophrenia. J. Neurosci. 16, 7055-7062.

Fletcher P.C., Frith C.D., Grasby P.M., Shallice T., Frackowiak R.S., Dolan R.J. (1995) Brain systems for encoding and retrieval of auditory-verbal memory. An in vivo study in humans. Brain 118, 401-416.

Fletcher P.C., McKenna P.J., Frith C.D., Grasby P.M., Friston K.J., Dolan R.J. (1998) Brain activations in schizophrenia during a graded memory task studied with functional neuroimaging. Arch. Gen. Psychiatry 55, 1001-1008.

Flor-Henry P. (1969) Psychosis and temporal lobe epilepsy: A controlled investiagtion. Epilepsia 10, 363-395.

Foss D.J. (1982) A discourse on semantic priming. Cognit. Psychol. 14, 590-607.

Frazier L. (1987) Theories of syntactic processing. In: Modularity in knowledge representation and natural language processing. Hrsg.: J. Grafield. MIT Press, Cambridge, MA, USA.

Friston K.J. (1997) Imaging cognitive anatomy. Trends in Cognitive Sciences 1, 21-27.

Friston K.J. (1998) The disconnection hypothesis. Schizophr. Res. 30, 115-125.

Friston K.J., Holmes A., Worsley K.J. (1999) How many subjects constitute a study? Neuroimage. 10, 1-5.

Friston K.J., Williams S.C., Howard R., Frackowiak R.S., Turner R.G. (1996) Movement related effects in FMRI time-series. Magn. Reson. Med. 35, 346-355.

Frith C., Rees G., Friston K. (1998) Psychosis and the experience of self: Brain systems underlying self-monitoring. Annals of the New York Academy of Sciences 843, 170-178.

Frith C.D. (1987) The positive and negative symptoms of schizophrenia reflect impairments in the perception and initiation of action. Psychol. Med. 17, 631-648.

Frith C.D. (1992) The cognitive neuropsychology of schizophrenia. Lawrence Erlbaum Associates, Hove, UK; Hillsdale, USA.

Frith C.D., Done D.J. (1989) Experiences of alien control in schizophrenia reflect a disorder in the central monitoring of action. Psychol. Med. 19, 359-363.

Frith C.D., Friston K.J., Herold S., Silbersweig D., Fletcher P., Cahill C., Dolan R.J., Frackowiak R.S., Liddle P.F. (1995) Regional brain activity in chronic schizophrenic patients during the performance of a verbal fluency task. Br. J. Psychiatry 167, 343-349.

Frith C.D., Friston K.J., Liddle P.F., Frackowiak R.S. (1991) A PET study of word finding. Neuropsychologia. 29, 1137-1148.

Frommer J. (1995) Exzentrische Bahn und schizophrene Ichspaltung. Friedrich Hölderlins philosophische Fragmente in ihrer Beziehung zu Leben und Krankheit. Fortschr. Neurol. Psychiatr. 63, 341-349.

Fu C., Ahmad F., Amaro E., Brammer M., Andrew C., Williams S.C.R., Giampietro V., McGuire P. (2000) Alien voices: fMRI study of overt verbal self-monitorig in schizophrenia. Schizophr. Res. 41, 129.

Fuchs T. (2000) Psychopathologie von Leib und Raum. Steinkopf, Darmstadt.

Fürst E. (1907) Diagnostische Assoziationsstudien. IX. Über die Reproduktionsstörungen beim Assoziationsexperimente. Journal für Psychologie und Neurologie 9, 188-197.

Gabrieli J., D.E., Desmond J.E., Demb J.B., Wagner A.D. (1996) Functional magnetic resonance imaging of semantic memory processes in the frontal lobes. Psychological Science 7, 278-283.

Gainotti G. (2000) What the locus of brain lesion tells us about the nature of the cognitive defect underlying category-specific disorders: a review. Cortex. 36, 539-559.

Gallagher H.L., Happe F., Brunswick N., Fletcher P.C., Frith U., Frith C.D. (2000) Reading the mind in cartoons and stories: an fMRI study of 'theory of mind' in verbal and nonverbal tasks. Neuropsychologia. 38, 11-21.

Geraud M., Bourgeois M. (1994) Friedrich Hölderlin (1770-1843). Reevaluation psychiatrique a l'occasion du cent cinquantenaire de sa mort. Ann. Med. Psychol. (Paris) 152, 173-178.

Goldberg T.E., Aloia M.S., Gourovitch M.L., Missar D., Pickar D., Weinberger D.R. (1998) Cognitive substrates of thought disorder, I: the semantic system. Am. J. Psychiatry 155, 1671-1676.

Goldberg T.E., Kelsoe J.R., Weinberger D.R., Pliskin N.H., Kirwin P.D., Berman K.F. (1988) Performance of schizophrenic patients on putative neuropsychological tests of frontal lobe function. Int. J. Neurosci. 42, 51-58.

Goldberg T.E., Weinberger D.R. (2000) Thought disorder in Schizophrenia: A reappraisal of older formulations and an overview of some recent studies. Cognitive Neuropsychiatry 5, 1-19.

Goldfarb R., Stocker B., Eisenson J., DeSanti S. (1994) Communicative responsibility and semantic task in aphasia and "schizophasia". Percept. Mot. Skills. 79, 1027-1039.

Goldman Eisler F. (1961) Hesitation and information in speech. In: Information Theory. Hrsg.: C. Cherry. Butterworth, London.

Goldman Eisler F. (1968) Psycholinguistics. Experiments in Spontaneous Speech. Academic Press, London and New York.

Goldman Eisler F. (1972) Pauses, clauses, sentences. Lang. Speech. 15, 103-113.

Goldstein J.M., Goodman J.M., Seidman L.J., Kennedy D.N., Makris N., Lee H., Tourville J., Caviness V.S., Jr., Faraone S.V., Tsuang M.T. (1999) Cortical abnormalities in schizophrenia identified by structural magnetic resonance imaging. Arch. Gen. Psychiatry 56, 537-547.

Goldthorpe J.H., Hope K. (1974) The social grading of occupations-A new approach and scale. Clarendon Press, Oxford, UK.

Gorno-Tempini M.L., Price C.J., Josephs O., Vandenberghe R., Cappa S.F., Kapur N., Frackowiak R.S. (1998) The neural systems sustaining face and proper-name processing. Brain 121, 2103-2118.

Gouzoulis Mayfrank, Schneider F., Friedrich J., Spitzer M., Thelen B., Sass H. (1998) Methodological issues of human experimental research with hallucinogens. Pharmacopsychiatry. 31 Suppl 2114-8, 8.

Grafman J., Schwab K., Warden D., Pridgen A., Brown H.R., Salazar A.M. (1996) Frontal lobe injuries, violence, and aggression: a report of the Vietnam Head Injury Study. Neurology 46, 1231-1238.

Green M.F., Satz P., Smith C., Nelson L. (1989) Is there atypical handedness in schizophrenia? J. Abnorm. Psychol. 98, 57-61.

Grimwood S., Slater P., Deakin J.F., Hutson P. (1999) NR2B-containing NMDA receptors are up-regulated in temporal cortex in schizophrenia. Neuroreport. 10, 461-465.

Gross G., Huber G., Klosterkötter J., Linz M. (1987) BSABS. Bonner Skala für die Beruteilung von Basissymptomen. Springer, Berlin, Heidelberg, New York, Tokio.

Grossman E., Donnelly M., Price R., Pickens D., Morgan V., Neighbor G., Blake R. (2000) Brain areas involved in perception of biological motion. J. Cogn. Neurosci. 12, 711-720.

Gruzelier J.H. (1999) Functional neuropsychophysiological asymmetry in schizophrenia: a review and reorientation. Schizophr. Bull. 25, 91-120.

Hagoort P., Brown C.M., Swaab T.Y. (1996) Lexical-semantic event-related potential effects in patients with left hemisphere lesions and aphasia, and patients with right hemisphere lesions without aphasia. Brain 119, 627-649.

Hajek M., Boehle C., Huonker R., Volz H.P., Nowak H., Schrott P.R., Sauer H. (1997) Abnormalities of auditory evoked magnetic fields in the right hemisphere of schizophrenic females. Schizophr. Res. 24, 329-332.

Hajek M., Huonker R., Boehle C., Volz H.P., Nowak H., Sauer H. (1997) Abnormalities of auditory evoked magnetic fields and structural changes in the left hemisphere of male schizophrenics-a magnetoencephalographic-magnetic resonance imaging study. Biol. Psychiatry 42, 609-616.

Hall D.A., Haggard M.P., Akeroyd M.A., Palmer A.R., Summerfield A.Q., Elliott M.R., Gurney E.M., Bowtell R.W. (1999) "Sparse" temporal sampling in auditory fMRI. Hum. Brain Mapp. 7, 213-223.

Harrow M., Green K.E., Sands J.R., Jobe T.H., Goldberg J.F., Kaplan K.J., Martin E.M. (2000) Thought disorder in schizophrenia and mania: impaired context. Schizophr. Bull. 26, 879-891.

Harrow M., Marengo J., McDonald C. (1986) The early course of schizophrenic thought disorder. Schizophr. Bull. 12, 208-224.

Harrow M., Quinlan D.M. (1985) Disordered thinking and schizophrenic psychopathology. Gardner Press, New York, USA.

Harvey P.D. (1985) Reality monitoring in mania and schizophrenia. The association of thought disorder and performance. J. Nerv. Ment. Dis. 173, 67-73.

Harvey P.D., Earle Boyer E.A., Levinson J.C. (1988) Cognitive deficits and thought disorder: a retest study. Schizophr. Bull. 14, 57-66.

Harvey P.D., Earle Boyer E.A., Wielgus M.S. (1984) The consistency of thought disorder in mania and schizophrenia. An assessment of acute psychotics. J. Nerv. Ment. Dis. 172, 458-463.

Harvey P.D., Neale J.M. (1983) The specificity of thought disorder to schizophrenia: Research methods in their historical perspective. In: Progess in Experimental Personality Research. Hrsg.: B. Mahler. Academic Press, New York. 153-180.

Heaton R.K., Chelune G.J., Kay K.K., Curtiss G. (1993) Wisconsin Card Sorting Test Manual: revised and expanded. Western Psychological Services, Los Angeles.

Helenius P., Salmelin R., Service E., Connolly J.F. (1998) Distinct time courses of word and context comprehension in the left temporal cortex. Brain 121, 1133-1142.

Hempel C.G. (1974) Philosophie der Naturwissenschaften. DTV, München.

Heun R., Klose U., Jessen F., Erb M., Papassotiropoulos A., Lotze M., Grodd W. (1999) Functional MRI of cerebral activation during encoding and retrieval of words. Hum. Brain Mapp. 8, 157-169.
Highley J.R., Esiri M.M., McDonald B., Cortina Borja M., Herron B.M., Crow T.J. (1999) The size and fibre composition of the corpus callosum with respect to gender and schizophrenia: a post-mortem study. Brain 122, 99-110.
Hillis A.E., Caramazza A. (1991) Category-specific naming and comprehension impairment: a double dissociation. Brain 114, 94.
Hirayasu Y., Shenton M.E., Salisbury D.F., Dickey C.C., Fischer I.A., Mazzoni P., Kisler T., Arakaki H., Kwon J.S., Anderson J.E., Yurgelun Todd D., Tohen M., McCarley R.W. (1998) Lower left temporal lobe MRI volumes in patients with first-episode schizophrenia compared with psychotic patients with first-episode affective disorder and normal subjects. Am. J. Psychiatry 155, 1384-1391.
Hockett C.F. (1963) The problems of universals in language. In: Universals of language. Hrsg.: J.H. Greenberg. MIT Press, Cambridge, MA.
Hoff P. (1994) Emil Kraepelin und die Psychiatrie als empirische Wissenschaft. Springer, Berlin, Heidelberg, New York.
Holm Hadulla R.M. (1982) Der "Konkretismus" als Ausdruck schizophrenen Denkens, Sprechens und Verhaltens. Nervenarzt. 53, 524-529.
Huber G. (1983) Das Konzept substrat-naher Basissymptome und seine Bedeutung für die Theorie und Therapie schizophrener Erkrankungen. Nervenarzt 54, 23-32.
Huber G., Gross G., Schüttler R. (1979) Verlaufs- und sozialpsychiatrische Langzeituntersuchungen an den 1945 bis 1959 in Bonn hospitalisierten schizophrenen Kranken. Monographien aus dem Gesamtgebiet der Psychiatrie, Bd. 21. Springer, Berlin, Heidelberg, New York.
Huber W., Stachowiak F.-J., Poeck K., Kerschensteiner M. (1975) Die Wernicke Aphasie. Klinisches Bild und Überlegungen zur neurolinguistischen Struktur. J. Neurol. 210, 77-97.
Indefrey P., Levelt W.J.M. (2000) The neural correlates of language production. In: The New Cognitive Sciences. Hrsg.: M.S. Gazzaniga. MIT Press, 845-864.
Jablensky A. (1991) Diagnostic criteria in psychiatry: a straitjacket or a prop? Eur. Psychiatry. 6, 323-329.
Jablensky A., Sartorius N., Ernberg G., Anker M., Korten A., Cooper J.E., Day R., Bertelsen A. (1992) Schizophrenia: manifestations, incidence and course in different cultures. A World Health Organization ten-country study. Psychol. Med. Monogr. Suppl. 20, 1-97.
James W. (1890) Principles of Psychology. In: Encyclopedia Britannica. AnonymousChicago.
Janzarik W. (1989) Die nosologische Differenzierung der idiopathischen Psychosyndrome--ein psychiatrischer Sisyphus-Mythos. Nervenarzt. 60, 86-89.
Jaspers K. (1913) Allgemeine Psychopathologie. Springer, Berlin.
Javitt D.C., Shelley A., Ritter W. (2000) Associated deficits in mismatch negativity generation and tone matching in schizophrenia. Clin. Neurophysiol. 111, 1733-1737.
Javitt D.C., Shelley A.M., Silipo G., Lieberman J.A. (2000) Deficits in auditory and visual context-dependent processing in schizophrenia: defining the pattern. Arch. Gen. Psychiatry 57, 1131-1137
Jeannerod M. (1994) The representing brain - Neural correlates of motor intention and imaginery. Behav. Brain. Sci. 17, 187-202.
Jeannerod M. (1997) The Cognitive Neuroscience of Action. Blackwell, Oxford.
Joanette Y., Lecours A.R., Lepage Y., Lamoureux M. (1983) Language in right-handers with right-hemisphere lesions: a preliminary study including anatomical, genetic, and social factors. Brain Lang. 20, 217-248.
Johnson D.E., Shean G.D. (1993) Word associations and schizophrenic symptoms. J. Psychiatr. Res. 27, 69-77.
Johnston M., Holzman P. (1979) Assessing schizophrenic thinking. Jossey-Bass, San Francisco.
Johnstone E.C., Crow T.J., Frith C.D., Husband J., Krell L. (1976) Cerebral ventricular size and cognitive impairment in chronic schizophrenia. Lancet ii, 924-926.
Judd L.L., McAdams L., Budnik B., Braff D.L. (1992) Sensory gating deficits in schizophrenia: new results. Am. J. Psychiatry 149, 488-493.

Jung C.G. (1905) Diagnostische Assoziationsstudien. IV. Beitrag. Über das Verhalten der Reaktionszeit beim Assoziationsexperiment. Journal für Psychologie und Neurologie 6, 1-36.

Jung C.G. (1905) Diagnostische Assoziationsstudien. III. Beitrag. Analyse der Assoziationen eines Epileptikers. Journal für Psychologie und Neurologie 5, 73-90.

Jung C.G. (1906) Diagnostische Assoziationsstudien. VIII. Assoziation, Traum und hysterisches Symptom. Journal für Psychologie und Neurologie 8, 25-60.

Jung C.G. (1907) Diagnostische Assoziationsstudien. X. Statistische Untersuchungen über Wortassoziationen und über familiäre Übereinstimmung im Reaktionstypus bei Ungebildeten. Journal für Psychologie und Neurologie 9, 243-278.

Jung C.G., Riklin F. (1904) Diagnostische Assoziationsstudien. I. Beitrag. Experimentelle Untersuchungen über Assoziationen Gesunder. Journal für Psychologie und Neurologie 3, 55-83, 145-164,-193-215, 283-308.

Jung C.G., Riklin F. (1904) Diagnostische Assoziationsstudien. I. Beitrag. Experimentelle Untersuchungen über Assoziationen Gesunder. Journal für Psychologie und Neurologie 4, 24-67.

Just M.A., Carpenter P.A. (1987) The psychology of reading and language comprehension. Allyn and Bacon, Boston.

Just M.A., Rep M., Carpenter P.A., van Dijl J.M., Keller T.A., Suda K., Eddy W.F., Schatz G. (1996) Brain activation modulated by sentence comprehension. Science 274, 114-116.

Kaplan J.A., Brownell H.H., Jacobs J.R., Gardner H. (1990) The effects of right hemisphere damage on the pragmatic interpretation of conversational remarks. Brain. Lang. 38, 315-333.

Kaplan R.D., Szechtman H., Franco S., Szechtman B., Nahmias C., Garnett E.S., List S., Cleghorn J.M. (1993) Three clinical syndromes of schizophrenia in untreated subjects: relation to brain glucose activity measured by positron emission tomography (PET). Schizophr. Res. 11, 47-54.

Kapur S., Craik F.I., Jones C., Brown G.M., Houle S., Tulving E. (1995) Functional role of the prefrontal cortex in retrieval of memories: a PET study. Neuroreport. 6, 1880-1884.

Kapur S., Rose R., Liddle P.F., Zipursky R.B., Brown G.M., Stuss D., Houle S., Tulving E. (1994) The role of the left prefrontal cortex in verbal processing: semantic processing or willed action? Neuroreport. 5, 2193-2196.

Karnath H.O., Ferber S., Himmelbach M. (2001) Spatial awareness is a function of the temporal not the posterior parietal lobe. Nature 411, 950-953.

Kawasaki Y., Maeda Y., Sakai N., Higashima M., Yamaguchi N., Koshino Y., Hisada K., Suzuki M., Matsuda H. (1996) Regional cerebral blood flow in patients with schizophrenia: relevance to symptom structures. Psychiatry Res. 67, 49-58.

Kay S.R. (1990) Positive-negative symptom assessment in schizophrenia: psychometric issues and scale comparison. Psychiatr. Q. 61, 163-178.

Keefe R.S.E. (1998) The neurobiology of disturbances of self. In: Insight and Psychosis. Hrsg.: X.F. Amador und A.S. David. Oxford University Press, New York. 142-173.

Keenan J.M. (1993) An exemplar model can explain Klein and Loftus' results. In: Advances in social cognition. Hrsg.: T.K. Srull und R.S. Wyer. Erlbaum, New York. 69-78.

Keenan J.M., Baillet S.D. (1983) Memory for personally and socially significant events. In: Attention and performance. Hrsg.: R.S. Nickerson. Erlbaum, Hillsdale, NJ, USA. 651-669.

Kendell R.E. (1975) The role of diagnosis in psychiatry. Blackwell, Oxford.

Kendell R.E., Brockington I.F. (1980) The identification of disease entities and the relationsship between schzphrenic and affective psychoses. Br. J. Psychiatry 137, 324-331.

Kendler K.S., Gruenberg A.M., Tsuang M.T. (1985) Subtype stability in schizophrenia. Am. J. Psychiatry 142, 827-832.

Kendler K.S., McGuire M., Gruenberg A.M., Walsh D. (1994) Outcome and family study of the subtypes of schizophrenia in the west of Ireland. Am. J. Psychiatry 151, 849-856.

Kertesz A., Sheppard A., MacKenzie R. (1982) Localization in transcortical sensory aphasia. Arch. Neurol. 39, 475-478.

Kihlstrom J.F. (1993) What does the self look like? In: Advances in social cognition. Hrsg.: T.K. Srull und R.S. Wyer. Erlbaum, New York. 79-90.

Kintsch W., van Dijk T.A. (1978) Towards a model of text comprehesion and reproduction. Psychological Review 85, 363-394.

Kircher T.T.J., Brammer M., Tous-Andreu N., Williams S.C.R., McGuire P.K. (2001) Engagement of right temporal cortex during processing of linguistic context. Neuropsychologia 39, 798-809.

Kircher T.T.J., Brammer M.J., Simmons A., McGuire P.K. (2002) Pausing for thought: Activation of left superior temporal sulcus when subjects pause during speech. (eingereicht)

Kircher T.T.J., Brammer M.J., Williams S.C.R., McGuire P.K. (2000) Lexical retrieval during fluent speech production: an fmri study. Neuroreport 11, 4093-4096.

Kircher T.T.J., Bullmore E.T., Brammer M.J., Williams S.C.R., Broome M.R., Murray R.M., McGuire P.K. (2001) Differential activation of temporal cortex during sentence completion in schizophrenic patients with and without formal thought disorder. Schizophr. Res. 50, 27-40.

Kircher T.T.J., David A.S. (Hrsg.) (2003) The Self in Neuroscience and Psychiatry. Cambridge University Press, Cambridge.

Kircher T.T.J., Liddle P.F., Brammer M.J., Williams S.C.R., Murray R.M., McGuire P.K. (2001) Neural correlates of formal thought disorder in schizophrenia. Arch. Gen. Psychiatry 58, 769-774.

Kircher T.T.J., Liddle P.F., Brammer M.J., Williams S.C.R., Murray R.M., McGuire P.K. (2002) Reversed lateralisation of temporal activation during speech production in thought disordered patients with schizophrenia. Psychol. Med. 32, 439-449.

Kircher T.T.J., Senior C., Phillips M.L., Rabe-Hesketh S., Benson P.J., Bullmore E.T., Brammer M., Simmons A., Bartels M., David A.S. (2001) Recognising one's own face. Cognition 78, B1-B15.

Kircher T.T.J., Rapp A., Grodd W., Buchkremer G., Weiskopf N., Lutzenberger W., Ackermann H., Mathiak K. (2003) Mismatch responses in schizophrenia: a combined fMRI and whole-head MEG study. (eingereicht)

Kircher T., Senior C., Benson P.J., Bartels M., David A.S. (1998) Verarbeitung des eigenen Gesichtes als Modell zur Untersuchung von Selbst-Bewutsein -Eine kernspintomographische Untersuchung. Nervenheilkunde 17, S16.

Kircher T.T.J., Senior C., Phillips M.L., Benson P.J., Bullmore E.T., Brammer M., Simmons A., Williams S.C.R., Bartels M., David A.S. (2000) Towards a Functional Neuroanatomy of Self Processing: Effects of Faces and Words. Cognitive Brain Research 10, 133–144

Klein S.B., Kihlstrom J.F. (1986) Elaboration, Organization, And The Self-Reference Effect In Memory. J. Exp. Psychol. Gen. 115, 26-38.

Klein S.B., Loftus J. (1988) The nature of self-referent encoding: The contributions of elaborative and organizational processes. J. Pers. Soc. Psychol. Vol 55, 5-11.

Kleist K. (1934) Gehirnpathologie. Barth, Leipzig.

Klosterkotter J., Hellmich M., Steinmeyer E.M., Schultze Lutter F. (2001) Diagnosing schizophrenia in the initial prodromal phase. Arch. Gen. Psychiatry 58, 158-164.

Klosterkötter J. (1998) Zur definitorischen Neufassung der schizophrenen Störungen in ICD-10 und DSM-IV. Fortschr. Neurol. Psychiatr. 66, 133-143.

Klosterkötter J. (1999) Psychiatrische Klassifikation. Grundidee und bisherige Entwicklung eines unabgeschlossenen Prozesses. Fortschr. Neurol. Psychiatr. 67, 558-573.

Klosterkötter J., Albers M., Steinmeyer E.M., Hensen A., Sass H. (1995) Positive or negative symptoms--which are more appropriate as diagnostic criteria for schizophrenia? Acta Psychiatr. Scand. 92, 321-326.

Klosterkötter J., Ebel H., Schultze Lutter F., Steinmeyer E.M. (1996) Diagnostic validity of basic symptoms. Eur. Arch. Psychiatry Clin. Neurosci. 246, 147-154.

Knecht S., Dräger B., Deppe M., Bobe L., Lohmann H., Flöel A., Ringelstein E.B., Henningsen H. (2000) Handedness and hemispheric language dominance in healthy humans. Brain 123, 2512-2518.

Kosslyn S.M., Pascual Leone A., Felician O., Camposano S., Keenan J.P., Thompson W.L., Ganis G., Sukel K.E., Alpert N.M. (1999) The role of area 17 in visual imagery: convergent evidence from PET and rTMS. Science 284, 167-170.

Kraepelin E. (1883) Experimentelle Studien über Assoziationen. Allgemeine Zeitschrift für Psychiatrie 40, 829-831.

Kraepelin E. (1889) Experimentelle Studien über Assoziationen. Auth. Ber. 56. Vers. Deutsch. Naturf. u. Ärzte. Freiburg.

Kraepelin E. (1899) Psychiatrie. Ein Lehrbuch für Studierende und Ärzte. 6. Aufl. Barth, Leipzig.

Kraepelin E. (1904) Psychiatrie. Ein Lehrbuch für Studierende und Ärzte. 7. Aufl. Barth, Leipzig.

Kraepelin E. (1909) Psychiatrie. Ein Lehrbuch für Studierende und Ärzte. 8. Aufl. Barth, Leipzig.

Kraepelin E. (1913) Psychiatrie. Ein Lehrbuch für Studierende und Ärzte. 8. Aufl. Barth, Leipzig.

Kraus A. (1988) Ambiguitätsintoleranz als Persönlichkeitsvariable und Strukturmerkmal der Krankheitsphänomene Manisch-Depressiver. In: Persönlichkeit und Psychose. Hrsg.: W. Janzarik. Enke, Stuttgart. 140-149.

Krause B.J., Schmidt D., Mottaghy F.M., Taylor J., Halsband U., Herzog H., Tellmann L., Muller-Gartner H.W. (1999) Episodic retrieval activates the precuneus irrespective of the imagery content of word pair associates. A PET study. Brain 122, 255-263.

Kuchera H., Francis W.N. (1967) Computational analysis of present-day american english. Brown University Press, Providence, Rhode Island.

Kuperberg G.R., McGuire P.K., Bullmore E.T., Brammer M.J., Rabe Hesketh S., Wright I.C., Lythgoe D.J., Williams S.C., David A.S. (2000) Common and distinct neural substrates for pragmatic, semantic, and syntactic processing of spoken sentences: an fMRI study. J. Cogn. Neurosci. 12, 321-341.

Kuperberg G.R., McGuire P.K., David A.S. (1998) Reduced sensitivity to linguistic context in schizophrenic thought disorder: evidence from on-line monitoring for words in linguistically anomalous sentences. J. Abnorm. Psychol. 107, 423-434.

Kuperberg G.R., McGuire P.K., David A.S. (2000) Sensitivity to linguistic anomalies in spoken sentences: a case study approach to understanding thought disorder in schizophrenia. Psychol. Med. 30, 345-357.

Kutas M., Hillyard S.A. (1984) Brain potentials during reading reflect word expectancy and semantic association. Nature 307, 161-163.

Kutas M., Hillyard S.A., Gazzaniga M.S. (1988) Processing of semantic anomaly by right and left hemispheres of commissurotomy patients. Evidence from event-related brain potentials. Brain 111, 553-576.

Kwon J.S., McCarley R.W., Hirayasu Y., Anderson J.E., Fischer I.A., Kikins R., Joleszs F.A., Shenton M.E. (2000) Left planum temporale volume reduction in schizophrenia. Arch. Gen. Psychiatry 56, 142-148.

Laing R.D. (1959) The divided self. Tavistock, London.

Lanczik M.H. (1995) Die Psychose Friedrich Hölderlins aus der Sicht Karl Leonhards. Fortschr. Neurol. Psychiatr. 63, 206-208.

Landre N.A., Taylor M.A. (1995) Formal thought disorder in schizophrenia. Linguistic, attentional, and intellectual correlates. J. Nerv. Ment. Dis. 183, 673-680.

Lane R.D., Reiman E.M., Bradley M.M., Lang P.J., Ahern G.L., Davidson R.J., Schwartz G.E. (1997) Neuroanatomical correlates of pleasant and unpleasant emotion. Neuropsychologia 35, 1437-1444.

Laws K.R., Kondel T.K., McKenna P.J. (1999) A receptive language deficit in schizophrenic thought disorder: Evidence for impaired semantic access and monitoring. Cog. Neuropsychiatry. 4, 89-105.

Le T.H., Patel S., Roberts T.P. (2001) Functional MRI of human auditory cortex using block and event-related designs. Magn. Reson. Med. 45, 254-260.

Leicester J., Sidman M., Stoddard L.T., Mohr J.P. (1969) Some determinants of visual neglect. Journal of Neurology Neurosurgery and Psychiatry 32, 580-587.

Leichsenring F. (1999) Dimensionen bizarr-idiosynkratischen Denkens. Zusammenhang zwischen Denkstorungen und Affekten. Nervenarzt. 70, 430-437.

Lempp R. (1995) Das Verstehen metaphorischer Rede bei gesunden und schizophrenen Patienten. Nervenarzt. 66, 80-81.

Lennox B.R., Park S.B., Medley I., Morris P.G., Jones P.B. (2000) The functional anatomy of auditory hallucinations in schizophrenia. Psychiatry Res. 100, 13-20.

Leonhard K. (1986) Aufteilung der endogenen Psychosen und ihre differenzierte Ätiologie. 6. Aufl. Akademie Verlag, Berlin.

Leube D.T., Erb M., Grodd W., Bartels M., Kircher T.T.J. (2001) Activation of right fronto-temporal cortex characterizes the 'living' category in semantic processing. Cognit. Brain. Res 12, 425-430.

Leube D.T., Erb M., Grodd W., Bartels M., Kircher T.T.J. (2001) Differential activation in parahippocampal and prefrontal cortex during word and face encoding tasks. Neuroreport 12, 2773-2777.

Leudar I., Thomas P., Johnston M. (1992) Self-repair in dialogues of schizophrenics: effects of hallucinations and negative symptoms. Brain Lang. 43, 487-511.

Leudar I., Thomas P., Johnston M. (1994) Self-monitoring in speech production: effects of verbal hallucinations and negative symptoms. Psychol. Med. 24, 749-761.

Levelt W.J. (1983) Monitoring and self-repair in speech. Cognition. 14, 41-104.

Levelt W.J.M. (1989) Speaking. From Intention to Articulation. MIT Press, Cambridge, MA; London, England.

Lewis A. (1991) Dilemmas in psychiatry. Psychol. Med. 21, 581-585.

Libet, B. (1985) Unconscious cerebral initiative and the role of conscious will in voluntary action. Behav Brain Sci 8: 529-539.

Liddle P.F. (1987) The symptoms of chronic schizophrenia. A re-examination of the positive-negative dichotomy. Br. J. Psychiatry 151, 145-151.

Liddle P.F. (1987) Schizophrenic syndromes, cognitive performance and neurological dysfunction. Psychol. Med. 17, 49-57.

Liddle P.F. (1998) The Thought and Language Index. University of British Columbia, Vancouver.

Liddle P.F., Friston K., Frith C., Hirsch S.R., Jones T., Frackowiak R.S. (1992) Patterns of cerebral blood flow in schizophrenia. Br. J. Psychiatry 160, 179-186.

Liddle P.F., Morris D.L. (1991) Schizophrenic syndromes and frontal lobe performance. Br. J. Psychiatry 158, 340-345.

Lindenmayer J.-P., Kay S.R., Friedman C. (1986) Negative and positive schizophenic syndromes after the acute phase: a prospective follow-up. Compr. Psychiatry 27, 276-286.

Lindenmeyer J.P., Grochwski S., Hyman R.B. (1995) Five factor model of schizophrenia: replication across samples. Schizophr. Res. 14, 229-234.

List S.J., Cleghorn J.M. (1993) Implications of positron emission tomography research for the investigation of the actions of antipsychotic drugs. Br. J. Psychiatry Suppl. 25-30.

Liu S.K., Hwu H.G., Chen W.J. (1997) Clinical symptom dimensions and deficits on the Continuous Performance Test in schizophrenia. Schizophr. Res. 25, 211-219.

Logothetis N.K., Pauls J., Augath M., Trinath T., Oeltermann A. (2001) Neurophysiological investigation of the basis of the fMRI signal. Nature 412, 150-157.

Lord C.G. (1980) Schemas and images as memory aids: Two models of processing social information. J. Pers. Soc. Psychol. 38, 257-269.

Lorr M., Klett C.J., McNair D.M. (1963) Syndroms of psychosis. Pergamon, New York.

Luria A.R. (1969) Frontal lobe syndromes. In: Handbook of clinical neurology. Hrsg.: P.J. Vinken und G.W. Bruyn. North Holland, Amsterdam. 725-757.

Maclay H., Osgood C.E. (1959) Hesitation phenomena in spontaneous English speech. Word 15, 19-44.

Maddi S.R. (1989) Personality theories: A comparative analysis. 5. Aufl. Brooks/Cole, Pacific Grove, USA.

Maher B.A., Manschreck T.C., Molino M.A.C. (1983) Redundancy, pause distributions and thought disorder in schizophrenia. Lang. Speech. 26, 191-199.

Mahler B.A. (1972) The language of schizophrenia: A review and reinterpretation. Br. J. Psychiatry 120, 3-17.

Maier W., Lichtermann D., Rietschel M., Held T., Falkai P., Wagner M., Schwab S. (1999) Genetik schizophrener Störungen. Neuere Konzepte und Befunde. Nervenarzt. 70, 955-969.

Maier W., Propping P. (1991) Die familiäre Häufung psychischer Störungen und die Konsequenzen für die psychiatrische Diagnostik. Nervenarzt. 62, 398-407.

Maki R.H., Carlson A.K. (1993) Knowledge of the self: Is it special? In: Advances in social cognition. Hrsg.: T.K. Srull und R.S. Wyer. Erlbaum, New York. 101-110.

Malenka R.C., Angel R.W., Hampton B., Berger P.A. (1982) Impaired central error-correcting behavior in schizophrenia. Arch. Gen. Psychiatry 39, 101-107.

Mandler J.M. (1992) How to build a baby: II. Conceptual primitives. Psychol. Rev. 99, 587-604.

Manschreck T.C., Maher B.A., Milavetz J.J., Ames D., Weisstein C.C., Schneyer M.L. (1988) Semantic priming in thought disordered schizophrenic patients. Schizophr. Res. 1, 61-66.

Manschreck T.C., Maher B.A., Rucklos M.E., White M.T. (1979) The predictability of thought disordered speech in schizophrenic patients. Br. J. Psychiatry 134595-601, 601.

Marengo J., Harrow M., Herbener E.S., Sands J. (2000) A prospective longitudinal 10-year study of schizophrenia's three major factors and depression. Psychiatry Res. 97, 61-77.

Marengo J.T., Harrow M. (1988) Thought disorder in schizophrenia. In: Handbook of Schizophrenia. Vol. 3: Nosolgy, Epidemiology and Genetics. Hrsg.: M.T. Tsuang und J.C. Simpson. Elsevier, Amsterdam. 85-115.

Markus H. (1977) Self-schemata and processing information about the self. J. Pers. Soc. Psychol. 35, 63-78.

Marshall J.C. (1987) Routes and representations in the production of written language. In: Motor and sensory processes of language. Hrsg.: E. Keller und M. Gopnik. Erlbaum, Hillsdale. 237-256.

Martin A., Wiggs C.L., Ungerleider L.G., Haxby J.V. (1996) Neural correlates of category-specific knowledge. Nature 379, 649-652.

Mathiak K., Hertrich I., Lutzenberger W., Ackermann H. (2000) Encoding of temporal speech features (formant transients) during binaural and dichotic stimulus application: a whole-head magnetencephalography study. Brain Res. Cogn. Brain Res. 10, 125-131.

Mathiak K., Hertrich I., Lutzenberger W., Ackermann H. (2001) Neural correlates of duplex perception: a whole-head magnetencephalography study. Neuroreport. 12, 501-506.

Mathiak K., Posse S. (2001) Evaluation of motion and realignment for functional magnetic resonance imaging in real time. Magn. Reson. Med. 45, 167-171.

Mathiak K., Rapp A., Kircher T.T.J., Grodd W., Hertrich I., Weiskopf N., Lutzenberger W., Ackermann H. (2002) Mismatch response to randomized gradient switching noise as reflected by fMRI and whole-head magnetoencephalography. HBM 19, 190-195.

Maurer K. (1993) Akustisch evozierte Potentiale (AEP) und ereigniskorrelierte Potentiale (P300). In: Evozierte Potentiale be Erwachsenen und Kindern. Hrsg.: K. Lowitsch, K. Maurer, H.C. Hopf, W. Tackmann und D. Claus. Thieme, Stuttgart. 142-212.

Mazoyer B.M., Tzourio N., Frak V., Syrota A., Murayama N., Levrier O., Salomon G., Dehaene S., Cohen L., Mehler J. (1993) The cortical representation of speech. J. Cogn. Neurosci. 5, 467-479.

McConaghy N., Clancy M. (1968) Familial relationships of allusive thinking in university students and their parents. Br. J. Psychiatry 114, 1079-1087.

McGlynn S.M., Schacter D.L. (1989) Unawareness of deficits in neuropsychological syndromes. J. Clin. Exp. Neuropsychol. 11, 143-205.

McGrath J. (1996) The pathogenesis of thought disorder. In: Schizophrenia. A neuropsychological perspective. Hrsg.: C. Pantelis, H.E. Nelson und T.R.E. Barnes. Wiley, Chichester. 183-204.

McGrath J., Allman R. (2000) Awareness and unawareness of thought disorder. Aust. N. Z. J. Psychiatry 34, 35-42.

McGrath J.J., Kerr R., Dark F.L. (1994) Are patients with thought disorder aware of their deficit? Schizophr. Res. 11, 156-157.

McGrath J.J., Scheldt S., Hengstberger P., Dark F. (1997) Thought disorder and executive ability. Cognitive Neuropsychiaty 2, 303-314.

McGuire P.K., Quested D.J., Spence S.A., Murray R.M., Frith C.D., Liddle P.F. (1998) Pathophysiology of 'positive' thought disorder in schizophrenia. Br. J. Psychiatry 173, 231-235.

McGuire P.K., Shah G.M., Murray R.M. (1993) Increased blood flow in Broca's area during auditory hallucinations in schizophrenia. Lancet 342, 703-706.

McGuire P.K., Shergill S., Bullmore E.T., Simmons A., Murray R.M. (2000) Attenuated engagement of areas implicated in verbal self-monitoring in patients prone to auditory hallucinations. Schizophr. Res. 41, 12.

McGuire P.K., Silbersweig D.A., Frith C.D. (1996) Functional neuroanatomy of verbal self-monitoring. Brain 119, 907-917.

McKoon G., Ratcliff R.A. (1981) The comprehension processes and memory structure involved in instrumental inference. Journal of Verbal Learning and Verbal Behavior 20, 671-682.

Mednick S.A. (1962) The associative basis of the creative process. Psych. Rev. 69, 220-232.

Meehl P.E. (1990) Toward an integrated theory of schizotaxia. J. Pers. Dis. 4, 1-99.

Mellet E., Tzourio N., Crivello F., Joliot M., Denis M., Mazoyer B. (1996) Functional anatomy of spatial mental imagery generated from verbal instructions. J. Neurosci. 16, 6504-6512.

Mesure, Passerieux, Besche, Widlocher, Hardy Bayle (1998) Impairment of semantic categorization processes among thought-disordered schizophrenic patients. Can. J. Psychiatry 43, 271-278.

Metzinger T.(.). (1996) Bewusstsein. Beiträge aus der Gegenwartsphilosophie. 3. Aufl. Ferdinand Schöning, Paderborn, München.

Meyer D.E., Schvaneveldt R.W. (1971) Facilitation in recognizing pairs of words: Evidence of a dependence between retrieval operations. J. Exp. Psychol. 90, 227-234.

Meyer J.E. (1961) Diagnostische Einteilungen und Diagnoseschemata in der Psychiatrie. In: Psychiatrie der Gegenwart, Bd III. AnonymousSpringer, Berlin, Heidelberg. 131-180.

Michie P.T., Budd T.W., Todd J., Rock D., Wichmann H., Box J., Jablensky A.V. (2000) Duration and frequency mismatch negativity in schizophrenia. Clin. Neurophysiol. 111, 1054-1065.

Miller G.A. (1978) Semantic relations among words. In: Linguistic theory and psychological reality. Hrsg.: M. Halle, J. Bresnan und G.A. Miller. MIT Press, Cambridge, MA.

Minkowski E. (1927) La schizophrénie. Payot, Paris.

Mlakar J., Jensterle J., Frith C.D. (1994) Central monitoring deficiency and schizophrenic symptoms. Psychol. Med. 24, 557-564.

Mohn A., Gainetdinov R.R., Caron M.G., Koller B.H. (1999) Mice with reduced NMDA receptor expression display behaviors related to schizophrenia. Cell 98, 427-436.

Moore C.J., Price C.J. (1999) A functional neuroimaging study of the variables that generate category-specific object processing differences. Brain 122,

Moran L.J., Mefferd R.B., Kimble J.P. (1964) Idiodynamic sets in word association. Psychological Monographs: General and Applied 78, 1-22.

Moya K.L., Benowitz L.I., Levine D.N., Finklestein S. (1986) Covariant defects in visuospatial abilities and recall of verbal narrative after right hemisphere stroke. Cortex. 22, 381-387.

Muller R.A., Rothermel R.D., Behen M.E., Muzik O., Mangner T.J., Chugani H.T. (1997) Receptive and expressive language activations for sentences: a PET study. Neuroreport. 8, 3767-3770.

Mummery C.J., Patterson K., Hodges J.R., Price C.J. (1998) Functional neuroanatomy of the semantic system: divisible by what? J. Cogn. Neurosci. 10, 766-777.

Mundt C., Sass H. (1992) Für und wider die Einheitspsychose. Thieme, Stuttgart.

Müller Spahn F., Eich P., Hock C. (1996) The psychobiology of the acute schizophrenic episode. Int. Clin. Psychopharmacol. 11 Suppl 219-28

Müller Spahn F., Modell S., Thomma M. (1992) Neue Aspekte in der Diagnostik, Pathogenese und Therapie schizophrener Minussymptomatik. Nervenarzt. 63, 383-400.

Nakagawa A. (1991) Role of anterior and posterior attention networks in hemispheric asymmetries during lexical decisions. J. Cogn. Neurosci. 3, 315-321.

Neale J.M., Oltmanns T.F. (1980) Schizophrenia. Wiley, New York.

Neely J.H. (1977) Semantic priming and retrieval from lexical memeory: Roles of inhibitionless spreading activation and limited-capacity attention. Journal of Experimental Psychology: General 106, 226-254.

Neely J.H. (1991) Semantic priming effects in visual word recognition: a selective review of current findings and theories. In: Basic processes in reading. Visual word recognition. Hrsg.: D. Besner und G.W. Humphreys. Erlbaum, Hillsdale, NJ. 264-336.

Nelson H.E., Willison J. (1991) National Adult Reading Test (NART). 2. Aufl. The NFER-NELSON Publishing Company Ltd. Berkshire.

Nestor P.G., Kimble M.O., O'Donnell B.F., Smith L., Niznikiewicz M., Shenton M.E., McCarley R.W. (1997) Aberrant semantic activation in schizophrenia: a neurophysiological study. Am. J. Psychiatry 154, 640-646.

Nestor P.G., Shenton M.E., Wible C., Hokama H., O'Donnell B., Law S., McCarley R.W. (1998) A neuropsychological analysis of schizophrenic thought disorder. Schizophr. Res. 29, 217-225.

Newby D. (1998) 'Cloze' procedure refined and modified. 'Modified Cloze', 'reverse Cloze' and the use of predictability as a measure of communication problems in psychosis. Br. J. Psychiatry 172, 136-141.

Nichelli P., Grafman J., Pietrini P., Clark K., Lee K.Y., Miletich R. (1995) Where the brain appreciates the moral of a story. Neuroreport 6, 2309-2313.

Niethammer R., Weisbrod M., Schiesser S., Grothe J., Maier S., Peter U., Kaufmann C., Schroder J., Sauer H. (2000) Genetic influence on laterality in schizophrenia? A twin study of neurological soft signs. Am. J. Psychiatry 157, 272-274.

Nieuwenstein M.R., Aleman A., de Haan E.H. (2001) Relationship between symptom dimensions and neurocognitive functioning in schizophrnia: a meta-analyis of WCST and CPT studies. J. Psychiatr. Res. 35, 119-125.

Nobre A.C., McCarthy G. (1995) Language-related field potentials in the anterior-medial temporal lobe: II. Effects of word type and semantic priming. J. Neurosci. 15, 1090-1098.

Noordman-Vonk W. (1979) Retrieval from semantic memory. Springer, Heidelberg.

O'Connell D.C., Kowal S., Hörmann H. (1969) Semantic determinants of pauses. Psychologische Forschung 33, 50-67.

Ober B.A., Vinogradov S., Shenaut G.K. (1995) Semantic priming of category relations in schizophrenia. Neuropsychology 9, 220-228.

Olbrich H.M. (1989) Ereigniskorrelierte Potentiale (EKP). In: Evozierte Potentiale. Hrsg.: M. Stöhr, J. Dichgans, H.C. Diener und U.W. Buettner. Springer, Berlin, Heidelberg, New York. 513-587.

Orr K.G., Cannon M., Gilvarry C.M., Jones P.B., Murray R.M. (1999) Schizophrenic patients and their first-degree relatives show an excess of mixed-handedness. Schizophr. Res. 39, 167-176.

Owen F., Cross A.J., Crow T.J., Longden A., Poulter M., Riley G.J. (1978) Increased dopamine-receptor sensitivity in schizophrenia. Lancet 2, 223-226.

Pantev C., Bertrand O., Eulitz C., Verkindt C., Hampson S., Schuierer G., Elbert T. (1995) Specific tonotopic organizations of different areas of the human auditory cortex revealed by simultaneous magnetic and electric recordings. Electroencephalogr. Clin. Neurophysiol. 94, 26-40.

Parnas J., Jansson L., Sass L., Handest P. (1998) Self-experience in the prodromal phases of schizophrenia: A pilot study of first admissions. Neurol. Psychiatry. Brain. Res. 6, 97-106.

Paulesu E., Goldacre B., Scifo P., Cappa S.F., Gilardi M.C., Castiglioni I., Perani D., Fazio F. (1997) Functional heterogeneity of left inferior frontal cortex as revealed by fMRI. Neuroreport. 8, 2011-2017.

Paulus M.P., Perry W., Braff D.L. (1999) The nonlinear, complex sequential organization of behavior in schizophrenic patients: neurocognitive strategies and clinical correlations. Biol. Psychiatry 46, 662-670.

Pekkonen E., Huotilainen M., Katila H., Karhu J., Naatanen R., Tiihonen J. (1999) Altered parallel auditory processing in schizophrenia patients. Schizophr. Bull. 25, 601-607.

Peralta V., Cuesta M.J. (1999) Dimensional structure of psychotic symptoms: an item-level analysis of SAPS and SANS symptoms in psychotic disorders. Schizophr. Res. 38, 13-26.

Perani D., Schnur T., Tettamanti M., Gorno-Tempini M.L., Cappa S.F., Fazio F. (1999) Word and picture matching: a PET study of semantic category effects. Neuropsychologia. 37, 293-306.

Perrett D.I., Hietanen J.K., Oram M.W., Benson P.J. (1992) Organization and functions of cells responsive to faces in the temporal cortex. Philos. Trans. R. Soc. Lond. B. Biol. Sci. 335, 23-30.

Pauen M., Roth G. (Hrsg.) Neurowissenschaften und Philosophie. UTB, München (2001)

Peters U.H. (1981) Holderlin: Dichter, Kranker--Simulant? Nervenarzt. 52, 261-268.

Peters U.H. (1992) Psychiatrie im Exil. Die Emigration der Dynamischen Psychiatrie aus Deutschland 1933-1939. Kupka, Düsseldorf.

Petersen S.E., Fox P.T., Posner M.I., Mintun M., Raichle M.E. (1988) Positron emission tomographic studies of the cortical anatomy of single-word processing. Nature 331, 585-589.

Petty R.G., Barta P.E., Pearlson G.D., McGilchrist I.K., Lewis R.W., Tien A.Y., Pulver A., Vaughn D.D., Casanova M.F., Powers R.E. (1995) Reversal of asymmetry of the planum temporale in schizophrenia. Am. J. Psychiatry 152, 715-721.

Phelps E.A., Hyder F., Blamire A.M., Shulman R.G. (1997) FMRI of the prefrontal cortex during overt verbal fluency. Neuroreport. 8, 561-565.

Phillips M.L., Bullmore E.T., Howard R., Woodruff P.W., Wright I.C., Williams S.C., Simmons A., Andrew C., Brammer M., David A.S. (1998) Investigation of facial recognition memory and happy and sad facial expression perception: an fMRI study. Psych. Res. 83, 127-138.

Pietrini V., Nertempi P., Vaglia A., Revello M.G., Pinna V., Ferro Milone F. (1988) Recovery from herpes simplex encephalitis: selective impairment of specific semantic categories with neuroradiological correlation. J. Neurol. Neurosurg. Psychiatry 51, 1284-1293.

Posse S., Wiese S., Gembris D., Mathiak K., Kessler C., Grosse Ruyken M.L., Elghahwagi B., Richards T., Dager S.R., Kiselev V.G. (1999) Enhancement of BOLD-contrast sensitivity by single-shot multi-echo functional MR imaging. Magn. Reson. Med. 42, 87-97.

Price C.J., Wise R.J., Watson J.D., Patterson K., Howard D., Frackowiak R.S. (1994) Brain activity during reading. The effects of exposure duration and task. Brain 117, 1255-1269.

Pugh K.R., Shaywitz B.A., Shaywitz S.E., Constable R.T., Skudlarski P., Fulbright R.K., Bronen R.A., Shankweiler D.P., Katz L., Fletcher J.M., Gore J.C. (1996) Cerebral organization of component processes in reading. Brain 119, 1221-1238.

Pujol J., Vendrell P., Deus J., Kulisevsky J., Marti-Vilalta J.L., Garcia C., Junque C., Capdevila A. (1996) Frontal lobe activation during word generation studied by functional MRI. Acta Neurologica Scandinavica 93, 403-410.

Rabinowicz E.F., Silipo G., Goldman R., Javitt D.C. (2000) Auditory sensory dysfunction in schizophrenia: imprecision or distractibility? Arch. Gen. Psychiatry 57, 1149-1155.

Ragin A.B., Oltmanns T.F. (1983) Predictability as an index of impaired verbal communication in schizophrenic and affective disorders. Br. J. Psychiatry 143578-83, 83.

Ragin A.B., Oltmanns T.F. (1987) Communicability and thought disorder in schizophrenics and other diagnostic groups. A follow-up study. Br. J. Psychiatry 150494-500, 500.

Ragland J.D., Gur R.C., Raz J., Schroeder L., Kohler C.G., Smith R.J., Alavi A., Gur R.E. (2001) Effect of schizophrenia on frontotemporal activity during word encoding and recognition: a PET cerebral blood flow study. Am. J. Psychiatry 158, 1114-1125.

Rajarethinam R.P., DeQuardo J.R., Nalepa R., Tandon R. (2000) Superior temporal gyrus in schizophrenia: a volumetric magnetic resonance imaging study. Schizophr. Res. 41, 303-312.

Rapp A.M., Leube D.T., Erb M., Buchkremer G., Grodd W., Bartels M., Kircher T.T.J. (2001) Brain activation during processing of metaphors - an erFMRI study. Neuroimage

Reed J.L. (1970) Schizophrenic thought disorder: a review and hypothesis. Compr. Psychiatry 11, 403-432.

Reiman E.M., Armstrong S.M., Matt K.S., Mattox J.H. (1996) The application of positron emission tomography to the study of the normal menstrual cycle. Hum. Reprod. 11, 2799-2805.

Rochester S.R., Martin J.R. (1979) Crazy Talk: A study of the discourse of schizophrenic speakers. Plenum Press, New York.

Rodel M., Cook N.D., Regard M., Landis T. (1992) Hemispheric dissociation in judging semantic relations: complementarity for close and distant associates. Brain Lang. 43, 448-459.

Rogers T.B., Kuiper N.A., Kirker W.S. (1977) Self-reference and the encoding of personal information. J. Pers. Soc. Psychol. Vol 35, 677-688.

Rolls E.T. (2000) Memory systems in the brain. Annu. Rev. Psychol. 51, 599-630.

Rolls E.T. (2000) The orbitofrontal cortex and reward. Cereb. Cortex 10, 284-294.

Rorschach H. (1942) Psychodiagnostik. 3. Aufl. Hans Huber, Bern.

Rosen W.G., Mohs R.C., Johns C.A., Small N.S., Kendler K.S., Horvath T.B., Davis K.L. (1984) Positive and negative symptoms in schizophrenia. Psychiatry. Res. 13, 277-284.

Ross L., Nisbett R.E. (1991) The person and the situation: Perspectives of social psychology. McGraw-Hill, New York.

Rossi A., Serio A., Stratta P., Petruzzi C., Schiazza G., Mancini F., Casacchia M. (1994) Planum temporale asymmetry and thought disorder in schizophrenia. Schizophr. Res. 12, 1-7.

Rossi A., Stratta P., Mattei P., Cupillari M., Bozzao A., Gallucci M., Casacchia M. (1992) Planum temporale in schizophrenia: A magnetic resonance study. Schizophr. Res. 7, 19-22.

Sabin E.J., Clemmer E.J., O'Connell D.C., Kowal S. (1979) A pauseological approach to speech development. In: Of Speech and Time. Hsg.. A.W. Siegman und S. Feldstein. LEA, Hillsdale.

Sacks H., Schegloff E.A., Jefferson G. (1974) A simplest systematics for the organization of turn-taking for conversation. Language 50, 696-735.

Sambunaris A., Hyde T.M. (1994) Stroke-related aphasias mistaken for psychotic speech: two case reports. J. Geriatr. Psychiatry Neurol. 7, 144-147.

Sanders L.M., Adams J.A., Tager-Flushberg H., Shenton M.E., Coleman M. (1995) A comparison of clinical and linguistic indices of deviance in the verbal discourse of schizophrenics. Applied Psycholinguistics 16, 325-338.

Sarfati Y., Hardy Bayle M.C. (1999) How do people with schizophrenia explain the behaviour of others? A study of theory of mind and its relationship to thought and speech disorganization in schizophrenia. Psychol. Med. 29, 613-620.

Sass H. (1987) Die Krise der psychiatrischen Diagnostik. Fortschr. Neurol. Psychiatr. 55, 255-258.

Sass H. (1989) The historical evolution of the concept of negative symptoms in schizophrenia. Br. J. Psychiatry 155, 26-31.

Sass L.A. (1999) Schizophrenia, self-consciousness and the Modern Mind. In: Models of the Self. Hrsg.: S. Gallagher und J. Shear. Imprint Academic, Thorverton. 319-343.

Sauer H., Rosburg T., Kreitschmann Andermahr I., Volz H.P., Huonker R., Nowak H., Hajek M. (1998) Geschlechtsspezifische Unterschiede der Hemisphärenlateralisation bei Schizophrenien? Eine MEG-MRT- Studie. Nervenarzt. 69, 249-256.

Saykin A.J., Shtasel D.L., Gur R.E., Kester D.B., Mozley L.H., Stafiniak P., Gur R.C. (1994) Neuropsychological deficits in neuroleptic naive patients with first-episode schizophrenia. Arch. Gen. Psychiatry 51, 124-131.

Schmidt-Degenhard M. (1992) Einheitspsychose - Begriff und Idee. In: Für und wider die Einheitspsychose. Hrsg.: C. Mundt und H. Sass. Thieme, Stuttgart, New York. 1-10.

Schneider F., Grodd W., Machulla H. (1996) Untersuchung psychischer Funktionen durch funktionelle Bildgebung mit Positronenemissionstomographie und Kernspintomographie. Nervenarzt. 67, 721-729.

Schneider K. (1967) Kinische Psychopathologie. 8. Aufl. Thieme Verlag, Stuttgart.

Schreiber T., A. (1998) Effects of target set size on feelings of knowing and cued recall: Implications for the cue effectiveness and partial-retrieval hypotheses. Memory. and. Cognition. Vol 26, 553-571.

Schroder J., Buchsbaum M.S., Siegel B.V., Geider F.J., Lohr J., Tang C., Wu J., Potkin S.G. (1996) Cerebral metabolic activity correlates of subsyndromes in chronic schizophrenia. Schizophr. Res. 19, 41-53.

Schroder J., Geider F.J., Binkert M., Reitz C., Jauss M., Sauer H. (1992) Subsyndromes in chronic schizophrenia: do their psychopathological characteristics correspond to cerebral alterations? Psychiatry Res. 42, 209-220.

Schröder J. (1998) Subsyndrome der chronischen Schizophrenie. Springer, Berlin, Heidelberg, New York.

Schwab S.G., Hallmayer J., Albus M., Lerer B., Eckstein G.N., Borrmann M., Segman R.H., Hanses C., Freymann J., Yakir A., Trixler M., Falkai P., Rietschel M., Maier W., Wildenauer D.B. (2000) A genome-wide autosomal screen for schizophrenia susceptibility loci in 71 families with affected siblings: support for loci on chromosome 10p and 6. Mol. Psychiatry 5, 638-649.

Schwartz S. (1978) Language and cognition in schizophrenia: A review and hypothesis. In: Language and Cognition in Schizophrenia. Hrsg.: S. Schwartz. Erlbaum, Hillsdale, NJ. 237-276.

Schwartz T.H., Devinsky O., Doyle W., Perrine K. (1998) Preoperative predictors of anterior temporal language areas. J. Neurosurg. 89, 962-970.

Sedivy J.C., Tannenhaus M.K., Chambers C.G., Carlson G.N. (1999) Achieving incremental semantic interpretation through contextual representation. Cognition 71, 109-147.

Shakow D. (1980) Kent-Rosanoff Association and its implications for segmental set theory. Schizophr. Bull. 6, 676-685.

Shallice T., Fletcher P., Frith C.D., Grasby P., Frackowiak R.S., Dolan R.J. (1994) Brain regions associated with acquisition and retrieval of verbal episodic memory. Nature 368, 633-635.

Shapleske J., Rossell S.L., Woodruff P.W., David A.S. (1999) The planum temporale: a systematic, quantitative review of its structural, functional and clinical significance. Brain Res. Brain Res. Rev. 29, 26-49.

Shenton M., Kikinis R., Jolesz F. (1992) Abnormalities of the left temporal lobe and thought disorder in schizophrenia. N. Engl. J. Med. 327, 604-612.

Shenton M.E., Dickey C.C., Frumin M., McCarley R.W. (2001) A review of MRI findings in schizophrenia. Schzophrenia Reseach 49, 1-52.

Shergill S.S., Brammer M.J., Williams S.C.R., Murray R.M., McGuire P.K. (2000) Mapping auditory hallucinations in schizophrenia using functional magnetic resonance imaging. Arch. Gen. Psychiatry 57, 1033-1038.

Silbersweig D.A., Stern E., Frith C., Cahill C., Holmes A., Grootoonk S., Seaward J., McKenna P., Chua S.E., Schnorr L., et al (1995) A functional neuroanatomy of hallucinations in schizophrenia. Nature 378, 176-179.

Silverstein S.M., Kovacs I., Corry R., Valone C. (2000) Perceptual organization, the disorganization syndrome, and context processing in chronic schizophrenia. Schizophr. Res. 43, 11-20.

Singer M. (1990) Psychology of language: An introduction to sentence and discourse processes. Erlbaum, Hillsdale, NJ.

Smith E.E., Jonides J. (1999) Storage and executive processes in the frontal lobes. Science 283, 1657-1661.

Smith T.E., Hull J.W., Goodman M., Hedayat Harris A., Willson D.F., Israel L.M., Munich R.L. (1999) The relative influences of symptoms, insight, and neurocognition on social adjustment in schizophrenia and schizoaffective disorder. J. Nerv. Ment. Dis. 187, 102-108.

Solovay M.R., Shenton M.E., Holzman P.S. (1987) Comparative studies of thought disorders. I. Mania and schizophrenia. Arch. Gen. Psychiatry 44, 13-20.

Sommer I.E.C., Ramsey N.F., Kahn R.S. (2001) Language lateralisation in schizophrenia, an fMRI study. Schizophr. Res. 52, 57-67.

Spence S.A., Liddle P.F., Stefan M.D., Hellewell J.S., Sharma T., Friston K.J., Hirsch S.R., Frith C.D., Murray R.M., Deakin J.F., Grasby P.M. (2000) Functional anatomy of verbal fluency in people with schizophrenia and those at genetic risk. Focal dysfunction and distributed disconnectivity reappraised. Br. J. Psychiatry 176, 52-60.

Sperry R.W. (1950) Neural basis of the spontaneous optokinetic response produced by visual inversion. Journal of Comparative and Physiological Psychololgy 43, 482-489.

Spitzer M., Beuckers J., Beyer S., Maier S., Hermle L. (1994) Contextual insensitivity in thought-disordered schizophrenic patients: evidence from pauses in spontaneous speech. Lang. Speech. 37, 171-185.

Spitzer M., Braun U., Hermle L., Maier S. (1993) Associative semantic network dysfunction in thought-disordered schizophrenic patients: direct evidence from indirect semantic priming. Biol. Psychiatry 34, 864-877.

Spitzer R.L., Endicott J. (1979) Schedule for Affective Disorder and Schizophrenia-Lifetime version. 3. Aufl. New York State Psychiatric Institue, Biometrics Research, New York.

St George M., Kutas M., Martinez A., Sereno M.I. (1999) Semantic integration in reading: engagement on the right hemisphere during discourse processing. Brain 122, 1317-1325.

Stevens A., Kircher T. (1998) Cognitive decline unlike normal aging is associated with alterations of EEG temporo-spatial characteristics. Europ. Arch. Pychiatr. Clin. Neurosci. 248, 259-266.

Stevens A.A., Goldman-Rakic P.S., Gore J.C., Fulbright R.K., Wexler B.E. (1998) Cortical dysfunction in schizophrenia during auditory word and tone working memory demonstrated by functional magnetic resonance imaging. Arch. Gen. Psychiatry 55, 1097-1103.

Stierlin H. (1972) Hölderlins dichterisches Schaffen im Lichte seiner schizophrenen Psychose. Psyche. (Stuttg). 26, 530-548.

Stirling J.D., Hellewell J.S., Quraishi N. (1998) Self-monitoring dysfunction and the schizophrenic symptoms of alien control. Psychol. Med. 28, 675-683.

Storms M.D. (1973) Videotape and the attribution process: Reversing actors' and observers' points of view. J. Pers. Soc. Psychol. 27, 165-175.

Strandburg R.J., Marsh J.T., Brown W.S., Asarnow R.F., Guthrie D., Harper R., Yee C.M., Nuechterlein K.H. (1997) Event-related potential correlates of linguistic information processing in schizophrenics. Biol. Psychiatry 42, 596-608.

Stransky E. (1904) Zur Auffassung gewisser Symptome der Dementia praecox. Neurol. Centralblatt. 23, 1137-1143.

Strik W. (1999) Psychiatrische Neurophysiologie. In: Psychiatrie der Gegenwart, Bd.1, Grundlagen der Psychiatrie. 4. Aufl. Hrsg.: H. Helmchen, F. Henn, H. Lauter und N. Sartorius. Springer, Berlin, Heidelberg, New York. 251-275.

Strobl R., Resch F. (1988) Der schizophrene Konkretismus. Nervenarzt. 59, 99-102.

Stromswold K., Caplan D., Alpert N., Rauch S. (1996) Localization of syntactic comprehension by positron emission tomography. Brain. Lang. 52, 452-473.

Supprian U. (1974) Schizophrenie und Sprache bei Hölderlin. Eine psycholinguistische Untersuchung zum Problem der praschizophrenen Psychopathie. Fortschr. Neurol. Psychiatr. Grenzgeb. 42, 615-634.

Symons C.S., Johnson B.T. (1997) The self-reference effect in memory: A meta-analysis. Psychological Bulletin Vol 121, 371-394.

Szasz T. (1972) Geisteskrankheit - ein moderner Mythos? Grundzüge einer Theorie des persönlichen Verhaltens. Walter, Olten, Freiburg.

Talairach J., Tournoux P. (1988) Co-planar stereotactic atlas of the human brain. Thieme Verlag, Stuttgart.

Talavage T.M., Edmister W.B., Ledden P.J., Weisskoff R.M. (1999) Quantitative assessment of auditory cortex responses induced by imager acoustic noise. Hum. Brain Mapp. 7, 79-88.

Titone D., Levy D.L., Holzman P.S. (2000) Contextual insensitivity in schizophrenic language processing: evidence from lexical ambiguity. J. Abnorm. Psychol. 109, 761-767.

Todd J., Michie P.T., Budd T.W., Rock D., Jablensky A.V. (2000) Auditory sensory memory in schizophrenia: inadequate trace formation? Psychiatry Res. 96, 99-115.

Todd J., Michie P.T., Budd T.W., Rock D., Jablensky A.V. (2000) Auditory sensory memory in schizophrenia: inadequate trace formation? Psychiatry Res. 96, 99-115.

Tranel D., Damasio H., Damasio A.R. (1997) A neural basis for the retrieval of conceptual knowledge. Neuropsychologia. 35, 1319-1327.

Tsuang M.T., Faraone S.V. (1999) The concept of target features in schizophrenia research. Acta Psychiatr. Scand. Suppl. 395, 2-11.

Tucker G., Rothwell S.J., Armstrong M.S., McConaghy N. (1982) Creativity, divergent and allusive thinking in students and visual artists. Psychol. Med. 12, 835-841.

Tyler L.K., Moss H.E., Durrant Peatfield M.R., Levy J.P. (2000) Conceptual structure and the structure of concepts: a distributed account of category-specific deficits. Brain Lang. 75, 195-231.

Tyler R., Marslen-Wilson W. (1977) The on-line effects of semanctic context on syntactic processing. Journal of Verbal Learning and Verbal Behavior 16, 683-692.

Umbricht D., Schmid L., Koller R., Vollenweider F.X., Hell D., Javitt D.C. (2000) Ketamine-induced deficits in auditory and visual context-dependent processing in healthy volunteers: implications for models of cognitive deficits in schizophrenia. Arch. Gen. Psychiatry 57, 1139-1147.

Vandenberghe R., Price C., Wise R., Josephs O., Frackowiak R.S. (1996) Functional anatomy of a common semantic system for words and pictures. Nature 383, 254-256.

Vita A., Dieci M., Giobbio G.M., Caputo A., Ghiringhelli L., Comazzi M., Garbarini M., Mendini A.P., Morganti C., Tenconi F. (1995) Language and thought disorder in schizophrenia: brain morphological correlates. Schizophr. Res. 15, 243-251.

Volkow N.D., Wolf A.P., Van Gelder P., Brodie J.D., Overall J.E., Cancro R., Gomez Mont F. (1987) Phenomenological correlates of metabolic activity in 18 patients with chronic schizophrenia. Am. J. Psychiatry 144, 151-158.

von Holst E., Mittelstaedt H. (1950) Das Reafferenzprinzip (Wechselwirkungen zwischen Zentralnervensystem und Peripherie). Naturwissenschaften 37, 464-476.

Wahlberg K., Wynne L.C., Oja H., Keskitalo P., Pykäläinen L., Lahti I., Morning J., Naarala M., Sorri A., Seitamaa M., Läksi K., Kolassa J., Tienari P. (1997) Gene-Environment interaction in vulnerability to schizophrenia: Findings from the finnish adoptive family study of schizophrenia. Am. J. Psychiatry 154, 335-362.

Wahlberg K.E., Wynne L.C., Oja H., Keskitalo P., Anais Tanner H., Koistinen P., Tarvainen T., Hakko H., Lahti I., Moring J., Naarala M., Sorri A., Tienari P. (2000) Thought disorder index of Finnish adoptees and communication deviance of their adoptive parents. Psychol. Med. 30, 127-136.

Walsh K., Darby D. (1999) Neuropsychology. A clinical approach. 4. Aufl. Churchill Livingstone, Edinburgh, London, New York.

Warburton E., Wise R.J., Price C.J., Weiller C., Hadar U., Ramsay S., Wise R.J.S., Frackowiak R.S.J. (1996) Noun and verb retrieval by normal subjects. Studies with PET. Brain 119, 159-179.

Ward P.B., Catts S.V., McConaghy N. (1992) P300 and conceptual loosening in normals: an event-related potential correlate of "thought disorder?". Biol. Psychiatry 31, 650-660.

Warrington E., K., Shallice T. (1984) Category specific semantic impairments. Brain 107, 54.

Wechsler (1981) Wechsler Adult Intelligence Scale-revised, WAIS-R UK. The Psychological Corporation, London.

Wehrlin K. (1904) Diagnostische Assoziationsstudien. II. Beitrag. Über Assoziationen von Imbezilen und Idioten. Journal für Psychologie und Neurologie 4, 109-123,-129-143.

Weintraub S., Mesulam M.M. (1985) Mental state assessment of young and elderly adults in behvioural neurology. In M. M. Mesulam (ed) Principles of behavioural neurology. Davis, Philadelphia.

Weisbrod M., Maier S., Harig S., Himmelsbach U., Spitzer M. (1998) Lateralised semantic and indirect semantic priming effects in people with schizophrenia. Br. J. Psychiatry 172, 142-146.

Wessells M.G. (1994) Kognitive Psychologie. Reinhardt, München.
Weylman S.T., Brownell H.H., Roman M., Gardner H. (1989) Appreciation of indirect requests by left- and right- brain-damaged patients: The effects of verbal context and conventionality of wording. Brain. Lang. 36, 580-591.
Whalen P.J., Bush G., McNally R.J., Wilhelm S., McInerney S.C., Jenike M.A., Rauch S.L. (1998) The emotional counting Stroop paradigm: a functional magnetic resonance imaging probe of the anterior cingulate affective division. Biol. Psychiatry 44, 1219-1228.
WHO (1973) The international pilot study of schizophrenia, vol.1. WHO, Geneva.
WHO (1979) Schizophrenia. An international follow-up study. Wiley, Chichester.
Wible C.G., Kubicki M., Yoo S.S., Kacher D.F., Salisbury D.F., Anderson M.C., Shenton M.E., Hirayasu Y., Kikinis R., Jolesz F.A., McCarley R.W. (2001) A functional magnetic resonance imaging study of auditory mismatch in schizophrenia. Am. J. Psychiatry 158, 938-943.
Wiggs C.L., Weisberg J., Martin A. (1999) Neural correlates of semantic and episodic memory retrieval. Neuropsychologia 37, 103-118.
Wing J.K., Cooper J.E., Sartorius N. (1974) Measurement and classification of psychiatric symptoms. Cambridge University Press, London.
Wise R., Chollet F., Hadar U., Friston K., Hoffner E., Frackowiak R. (1991) Distribution of cortical neural networks involved in word comprehension and word retrieval. Brain 114, 1803-1817.
Wittchen H.U. (1994) Klassifikation. In: Psychodiagnostik psychischer Störungen. Hrsg.: R. Stieglitz und U. Baumann. Enke, Stuttgart.
Wolpert D.M., Ghahramani Z., Jordan M.I. (1995) An internal model for sensorimotor integration. Science 269, 1880-1882.
Woodruff P.W., Wright I.C., Bullmore E.T., Brammer M., Howard R.J., Williams S.C., Shapleske J., Rossell S., David A.S., McGuire P.K., Murray R.M. (1997) Auditory hallucinations and the temporal cortical response to speech in schizophrenia: a functional magnetic resonance imaging study. Am. J. Psychiatry 154, 1676-1682.
Yoon H.U. (2001) Ich selbst oder ein anderer? Vertraut oder fremd? Untersuchungen zur Gesichtererkennung. Doctoral Disseration, University of Tübingen.
Yurgelun Todd D.A., Waternaux C.M., Cohen B.M., Gruber S.A., English C.D., Renshaw P.F. (1996) Functional magnetic resonance imaging of schizophrenic patients and comparison subjects during word production. Am. J. Psychiatry 153, 200-205.
Zimmermann V. (1987) Vom Olymp zur Hölle? Die Pathographie Friedrich Hölderlins (1770- 1843). Fortschr. Med. 105, 80-81.
Zubin J., Spring B. (1977) Vulnerability - a new view of schizophrenia. J. Abnorm. Psychol. 86, 103-126.

Druck und Bindung: Strauss GmbH, Mörlenbach

GPSR Compliance

The European Union's (EU) General Product Safety Regulation (GPSR) is a set of rules that requires consumer products to be safe and our obligations to ensure this.

If you have any concerns about our products, you can contact us on ProductSafety@springernature.com

In case Publisher is established outside the EU, the EU authorized representative is:

Springer Nature Customer Service Center GmbH
Europaplatz 3
69115 Heidelberg, Germany

Batch number: 10105787

Printed by Printforce, the Netherlands